中医药性学

——中医药性理论整理

本书对药性理论进行了一次系统的梳理和总结。详细地论述了十一种药性的基本概念、理论沿革、理论依据、主要内容和临床应用。首次整理提出元气药性、阴阳药性、综合药性、法象药性。

主　编｜李钟文　李顺祥

副主编｜李卫真　秦华珍
　　　　赵正孝

编　委｜（按姓名笔画排序）
　　　　李卫真　李钟文
　　　　李顺祥　杨　蓉
　　　　肖锦仁　吴　萍
　　　　余　娜　周　婷
　　　　赵正孝　秦华珍
　　　　徐　菲

CTS K 湖南科学技术出版社·长沙

图书在版编目（ＣＩＰ）数据

中医药性学 ：中医药性理论整理 / 李钟文，李顺祥主编. — 长沙：湖南科学技术出版社，2024.2
ISBN 978-7-5710-2665-3

Ⅰ．①中… Ⅱ．①李… ②李… Ⅲ．①中药性味Ⅳ．①R285.1

中国国家版本馆 CIP 数据核字(2024)第 014562 号

ZHONGYI YAOXINGXUE——ZHONGYI YAOXING LILUN ZHENGLI

中医药性学——中医药性理论整理

主　　编：李钟文　李顺祥
出 版 人：潘晓山
策划编辑：梅志洁
责任编辑：唐艳辉
文字编辑：翟　敏
出版发行：湖南科学技术出版社
社　　址：长沙市芙蓉中路一段 416 号泊富国际金融中心
网　　址：http://www.hnstp.com
湖南科学技术出版社天猫旗舰店网址：
　　　　http://hnkjcbs.tmall.com
邮购联系：本社直销科 0731-84375808
印　　刷：湖南省众鑫印务有限公司
　　　　（印装质量问题请直接与本厂联系）
厂　　址：长沙县榔梨街道梨江大道 20 号
邮　　编：410100
版　　次：2024 年 2 月第 1 版
印　　次：2024 年 2 月第 1 次印刷
开　　本：787mm×1092mm　1/16
印　　张：17.5
字　　数：298 千字
书　　号：ISBN 978-7-5710-2665-3
定　　价：108.00 元

——·易刚强序·——

李钟文教授，为湖南中医学院（现湖南中医药大学）首届毕业生，毕业后留校任教。长期从事临床、教学、科研工作，历任大学教研室主任、系主任、研究所所长、科研处处长等职。现为我校退休教授。

他出身于四代医药世家。他的曾祖共有六兄弟，四曾祖是"药师"，自己找草药给人看病。六曾祖是"郎中"，诊脉看病开方。他的祖父和父亲与四曾祖一脉相传，而其伯父随六曾祖学中医。他从小随父亲认药、采药、种药，1953年并随伯父学习中医，1956年加入当地诊所、医院。算是四代相传的世医。

自1956年进诊所后，从事中药的加工炮制、药房抓药。1957年冬，医院派他到一个钨矿新设药房，因为没有药柜，只好临时摆个药摊。1958年被医院派到一个边远山区公社创办卫生院，主管门诊与药房；随后又被派到八面山脚下新建一个医疗站，负责门诊、药房与巡回医疗，兼管几个大队的医疗卫生。1959年，医院派他到郴州地区中医进修班学习，学习结束后被安排到一个分院当负责人。

1960年，被保送来到湖南中医学院深造，在那个特殊年代，大家都向解放军学习，大搞中草药群众运动。1969年冬，为了备战药研究的需要，在崔吉光（复员军人）的带领下，一行七人，到宜章的莽山（与广东接壤的原始森林）采药，历时近两个月，运来两车中草药，开始办起了制药厂。这个简陋的药厂，曾生产过多种剂型，有丸、散、膏、合剂、针剂等。同时开始备战药（止血药、烧伤药）的研究。为了研究好的止血药，他与肖辅惠两人深入桑植、龙山大山里去寻找"大丁草"，并当场做实验，取得较好效果。后来还在我院进行了全省的止血药大会战。由于他在这次中草药运动中的突出表现，学院派他参加了《全国中草药汇编》，获得了 1978 年全国科学大会奖，这是我院首次获得的国家科研奖。

近 70 年来，李教授经历了认药、采药、种药、炮制、抓药，开过药房、摆过药摊、办过药厂，教药、研药，临床用药。一生与中药结下了不解之缘。

李教授在长期教学中，对中药药性理论的研究、本草学的探索以及中草药采集鉴别等方面均有系统和广泛地研讨。自编、主编和参编的学术著作 30 余种，在学术期刊和学术会议上发表学术论文 100 余篇，其中有多篇在国际学术期刊和学术会议发表。参加和主编过多种全国和地方的《中药学》教材以及教辅资料。主编《中草药学讲义》（本院用）、参编全国中医高等中医教材《中药学》（三版）、主编全国高等医药院校教材《中药学》、主编地方教材《中药学》（两种，一本为卫校所用，一本为中医中专所用）、撰写中老年教学实用丛书《中医中药学》（老年大学用）、任副主编和常务副主编的中医药高级丛书《中药学》（第一、第二版，第三版正在修订）、主编执业药师考试用《实用中药师手册》等，为中药学的教材建设作出了较大的贡献。

李教授在本草方面有独特地研究。参与《全国中草药汇编》《中华本草》《中药药性论》《实用中成药》《中华大典·医药卫生典·药学分典》《本草纲目研究集成》等具有重大历史意义的国家典籍的编写工作。开设了"本草经典"课程和编写《本草名著选讲》，发表探索《本草纲目》和其他本草名著的论文十几篇。

李教授从 20 世纪 80 年代就药性理论进行大量研究，于 1985 年编写了《历代药论选编》。牵头组织 1984 年首次在长沙主办的全国归经理论学术研讨会。1986 年在西宁参与组织全国药性理论学术研讨会，并发表了《药性学雏议》文稿，首次提出了建立"药性学"的倡议。参与高晓山主编的《中药药性论》的编写，先后撰写了 40 多篇关于药性理论方面的学术论文，对多种药性进行了总结整理。

近期，李钟文教授与李顺祥教授合作主编《中医药性学——中医药性理论整理》一书，已基本付梓。本书摆正了"药性理论"的地位（是中医而不是中药），构建了药性理论的体系，找到了药性理论的根源，建立了药性理论的纲领，突出了综合药性的作用，总结了法象药性的特色，这些都是他们多年研究中医药性理论的成果。

李钟文教授，现已年届八十有五，一辈子与中医药为伍，笔耕不辍，言传身教，桃李满园，此书应是他的封笔之作，今特此为之作序，以资慰藉。

湖南中医药大学校长

2

———·高学敏序·———

  我和钟文教授早在 1973 年参加全国中医高等教材《中药学》三版教材的编写会议工作中相识，而后又共同担任中医药学高级丛书《中药学》的主要编写和组织工作，继之又一起创办了中华中医药学会中药基础理论分会和临床中药学科。40 多年来，我们一直共同奋斗在中医药高等教育的战线上，学术交流，往来不断，建立了深厚的友谊，我们是好朋友、好伙伴、好战友。钟文教授出身医学世家，自幼受到良好的中医熏陶，毕业于湖南中医学院并留校任教，历任教研室主任、系主任、研究所所长、科研处处长等职，在临床、教学、科研方面做出了卓越的成绩，是全国知名的中医药学专家。钟文教授退休后仍辛勤耕耘，笔耕不辍，发皇古义，融汇新知，将其对中药药性理论研究的毕生经验，编写成《中医药性学——中医药性理论整理》一书，耄耋之年还有专著问世，乃人生之幸事，吾辈之楷模。

  中药药性理论的研究一直是当代中医药学的难题。药性理论来源于临床，服务于临床，中药药性理论是中医学理论体系的重要组成部分，两者共生共荣，相辅相成，研究药性理论必须密切结合中医学理论，才能认知药性理论的科学本质，本书基于这种概念，以"中医药性学"命名，是有一定的理论依据的。纵观历版《中药学》教材，总论虽然有"中药性能"一章，但仅对药性的概念、由来、应用等主要内容作了简洁的概述，未能形成一个完整的理论体系。由于当代学者对药性理论的研究多采用现代药物化学、药理学等研究方法，与中医的自然观、整体观、辩证观契合不够，虽然采用了一些新技术和新方法，但不能阐释药性理论的科学实质，关键问题是要解决好传承与创新的关系，只有传承好，才能创新好。

本书对药性理论进行了一次系统地梳理和总结，详细地论述了元气药性、阴阳药性、四气药性、五味药性、升降浮沉、归经学说、润燥药性、补泻药性、良毒药性、综合药性十种药性的基本概念、理论沿革、理论依据、主要内容和临床应用。其中，元气药性、阴阳药性、综合药性为本书首次整理提出，使药性理论的内容更加丰富。本书为当代研究中药药性理论工作者提供了很好的文献依据，是一部不可多得的参考书。本书广征博引，深入浅出，亦可作为高级中医药人才培养的教材。

钟文教授老骥伏枥，余尤敬之。其率李顺祥教授等弟子合著的《中医药性学——中医药性理论整理》付梓之际，有幸先睹为快，欣然命笔，乐而为序，希冀中医药学薪火相传，生生不息。

北京中医药大学教授

博士生导师

国务院政府特殊津贴享受者

高学敏

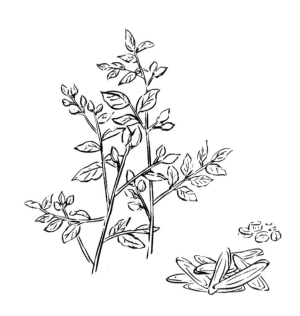

———— ● 前　言 ● ————

中药是中华民族文化中的宝贵财富。中医的药性理论，凝聚了我们前人几千年的经验和智慧。在中药基本理论中，药性理论是其核心内容。它以中华优秀文化为依托，以气、阴阳、五行等东方哲学理论作指导，充分体现了中华文化的特点。中医药性理论是以中医基本理论为根据，通过反复的临床实践而总结出来的，充分反映了中医的思维特点。因此受到历代医药学家的特别重视，不断有所总结和发展。这些内容，大多散见于各种本草和医籍中，缺乏系统全面地总结和整理。虽然在历版中药学的总论中有"中药性能"一章，对其主要内容进行了简洁的总结和介绍，但还未形成一个完整和合理的体系。20世纪80年代时，我们开始对药性理论进行了一些探讨。早在1985年春，我们就编辑了一部《历代药论选编》，收载了50多部医药书籍有关药性理论方面的论述内容，供内部使用。1985年10月在重庆召开的"中国药学会中药和天然药物学术研讨会"发表了"中药药性理论概述"和"中药药性学研究方法简述"，并于1986年8月青海西宁召开的"中药理论1986年全国学术会议"上发表了"中药药性学雏议"。

20世纪90年代，药性理论较系统全面总结的工作由中国中医研究院高晓山研究员组织全国多位专家，编撰了第一本《中药药性论》专著，在近几十年来，再未见对药性理论内容进行新的整理和阐发，此期间对该著作的内容又呈现许多新的不同见解。2017年出版了由郑虎占和彭康编写的《中药药性学》，是一本中药临床药师的培训教材，具有中医药特色的药性学终于登上大雅之堂。除此之外，未见其他药性专著。随着中药的现代科学研究的逐步深入，人们对中药的认识逐渐偏向现代化学、药理的认知和应用。但临床的中医大家们对方药的临床诊治，还是主用中药的传统药性理论来阐释其临床效用，如果需更好地继承发扬传统中医，则需将中药的药性理论很好地总结和继承发扬。因此，在此时代背景下，亟待重新用中医理论方法来指导整理和发展药性理论，让中医临床增强其对传统药性理论的认识和应用，以防中药走向"废医存药"的境地。同时也为现代研究中药提供方法学参考，以防中药成为"唯单体成分论"或"化学中药"的研究。如何实现既比较全面又实用，既内容丰富又能构建合理的体系，这是值得深入探讨和全面总结整理的迫切任务。使中药和中药理论走向世界，为全人类卫生医疗事业服务，促进现代中医药学的发展，这就是本书编写的主要目的与意义。

中药的"药性理论"，有广义和狭义之分。广义的药性理论即指中药的基本理论，它包括中药的采制理论、药性理论、应用理论，如高晓山主编的《中药药性论》；狭义的"药性理论"即指中药学中"性能"一章的内容，它是中药理论的核心部分。我们本书的"药性理论"即指此而言。

中药学是中医学的重要组成部分，在整理和编写药性理论时，我们尽量做到以中医基本理论为指导，充分应用中医基本理论为依据。本书是为学习中药和指导中医临床用药的书籍，因此必须突出中医特色，尽量做到以中医思维方式来表述其内容。

中医药性理论是一个多层次、多角度且相互交叉的复杂的系统。在历代医药著作中，它的论述比较分散，尚未形成一个完整合理的体系。本次总结尽量做到全面整理和科学总结，使之形成一个科学的体系。

《中医药性学——中医药性理论整理》的编写，分成概论、各论和专论三篇。

概论部分主要论述药性理论的一般性内容。对药性理论及其相关的概念进行了分析和解读，介绍了药性理论的发展沿革，有特色地创建了中药药性理论体系，以及概括了药性理论的特点，总结了历代整理药性理论的方法和影响药性的因素。通过上述几个方面的内容，既系统整理了药性理论，也能帮助后人建立对药性理论框架和内容特点的基本认知。

各论部分，具体总结各种常用的药性理论，分别就每种药性理论的具体内容进行了详细整理，这也是本书的重点所在。包括元气、阴阳、四气、五味、升降浮沉、归经、润燥、补泻、良毒、综合药性、法象药性（另作专论）共11章。其中，元气、阴阳、综合、法象等药性为本书首次整理。历代医药书籍中有零星记载，现今教材和前版《中药药性论》未作为主要药性部分讨论的润燥、补泻、法象等药性，本书也进行了详细地整理。具体药性内容的介绍也比过去药性书籍更详尽，结构更合理。每种药性均按基本概念、理论沿革、理论依据、理论主要内容、临床应用等内容进行编写。但也可根据各种理论的特点有所增减。

由于法象药性内容甚为丰富，但过去没有医家和学者系统整理过，而且与各论中各章内容和框架不尽一致，特设专论一篇，对其进行了比较全面系统的整理。

在各种药性理论的编写中，虽然总起来药性是一个整体，但各章都是由不同作者分别完成的，所以有些内容出现交叉重复，因为各种药性本身就存在着互相交叉的情况，因此出现重复内容，也是难以避免的。

本书的体系建立、特点介绍、整理药性方法等方面的内容与《中药药性论》等药性书籍不尽相同，也是本书的一种新的探索。最后通过对药性理论影响因素的介绍，以帮助临床掌握改变药性、灵活运用药性的方法，以扬长避短，更好地发挥药效。

关于综合药性问题，这有两层意思：一是所有药物的药性是所有药性的综合作用，不能只看某一种药性或强调某一种药性的作用；二是以多种药性来分别论述某类药物的药性以指导临床用药。这是后代医家对药性的一大发展。这些内容也应该加以分析整理。

在正确对待历代医家的有关论述方面，如历代本草中大量的法象学说内容，似乎不科学，但又确实有一定的规律，对这些知识，我们也进行了比较全面的整理。待将来科学发展到一定程度，再予以准确评价。

本书旨在对中药传统药性理论进行一次大的总结和整理，并在此基础上加强体系的建立和促进其理论的发展。真正体现出在中医理论指导下更好地发展药性理论，应用好药性理论，为中医的临床服务。该书适合中医药科研人员研读，可作为中医药本科、研究生的学习参考教材，也供中医临床人员参阅。

李钟文　李顺祥

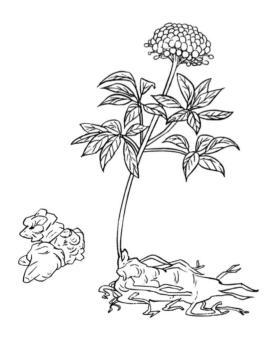

━● 目　录 ●━

第三篇 专 论

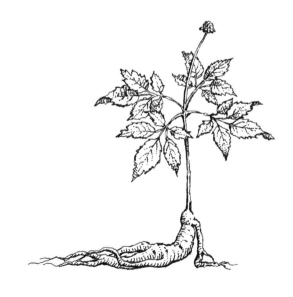

—— ● 第一篇 ● ——

概 论

　　药性理论是中医基本理论的重要组成部分，是中药基本理论的核心内容。本篇就一些药性理论之整理和探讨的问题做一些概述。其一，就药性理论的基本概念和基本内容以及建立药性学科的重要性进行简介；其二，对药性理论的源流及发展概况做了简要的论述；其三，重点就建立药性理论的体系做了初步探讨；其四，简要地论述了药性理论的几个特点；其五，对影响药性理论的因素进行了必要的概括；其六，关于药性理论的研究方法也做了一些探讨。

第一章

药性理论的基本概念

中药在长期的应用实践中，我们的祖先不仅留下了丰富的实践经验，而且在中医基本理论的指导下，紧密结合医疗实践，不断地概括归纳，总结了许多理论知识，并以之指导临床辨证用药。而这些丰富的理论知识，大多散见于历代本草与医方书籍之中，虽历代医家相继进行了一些归纳整理，并具备了一定的雏形，但还缺乏系统地、全面地整理研究。近现代，对于中药药性理论的地位和意义，尚缺乏足够的认识，对于它的特点和优势还需受到应有的重视。中药的药性理论，既有其坚实的理论根据，也有广泛的实践基础，本身具有丰富的内涵。因此，将它上升为中药学的一门基础学科，对其进行全面的整理研究，势在必行。

第一节　药性、药性理论的基本概念

一、药性

药性的概念，不同历史时期有着不同的含义。不仅所指的对象不同，而且包含的内容也有较大的差异。

药性一词，最早见于《神农本草经》，在其序例之中，有"药性有宜丸者，宜散者，宜水煮者，宜酒渍者，宜膏煎者，亦有一物兼宜者，亦有不可入汤酒者，并随药性，不得违越"一条，文中首尾提到"药性"一词。该条原文虽然只是就药物的用法而论，但这里的"药性"实际上应理解为包括整个药物的作用性质，即应包括其序例中的所有药性知识内容，如三品药性、阴阳配合、四气、五味、七情合和、有毒无毒以及采造时月等本草学的基本理论。

陶弘景对于药性的认识，已经比较深刻和全面，他在《本草经集注》中，多处论述到药性。如在其序言中说："览本草药性，以为尽圣人之心，故撰而论之。"这里所讲的"本草药性"当指本草学的基本理论。这一点从下面的论述可以得到证明。即他在《本草经集注》卷上对《神农本草经》的注文中说："序药性之源本，论病名之形诊，题记品录，详览施用。"从其卷上内容看，应包括《神农本草经·序例》内容及注释和发挥，即诸药采造之法，合药分剂料理法则，病源所主药名及诸药制使等方面。这些内容都是本草学的基本理论知识，可见他是用"药性"来概括本草学基本理论的。此外，他在《本草经集注》卷上的序例中，还几次提到"药性"，大多是指药物的本性与作用性质，这里就不一一赘述了。

后世医家也比较重视药性的总结，如唐代有《药性论》（《药性本草》）的书名，金元医家有《药性赋》之歌括，分别以药性来概括本草著作和作为药物分类的形式。至于药性内容，则大多仿《神农本草经·序例》之例，把它置于本草书籍之前者，或称之为"序例""序录"，或称之为"总义""总则"，还有称为"药理"的，如《圣济经》就有"药理"专章，内容讲述药性。虽然名称不同，但其内容不断丰富。

李时珍对于药性的认识，则与陶氏有别，他并非把它看成是本草学的基本理论，而只是把它看作概括药物功效性质的基本理论。他在论述《洁古珍珠囊》一书时说："辨药性之气味阴阳厚薄、升降浮沉、补泻、六气、十二经，及随证用药之法，立为主治、秘诀、心法、要旨。"虽然他这里讲的是《洁古珍珠囊》，但也反映了他对药性的认识。他的这段论述，把药性与随证用药之法加以区别，又确定了药性的基本范畴。但是应该指出，李氏对药性理论的总结则远超出了上述这些内容，从《本草纲目》的序例中，可以看到他对药性理论的总结有卓越的贡献。

近代，高晓山在《中药药性论》中指出药性的含义是："与疗效（医疗、保健）有关的药物性质或属性；或者，决定一种物质成为中药的性质或属性。"这是从药物物质基础角度上论述药性的。我们则认为所谓药性是指药物与治疗有关的性质和效能。**综上所述，药性包括药物发挥疗效的物质基础和治疗过程中所体现出来的作用，它是药物性质与功能的高度概括。**

二、药性理论

从药性概念历代变化的过程，可以看到药性理论逐渐丰富和完善的过程。药性的概念主要是指药物性能的基本理论，推而广之，也可以泛指中药学的基本理论。研究药物的共同性质和效用的理论，寻找中药学的基本规律，这就是药性理论的主要任务。因此，药性理论是研究中药学基础理论的一门学科。它的建立既是中药学发展的必然趋势，同时也将是中药学发展的动力。研究药性的形成机制及其运用规律的理论称药性理论。它有狭义与广义之分，广义的药性理论包括中药的基源、产地、采集、炮制、制剂、四气五味、升降浮沉、归经、良毒、阴阳、补泻、配伍、禁忌、用量、用法等内容；狭义的药性理论主要包括四气五味、升降浮沉、归经、毒性等内容。中药药性理论是我国历代医家在长期医疗实践中，吸收我国古代各种哲学思想和思维逻辑，以阴阳五行、脏腑经络学说为指导，根据药物的各种性质及作用于人体所反馈出来的各种生理、病理信息，尤其重要的是药物所表现出来的治疗作用、临床效果，经不断地推测、判断，总结出来的用药规律。由于临床用药的经验不断地积累和发展，新的药性理论不断地产生，原有的药性理论得到不断的修正，使药性理论逐步符合客观实际，并日趋完善，可见临床的能动性最强，最富有活力，是药性理论发展的基础和推动因素，也就是说，临床实践是药性理论形成和发展的决定因素。在当前的学术界，对药性、中药基本理论、中药药性理论等概念，存在认识模糊、提法混淆等现象。特就有关的几个概念进行分析讨论，以便达成统一的认识。

（一）中药药性论

《中药药性论》是人民卫生出版社出版，由高晓山主编的一本药性专著，它的内容既涵盖了中药基本理论的全部内容，除中药药性理论外，还包括了中药的采集、炮制、配伍、禁忌、用法、用量等内容。而且还附上了详细的药性理论发展史和现代研究进展等。因此，《中药药性论》实际是一部中药基本理论的专著。

（二）中药性能

目前大部分中药学教材总论部分中，介绍中药药性理论的部分用的是"中药性能"这一概念，中药性能是指中药的性质和功能。所谓"性质"即药物的药性理论，所谓"功能"应该指药物的功能效用。而"性能"一章内容，只讲了药性理论，并没有涉及药物具体的功能效用。因此，"中药性能"这一概念值得商榷。

（三）中药药理

中药药理是指用现代西药药理的方法，对中药的作用机制进行探讨和研究，试图用西医西药的理论来解读中药，虽然有临床中药学的架构，但实际并没有严谨的体系，不符合中医理论指导下中药的运用规律。因此，跟中药药性理论的思维方法相差甚远，偏离了中药药性理论研究的方向。

（四）药性理论

中药的药性理论，**是以中医基本理论为依据而概括总结出的中药基本理论，是中药基本理论的核心理论，是中药学中的一些基本规律，它具有比较严密和完整的体系。它既是学习和认识药物性质的钥匙，也是指导临床用药的依据。**它与"药性""中药药性论"相较，前者属于中药基本理论，而药性理论则只是它们的核心部分。

第二节　药性理论研究的主要内容及其整理

历代医家通过对药物多种性质的反复观察，对药物性能的许多方面进行了归纳总结，形成了一个比较完整的理论体系。这里根据其主要内容概括整理，大致分为以下几个类别。

一、概括基本特征的药性理论

所谓药性的基本特征，也就是从总体上来说明药物的根本特性，是所有药物所共同具有的药性作用，是所有药性理论的最高概括。概括药性基本特征的理论主要有以下两种。

1.元气论　元气是药性的根源，所有药性都是在元气药性的基础上发展起来的。其中又以偏正之性为代表。药物治疗各种病证，在于以药性之偏，纠人体之偏，"以偏纠偏"是药物赖以治病的根本所在。

2.阴阳论　药性之阴阳，有广义与狭义之分。广义的阴阳是概括各种药性的理论，即各种药性皆有阴阳的属性；狭义的阴阳则是以气味概阴阳。药性之能救偏，也在于阴阳，即以药性之阴阳偏性，救疾病阴阳之偏。

二、概括物质基础的药性理论

各种药物均具有形、质、气、味等特征，这些特征也是古人认识药性的基础。以物质基础来认识药性和概括药性，是中药药性理论的一大特点。主要有三种。

1. 气味理论　即五气（嗅）、五味之说。五气（嗅）详见《黄帝内经》，后世只作归经的依据，余则甚少论及。五味理论则是药物作用的重要物质基础。不同的味具有不同的药性，相同的味则具相近的药性作用，以之概括诸药之性。五味理论在中药基本理论中占有重要地位，是多种药性的基础和主要依据。

2. 润燥论　药物的润燥，是就药物的形质而论，但也是药性的一个侧面。质润者多有润养滑利之功，质燥者多有燥湿温阳之效。因此，形质的轻重润燥也是认识和整理药性的基础之一。

3. 法象药性　主要根据药物的生长形态及药用部位等概括整理出来的药性。

三、概括作用性质的药性理论

各种疾病就其性质而言，主要有寒热与虚实之别，药物的作用也是针对这些病情起调整作用的，根据这些疾病性质概括出来的药性理论有四气与补泻等。四气是针对寒热病证起作用的药性理论，所谓"寒者热之、热者寒之"是其主旨。补泻是针对虚实病证起调节作用的药性理论，所谓"扶正祛邪"是其要义。除此之外，疾病尚有动静的性质，药性中亦有刚柔之说。药性刚柔也是性质的概括，但其中也包括一部分作用方式的内容，故当综合论之。

四、概括作用部位的药性理论

疾病的发生有一定的部位，或表或里，或脏或腑，或气或血。药物的作用也有一定的范围，反映在药性理论中则有归经学说。归经、引经理论既指出了药物的作用部位，还概括了作用性质，对于辨证用药具有重要指导意义。

五、概括作用方式的药性理论

疾病的症状及其传变有不同的趋向，脏腑气机有升降出入之变化，在病机上反映为病势。在药性理论中有升降浮沉之说，即是针对上述病势起作用的药性理论。升降浮沉药性，主要用以调节脏腑气机，截断疾病的传变，调整病势的逆顺。

六、概括作用优劣的药性理论

药物治病既有有利的一面，也有不利的一面，这就是药性的良毒，其中又以药物的毒副作用为其主要内容。毒性的有无和大小与药物的偏性有一定的联系，但也有区别。所谓偏性，主要论其疗病之功，并非一定对机体有害。而毒性虽然也可称为偏性，但主要指对机体有害的一面。了解药物毒性的强弱大小，对于用药安全意义极大。

七、概括作用程度的药性理论

在药性理论中没有专门论述药性程度的理论，但是不少药性理论中都有作用程度的论述。如偏胜之性有大小，阴阳中的气味有厚薄，五味中的主味与兼味，四气中的寒与凉、温与热，升降浮沉中的升与浮、降与沉，补泻中的峻缓，毒性中的大小，都有作用程度包含在内，如何把它们连贯起来加以系统化，这是今后应该研究的一个方面。

此外，尚有药性专长论、草石异情论、药品生熟论、根梢异性论，这些药性理论对于药性的认识，也有一定的参考价值，虽然有一定的局限性，但还有待进一步总结与研究。

综上所述，可见中药的药性理论是非常丰富的。而且它们互为依据而联成一体，构成了一个独特的理论体系，对其进行系统整理和科学研究，不仅对于药性理论的自身完备具有重大意义，而且对于丰富和发展现代药学理论也将是很有意义的事。

第三节 全面整理药性理论，建立中医（药）药性学科

上一节我们就中药的药性理论内容做了简要的概述，可见中药的药性理论非常丰富。而为了加强中医药学科的建设和促进学科的发展，有必要建立"中药药性理论"或"中医药性学"这门基础学科。

一、从本草学的历史发展看

药性理论历来作为本草学或中医学的一个重要组成部分，受到历代医家的不断重

视，使之得到了不断的充实和发展，同时由于它的不断总结与提高，也丰富了本草学与中医学的内容，促进了本草学和中医学的发展。一门学科发展到一定的程度就必须分化，才能促进其发展。如本草学从医经、医方中分化出来后，它就得到了很大的发展。药性理论作为本草学的基本理论，总是附列于本草、医籍之中，使其发展受到限制。而现代中药学的发展，偏向于更加重视中药的现代化学药理机制的研究，忽略具有中医特色的、多维的、系统的中药药性理论之发展。因此，为了加快它的发展与完善，有必要建立起药性理论这一门基础学科。

二、从中医临床应用的实践看

中医临床用药，必须在中医基本理论指导下应用，但同时也必须结合中药基本理论，脱离了中医基本理论的指导固然不行，但丢掉了中药基本理论，不了解中药的基本规律，同样也会陷入盲目应用。现代许多医生用药，不重视中药基本理论，不熟悉中药基本规律，只凭死记一些单味药物的功效应用。辨起证来还条理清楚，一到处方遣药则盲无所从，只凭几个汤头、成方应付，这对于充分发挥药效，提高临床疗效，不能不受影响。为了加强中药基本理论对临床用药的指导，也有必要建立药性理论这门基础学科。

三、从中医药学科的发展看

古代的本草学，经过不断的丰富和发展，逐渐分化出中药学、方剂学、中药炮制学、中药鉴定学、中药制剂学等学科。而且还与现代学科相结合，已经建立起药用植物学、中药化学、中药药理学等新学科。这些学科的分化和建立，促进了中药学科的发展，丰富了中药学科的内容，但是这些学科大多是应用性质的专业学科。中药学是所有中医药学科的基础，其主要内容偏重在药效应用方面，但中药应用于临床，是离不开药性理论指导的，随着现代科学技术研究中药的兴起，它依附于中医的理论基础越来越被削弱。中药的研究如果不重视与中医理论的结合，就会被"废医存药"的观点所取代，逐渐走向中药西药化的研究方向，对中医药学科的发展是极为不利的。一个学科脱离了自己的理论基础，其继续发展必将受到限制。因此，为了促进中医药学科的发展，有必要建立真正符合中医的药性理论，才能及时地将中药学科的研究方向转变，才能真正促进中医中药的发展。它将既是中药学科的基本理论，也是中医和中药学科的基础。

四、从中医药专业的教学实践看

当前，中医专业的教学培养计划，既要学习中医课程，也要学习大量西医西药课程，有关中药的学习只有一门"中药学"课程；中药专业的教学培养计划，有着大量的现代科学基础课（如高等数学、物理、无机化学、有机化学、分析化学、物理化学、生物化学、中药化学等课）和现代医学基础课，四门中医基础课除中药学外的中医学基础、方剂学的学时数均较少。这样的培养计划导致中医专业出现偏向于"功效中药"的学习，中药专业出现偏向于"化学中药"的学习。因此，学生们对中医基本理论，尤其对中药的药性理论，不能全面地了解，没有系统地掌握，更谈不上运用中药基本理论去指导中医中药的学习。这对于培养中医、中药专业人员是很不利的。学习中医专业，只会按功效用药，而失去了全方位、多维度地掌握药物的信息，不能灵活用药，或出现有方无药的状况；学习中药专业，不能牢固地掌握中药学的基本理论，实际上就丢掉了中药学的本色，失去了中药的特点。为此，成立中药药性理论这一门基础学科，以之指导整个中医临床，统领整个中药学科，已是亟待解决的问题。

五、从成立新学科的必备条件看

根据学科的发展和分化的要求，建立一门新学科必须具备以下基本条件，即要有理论基础，有实际内容，有实用意义。中药药性理论具有比较坚实的理论基础，积累了丰富的知识内容，总结了一套比较完整的理论体系，同时具有指导临床用药的实用意义。因此，基本上具备了成立一门新学科的必备条件。这是建立药性理论或药性学的基础，也是建立和发展药性理论的关键。

此外，相较于西医的生理、病理、药理三大基础课程，中药学相当于其中的药理学，但作为中药学的重要基础理论的药性理论，尚需进一步的发展。从药性理论的全面整理和科学研究来看，建立药性理论或药性学也是很必要的。从中药学科的基础理论发展看，可以称其为"中药药性学"，而从其临床应用的角度和理论的基本根源看，称其为"中医药性学"也是相符的。

李卫真　李钟文

——• 第二章 •——
药性理论历史沿革

中药在我国的应用，有着悠久的历史。正所谓"神农尝百草，创立医药"，远古人类在从事生产劳动的过程中发现了医药，但在那刀耕火耨的时代，文字未兴，药物知识的传播，只能口耳相传，识识相因。远古时代的药学知识，大多散见于中华文化经典之中。早在《尚书·说命》中就有"若药弗瞑眩，厥疾弗瘳"的论述。这既是"药"字的最早记载，也是具有药性意义的最早论述。在《尚书·洪范》中有"五行：一曰水，二曰火，三曰木，四曰金，五曰土。水曰润下，火曰炎上，木曰曲直，金曰从革，土爰稼穑。润下作咸，炎上作苦，曲直作酸，从革作辛，稼穑作甘"之记载，其中论述了"五味"与"五行"的关系，这应是后世"五味"药性的最早记述。稍后在《周礼·天官冢宰》中有"医师掌医之政令，聚毒药以供医事"的记载，可见周代初期就有了管理医药的专职人员。这里提到的"毒药"与后世的药物毒性也有一定的联系。以上可视为中医药性理论的滥觞。

第一节　先秦两汉时期药性理论的创立和发展

论及药性理论的起源，离不开《黄帝内经》《神农本草经》。其中又以《黄帝内经》讨论药性内容最多，论述范围最广。

《黄帝内经》论述药性，没有专篇论述，内容比较分散，大多穿插于脏象、病机、治法等论述之中。在《黄帝内经》中，有十几篇讨论到药性，而以《素问·阴阳应象大论篇》《素问·脏气法时论篇》《素问·六微旨大论篇》《素问·至真要大论篇》

几篇论述较广，探讨内容也较丰富。

《黄帝内经》探讨药性理论，多是以脏腑、阴阳、五行的理论为依据。在《黄帝内经》中涉及的药性，有气味阴阳；五味、五臭、五色；四气、补泻、润燥、缓急、轻重；有毒无毒等内容，还论及气有清浊、厚薄、聚散、开阖之分。而后世发展出的升降浮沉、归经等药性理论，也可从《黄帝内经》中找到它们的基因。当然，《黄帝内经》里所论述的药性内容，除五味理论论述比较全面外，对"气味阴阳""四气""补泻"的论述也已具雏形，但其他内容都只简单提及，尚未形成完整的理论，可以把它称之为药性元素。

《黄帝内经》论述的药性内容也与现代药性有所差异。如五味理论，有言饮食养生者，有言五味之效者，亦有言过食伤身者。又如补泻，虽也结合治法之内容论述，但又以五脏的苦欲补泻为主。在众多的药性中，又以论述五味理论内容最多，涉及范围也很广泛，而且常交互印证论述。

《神农本草经》是现存最早的本草经典，第一次系统总结了365种药物，尤其在其13条"序例"中，比较系统地总结了本草学的基本理论知识。"药性"一词，首见于《神农本草经》"序例"之中。在"序例"中论述到的药性理论，有三品药性、阴阳、四气、五味、有毒无毒等内容，但具体药性的内容并无阐述。在"序例"中还提及生熟、新陈、君臣佐使等药性知识。在各药中，每药药名之后标有性、味及功能等药性，可见其对药性的重视。虽然其内容没有《黄帝内经》丰富，但它为药性理论的发展奠定了基础，且使药性理论初步形成了体系的雏形。后世的药性理论大都是沿着它的体系发展起来的，为后世本草学科及中药事业的发展打下了坚实的理论基础。

第二节　两晋至唐代的药性理论发展概况

药性理论自《神农本草经》初步形成体系后，得到后世医家的不断总结和发展。

东晋葛洪所著的《抱朴子内篇》虽然以养生修性为主，但其中提到的"以类求性""服食节度""五味偏伤"等内容，对于药性理论的发展也有一定意义。南北朝齐梁之际，陶弘景对《神农本草经》和《名医别录》进行了整理，并总结了两晋南北朝时期的药学成就，著成《本草经集注》。对《神农本草经》的药性理论做了全面阐述，如《神农本草经》谓上药"主养命"，陶氏进而指出"上品药性，亦能遣疾，但气力和厚，不为仓卒之效。然而岁月长服，必获大益"。《神农本草经》谓下品药"主治病"，陶氏则又指出："倾损中和，不可恒服，疾愈则止。"《神农本草经》谓上药为君，中药为臣，下药为佐使，而陶氏则曰："今合和之体，不必偏用，自随人患苦，参而共行。"陶氏在《本草经集注》中也增加了许多新的药性内容。

至唐代，苏敬等所撰《新修本草》在药性理论方面没有新增内容，后甄权著有《药性本草》（亦称《药性论》）一书。但由于原书已佚，其内容是否对药性做过探讨，已无法考察。《新修本草》之后，陈藏器在所著《本草拾遗》中，将药物按药性分成了十类，谓"诸药有宣、通、补、泻、轻、重、涩、滑、燥、湿，此十种者，是药之大体"，陈氏虽然谓之"药之大体"，而后人则谓之十剂。其所论述的内容，实际是从《黄帝内经》中五味药性等总结而成，用以概括药性。十剂中的补泻、轻重、燥湿等内容对后世药性研究影响颇深。如宋代的寇宗奭以此为基础，再加上四气中的"寒、热"二种，明清医家讨论的更多达二十余家，极大地扩展了药性理论的研究范围，尤其在综合药性理论的探讨方面，起到了较大的推动作用。对于十剂理论的提出，寇宗奭把它称之为陶隐居所著，明清医家如李时珍等多称其为徐之才所创，据后人考证为陈藏器在《本草拾遗》中所述，今检《重修政和经史证类备用本草》证之，所言极是。

第三节 两宋金元时期的药性理论发展概况

宋代以来，朝廷对本草尤为重视，曾数次大修本草，是本草研究最为兴盛的年代。由于宋代哲学思想的活跃，理学盛极一时，周敦颐、张载、二程（程颢和程颐）、朱熹等哲学大师，都对《周易》有深入地研究和阐发。此类研究也推动了中医药理论的发展。他们对阴阳水火升降理论的阐述就是一例。在药性理论方面，最值得一提的是宋徽宗赵佶署名撰辑的《圣济经》。书凡十篇，其中卷六食颐篇（论饮食调济）、卷九药理篇（专论药性）、卷十审剂篇（用药理论）三篇，特别是"药理篇"对药性理论的探讨甚为深入全面。其依据《黄帝内经》《神农本草经》所言药性，旁征博引，加以深入诠释，内容涉及形气、阴阳、四气、五味、气嗅、升降、补泻、润燥、有毒无毒及用药理论等。其中尤其推崇以法象、象数、性理诸法来论述药性，对金元时期药性理论的发展影响甚深。

金元医家如刘完素、张元素、李东垣等，在深入探索《黄帝内经》奥旨之际，密切结合临床实践，总结出了一些新的药性理论。如刘完素论述药性，推崇性理、法象诸法。谓"夫物各有性，制而用之"，又谓"形色自然，皆有法象"，是法象药理的极力推广者。他在《素问玄机原病式》中总结的"药性考辨图"，以形、色、性、味、体为纲，右边为药性内容，左边为考辨内容。如形的药性为金、木、水、火、土，考辨真假；色的药性为青、赤、黄、白、黑，考辨深浅；性为寒、热、温、凉、平，考辨急缓；味的药性为辛、酸、咸、苦、甘，考辨厚薄；体的药性为虚、实、轻、重、中，考辨润枯。其中形色性味就是用五行把五色、五味、五气归纳起来，用考辨的内容来概括药性。在药性研究方面，有一定的参考价值，其中提到的一些考辨内容，如急缓、轻重、润枯等，也属于药性。虽然表面陈列起来好看，但总觉有些刻板之嫌。且可作为一种综合药性看待。

张元素、李东垣、王好古等人师徒相传，他们精研《黄帝内经》药性，并以之指导药性理论的探讨。在张元素的《医学启源》和王好古的《汤液本草》等著作中，充分反映了他们对药性理论研究的学术成就。主要有以下几个方面：

1. 根据《素问·阴阳应象大论篇》的论述，全面阐明了《黄帝内经》"气味阴阳理论"。药物的气味阴阳，是药物具有各种功能的基础。《汤液本草》对《黄帝内经》中有关阴阳、气味理论的论述，进行了全面归纳阐述。他通过天地阴阳，气味厚薄等分析，用以说明药物的气味阴阳与天地之间的阴阳是相应的，药物禀受天地阴阳之气不同，其所具之性味亦各异。进而指出，气味有厚薄，阴阳有清浊，禀质不同，其功亦异。并进一步指出，就具体药物而言，气味阴阳并非孤立，必须合而视之。故其论述药性，重视气味合参。这样，既阐述了《黄帝内经》蕴义，又发展了《神农本草经》的四气五味，为总结药性功能提供了较全面的理论基础。《汤液本草》探讨的药性，尤重《黄帝内经》五味之论，对其五味宜忌偏胜之说，均予以全面总结，从而充实和阐发了《神农本草经》的五味理论。

2. 根据《素问·藏气法时论篇》的内容，详述了五脏苦欲补泻。药物的补泻性质，是辨证用药的重要依据之一。《汤液本草》总结补泻药性，以《素问·藏气法时论篇》"五脏苦欲"之说为据，采四时五行生克之法，概括药物对五脏的补泻作用。《汤液本草》言补泻，虽以五脏对五味的苦欲为主，但在药性中亦兼提及"四气"的补泻，在机体方面也论及六腑的补泻，并未超出四时五行的生克之法。这种理论，虽与后世将补泻药性用于单指药物扶正与祛邪的作用特点有所不同，但把其作为药性的基本理论加以概括，无疑具有进步意义，且后世不少治则制方均以此立法。

3. 根据《素问·六微旨大论篇》有关气机升降出入的论述，阐发了升降浮沉（与药类法象相参）理论。《汤液本草》的药类法象，旨承《黄帝内经》，以药物气味法天地四时之象。即以气味之厚薄，法天地阴阳之象；以气味性能，法四时万物变化之象；参合气味厚薄与天地阴阳，而研得药性之要旨，是谓"升降"。《汤液本草》认为药具升降之由，在于其气味参合而定。所谓"升降者，天地之气交"是也。其"药类法象"一节中，据药物气味厚薄阴阳之不同，以四时六气为纲，配以药性的升生、浮长、化成、降收、沉藏等特点，将 102 种药物归纳成五类。形成了以"升降浮沉"为中心的"药类法象"理论。《汤液本草》所总结的"升降浮沉"之说，用以概括药物作用的趋向，对发展药性理论是一大贡献，且对推动药性理论研究，亦起了促进作用。此药性理论一经创立，即得到医家的普遍重视和广泛应用，后世一些治则制方亦多以此为据。

4. 根据《黄帝内经》中有关五脏与五味的关系以及"五宜""五走""五入"的论述，创立了归经理论的雏形。药物作用的发挥，除与本身所具气味阴阳等特性有关外，与机体脏腑经络之生理、病理状况亦有密切联系。《黄帝内经》概括药性，重视性味与脏腑的关系，如"五脏苦欲"之说便是一例，如"五宜""五走""五入"之论，亦在说明此种关系。张元素、李东垣据《黄帝内经》，将药物性味与脏腑间的关系和脏腑、六经辨证的治验结合起来，以阐明药物作用与脏腑经络的关系，初步形成了归经学说。在《汤液本草》中，王好古推动了这一理论的发展，将每脏的苦欲药味都补上了具体药物，并总结了脏腑泻火药，录入东垣报使、诸经向导等，丰富了归经内容，这也是他对《黄帝内经》中气味与脏腑关系的进一步阐发，推动了药性理论的进一步发展。

第四节　明清时期的药性理论发展概况

明代是医药发展集大成的时代。如方剂方面有《普济方》，针灸方面有《针灸大成》，综合医药方面有《古今医统大全》，妇科方面有《济阴纲目》，本草方面有《本草品汇精要》和《本草纲目》。其中《本草品汇精要》为朝廷组织，刘文泰领衔编撰，在编写体例上有一些创新，尤其它的彩绘药物图谱很有特色。在药物的编写中，每个药物除经文外，其他内容分成二十四项整理。其中药性理论部分占六项，在序例中谓："八曰色，别青黄赤白黑也；九曰味，着酸辛甘苦咸也；十曰性，分寒热温凉收散缓坚软也；十一曰气，具浓薄阴阳升降之能也；十二曰臭，详腥膻香臭朽也；……十四曰行，走何经也。"这些内容中涉及五色、五味、四性、五臭、阴阳、升降、归经等药性理论。其中把寒热温凉称之为性，是受到了寇宗奭的影响，但将"收散缓坚软"也归于性中，便显得与众不同。虽然这些论述是值得商榷的，但亦不失其对药性探索的一番苦心。

明代对药性理论整理是最全面的，首推李时珍的《本草纲目》。他在全面继承和系统整理历代本草的同时，在中药基本理论的整理和发展方面，也做出了杰出的贡献。李氏《本草纲目》既重视药物疗效、主治的整理，更重视药性理论的归纳总结。在《本草纲目》的序例中，把历代本草、医籍中的药性理论，融会贯通，聚集成一个整体，增强了药性理论的系统性。

李时珍全面地继承了《神农本草经》《黄帝内经》中的药性理论，并将《神农本草经》《黄帝内经》原文作为"纲"，把后世医家相应的论述作为"目"，将后世医家的不同认识，分别归纳于经典原文之下，既阐述了《神农本草经》《黄帝内经》的蕴义，又把后世医家所发挥的药性理论加以归纳整理，形成一个整体。

李氏不仅全面继承了金元医家发展的药性理论，更有许多的发挥。如在药物归经方面，指出其有治"本病""经病""窍病"的不同；还有入气分、血分之异，使归经理论与临床实践的结合更为紧密。李时珍不仅重视药性理论的全面总结，而且在每个药物的编辑中也单列了"气味"一项，高度概括各种药性理论内容。他以归经理论为主总结的"脏腑虚实标本用药式"也在综合药性理论探讨方面做出了贡献。

在综合药性论述方面，明末贾所学在《药品化义》中总结了"辨药八法"，他将其称之为"药母"。他的"辨药八法"是在刘完素的"药性考辨图"基础上进一步总结而成的，但内容上有很大的扩展，这是对药性研究的一次颇有创意的总结。而且在《药品化义》所收载的162种药物中，每一种药都首用"八法"详辨药性，然后结合临床实践总结讨论药物的功效和应用，使《药品化义》成为理论紧密结合实践的本草著作。

清代以来，本草著作众多，对于药性理论多为补充完善。如归经理论的命名，出自沈金鳌的《要药分剂》；润燥理论的推广，源于石寿棠的《医原》；尤其是多位医家对"十剂"的阐释,也极大地丰富了药性的探讨。但清代也有一些新的药性理论的提出,如景日昣在《嵩厓尊生书》中总结的"药性皆偏论";张志聪在《侣山堂类辩》中提出的"药性形名论";徐大椿在《医学源流论》中提出的"药性专长论"和"药性变迁论"等。这些论述对于药性发展也有一定意义。

清代,综合药性颇受医家重视,主要表现在两方面:一是"十剂",如《十剂表》以十剂为经,以归经为纬,对常用药物进行了整理,便于临床应用;二是《笔花医镜》的"药队",以归经药性为部,再用寒热、补泻药性为队,再分猛将、次将,网罗临床常用药物,受到后世医家的欢迎,曾被多家引用。如《医医偶录》《本草害利》等都引用了他的体例,近代许多医家总结的综合药性,如"脏腑用药式""病证用药式"等亦多仿其形式。

第五节　近现代对药性理论的整理研究

20世纪辛亥革命以来,由于西方医学的侵入,本国药物改称国药。后随着中医教育的兴起,本草大都称之为中药学,早年多选用《神农本草经》为中医教育的教材。新中国成立后举办的中医进修班,也多以它作为教材,后来改用南京中医学院编写的《中药学概要》。20世纪50年代以后,随着中医高等教育的开设,中药学成为中医高等教育的主干课程,《中药学》教材完成了编写并用于中医药的基础教育。在其"上编·总论"中,编有"药物的性能"一章("中药性能"),简要地将药性总结为四气五味(或称为性和味)、升降浮沉、归经、有毒无毒等内容,基本形成了药性理论的框架。后来各版教材,也有将其称为"中药的性能"或"药性理论"者,其内容略有增减,但基本范畴没有多大变化。20世纪80年代,高晓山先后发起和组织了两次(长沙、西宁)全国的药性理论研讨会。我在西宁会议上发表了"药性学雏议"的论文,首次提出了建立"药性学"的建议。后来高晓山在此基础上,结合他多年在药性理论方面的研究成就,组织国内多位专家编写了《中药药性论》一书,全面系统地总结了两千多年来的中药基本理论,大大地推动了药性理论的研究和发展。

20世纪末的《中华本草》算是对20世纪以前的本草大总结,在药性理论方面,由于篇幅所限,较为简略,但在单个药物的药性探讨中,做得比其他中药、本草书更全面。此外,近年来也有不少学者对多种药性进行了深入探讨。比较全面的有高学敏主编的中医药学高级丛书《中药学》、雷载权主编的《中华临床中药学》。他们都对主要的药性理论如四气、五味、升降浮沉、归经、毒性等，进行了深入地整理和总结，有的还就芳香、补泻、润燥等药性进行了总结。对其他偏性、阴阳、法象药性，以及五色、五臭、轻重、缓急等内容都未单独讨论，多只在诠释单个药物功效时提及，但很少把它们作为药性理论系统论述。

21世纪以来，国家对中医药发展非常重视，中华人民共和国科学技术部和国家中医药管理局先后几次组织全国专家，开展对中医药性理论的科学研究，也取得了一大批可喜成果。但是中药药性理论是在原（元）气论和中医基本理论的基础上，从中医临床上反复的实践中总结出来的。应用以古代原子论发展而来的现代科学技术和以理化及生物实验研究结果所总结出的现代医药学理论来加以论述，是很难全面说明中药的药性理论的，而且现代取得的一些成果也很难用以指导中医的临床用药。但随着量子科技的发展，中药药性理论的研究有望获得重大突破。

李钟文

——• 第三章 •——
药性理论的体系

药性理论，是中药基本理论的核心理论。它源于《黄帝内经》《神农本草经》，经过历代医家在中医理论指导下结合临床实践，不断总结整理，形成了一套比较复杂的药性理论。但这些药性理论，尚未形成一个层次分明、结构严谨的理论体系。这给现代学习、研究和临床应用带来一些困难。因此将这些分散孤立的药性理论进行分析归纳，系统整理，使之形成一个结构严谨、层次分明的理论体系，以便于学习理解与记忆掌握。近年来一些学者在药性理论的探索中，逐步认识到这一问题的重要性。现根据中医药文献和现代研究资料将其进行初步归纳整理。

第一节　气是药性的根本

在我国古代哲学中，认为气是一种极细微的物质，是构成世界万物的本原。古代中医经典也认为"气"是世界万物的根源。气既是世界的本原，是构成宇宙的元初物质，也是构成天地万物的最基本元素。药物也是万物之一，因此药物是由气构成的。《素问·气交变大论篇》中谓："善言气者，必彰于物。"说明气和物质是统一的。

既然药物也是万物的一部分，药性理论也是以气为其根源。药性的气，为中医药性理论体系奠定了基石。在药性理论中，气成为药性的总根源；而且各种药性都有气的属性。所以气在药性理论中，它的地位是很高的。气的药性是一个多维的概念，也可称之为超维性概念。有关这方面的具体内容将于各论中详细讨论。

不过有下面三点与气的药性相类似，也具有全面性，有必要在这里特别强调一下。

一、气的偏正特性

药物具有偏胜之性，是药物赖以治病的根本特性。对于药物的偏性古代医家多有论述。王冰在注《素问·五常政大论篇》时说："无毒之药，性虽平和，久而多之，则气有所偏胜。"这里的"气有偏胜"的"气"就是指药性的偏性而言。张景岳论之更详，他说："盖气味之正者，谷食之属也，所以养人之正气。气味之偏者，药饵之属是也，所以去人之邪气。其为故也，正以人之为病，病在阴阳偏胜耳。欲救其偏，惟气味之偏者能之，正者不及也。"这里他既说明了"谷食"与"药饵"的根本区别，同时也指出了"以偏救偏"是药物赖以治病的根本特性。

二、气的阴阳属性

在《素问·阴阳应象大论篇》中有"阴阳者，天地之道也"之论述。这说明阴阳药性与气的药性一样，在药性理论中，也是具有普遍意义的。这方面的内容将在下面进一步讨论。

三、气的良毒药性

张景岳在《本草正》中指出："药以治病，因毒为能。所谓毒者，以气味之有偏也。"所以中药的"良毒"也与气的药性一样具有普遍意义。古代就有"毒药"并称之谓，后世才有"有毒、无毒"之分，从以上论述，可以看到良毒药性也是各种药物的一种基本特性。

第二节　阴阳是药性的最高纲领

在《素问·阴阳应象大论篇》中有"阴阳者，天地之道也，万物之纲纪，变化之父母，生杀之本始，神明之府也，治病必求于本"之论述。阴阳既是宇宙之中的根本规律，它又是一切事物的本原。它是万物发展变化的起源，是一切事物发生、灭亡的根本，是宇宙万物变化及其神秘玄妙的根基。治病都必须以阴阳为根本去进行考察，对应治疗的也应该是药物的阴阳药性。阴阳是中医的哲学理论，它在中医脏象、经络、病因、病机、诊法、治则、药性等理论中得到广泛应用。结合药性来理解，也可理解成"阴阳者，药性之道也，万药之纲纪，变化之父母，生杀之本始，神明之府也，治病必求于本"。依此,可见阴阳对于药性理论的总结和研究是非常之重要,故应把阴阳作为各种药性的最高纲领。

第三节　气味是阴阳的两目

这里所指的气与味不是单指四气与五味,而是上文中的"阳为气,阴为味"和"阳化气,阴成形"的"气"和"味",它所包含的内容要广得多。

在《黄帝内经》中,关于气的论述甚广,既包括自然界的,也包含机体生理性与病理性的。但与药性相关的内容,主要有以下几方面:①四时之正气,即"寒、热、温、凉";②五运六气或六淫之邪气,即"风、寒、暑、湿、燥、火",如"润燥"药性就是建立在燥、湿的基础之上;③脏腑运行气机之气,即"升降(浮沉)、出入";④五脏情志之气,即"喜、怒、忧(悲)、思、恐"也属于气的范畴。《黄帝内经》中对味的论述最多,其中包括了药物与食物。由于有"味为阴""阴成形"之论,故所有与形质有关的药性都属于味的范畴,许多药性都是建立在"味"(形质)的基础之上。五味药性是"味"的核心,而补泻、润燥、归经等药性,都与五味有关。此外还有五气(五臭)、五色、质地轻重也与形质有关。

以上就气、味两目做了初步分析归纳,但在每个药物中既有气又有味,它们既互相联系,又相互转化。如《素问·阴阳应象大论篇》云:"阳为气,阴为味。味归形,形归气。气归精,精归化。精食气,形食味,化生精,气生形,味伤形,气伤精,精化为气,气伤于味。"这里首先阐述了气味与阴阳的关系,即阳是无形的气,阴是有形的味。接着论述了气味的作用,饮食五味滋养了形体,而形体的生长发育又依赖于气化活动。继而论述了气与精的关系。最后论述精、气、味、形之间的关系,谓精是依赖于真气而产生的,形体是依赖于五味而成的。生化的一切基于精,生精之气得之于形。味能伤害形体,气又能消耗精,精转化为气,气又伤于味。这里虽然主要是以论述饮食气味在机体内运化为主,但也包含了药物的气味在机体内的气化过程。

第四节　阳气类药性略论

根据"阳为气"和"阳化气"的原则,阳气类的药性有多种含义。一为偏胜(含良毒）之气，是指药物的偏胜之性；二为四时之正气，即寒热温凉之气；三为五运六气（或六淫之气），即"风、寒、暑、湿、燥、火"；四为脏腑运行气机之气，即"升、降、浮、沉"；五为五脏情志之气，即"喜、怒、忧（悲）、思、恐"也属于气的范畴。还有五气为五臭之气，即香、臊、腥、膻、腐五种气，也可归在气的部分。这些药性，在《黄帝内经》中都有所论述。其中尤对寒、热、温、凉四气之论述较多，即指用寒、热、温、凉四种不同气候特征来概括药物的四种药性，故在《神农本草经》中称为四气。五运六气与寒、热、温、凉四气都是以自然气候为其依据的。无论四气中的寒热，还是六气中的燥湿（润）药性，都是以针对外邪为犯或阳气盛衰起作用的。而"升降浮沉"和"喜、怒、忧（悲）、思、恐"五脏情志之气，以及五臭药性则主要是用以调节脏腑气机的。阳气类药性的最大特点，就是均为无形的，也就是不以形质为依据。但其中燥湿（润）药性与五臭药性还与"味"的形质有关。关于五志之气，似乎不属药性范畴，但从许多药物具有调理情志病的角度来看，它也可以看成是一种药性。

第五节　阴味药性略论

阴味类的药性是以"阴为味""阴成形"为依据。因此凡以形质为基础总结而成的药性理论，都属于阴味类药性。在阴味类的药性中，由于有"神农尝百草""药食同源"之说，这些都是与"味"密切相关的，故五味理论成为阴味类最早的药性理论。还有一些药性如补泻药性、润燥药性都是建立在五味药性和形质的基础之上。补泻药性在《素问·藏气法时论篇》中以五脏对五味苦欲的方法来论述药性的补泻；后世讨论补泻药性，多宗《神农本草经·序例》精神，以药物扶正与祛邪等主要作用来概括补泻药性；陈藏器在其创立的"十剂"中，首列了补、泻二剂。后世逐渐扩充，发展成以扶正与祛邪为主的补泻药性。润燥药性，《黄帝内经》中已有"辛润""苦燥"之说，但只作为五味理论的一部分；陈藏器所论述的"十剂"中亦概括了"燥""湿"二剂，后世发展成为治疗"燥""湿"二证的主要药性，"燥可去湿""湿可去燥"则是润燥药性的具体应用。后世言药性的润燥，多以药物的质地荣枯为据，五味之中皆有润燥的药物。除五味之外，五色、五臭以及轻重等也是以形质为基础总结而成的。而归经药性也与五味理论密切相关。故五味理论成为阴味药性的核心。还有法象药性更是以形态为基础发展起来的。

第六节　药性理论体系的建构

以上分别就中药药性理论的纲领、层次和具体药性几个方面做了初步分析。

现将中药教学中提到及学术期刊上讨论比较多的药性理论做如下归纳（图1）：

属常用药性的有气（偏性）、阴阳、四气、五味、升降浮沉、补泻、润燥、归经、良毒、法象；属少用药性的有轻重、缓急、五色、五臭等，这些在药性讨论中偶尔提及的内容，也把它们参入归纳。

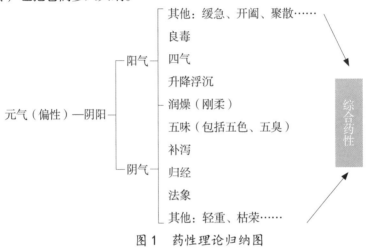

图1　药性理论归纳图

几点说明：

（1）药性理论系统，是一种非线性的、多维的、多层次的，而且又是相互联系、相互作用的复杂系统。用一个平面图是无法全面表达的，因此有待进一步加强整理。

（2）在药性中，气是一个多层次的概念，这将在各论中讨论。在本图第一层次"气"用偏性来概括是不全面的，上文中列举了偏性、阴阳、良毒三个方面，其也不全面。图中分别列出了三个层次，故以"气"为第一层次。

（3）图中第二层次的"阴阳"，应该是"气味阴阳"。因为阴阳的概念太泛，这里指的是药性的阴阳。其实药性的阴阳，或者气味的阴阳，都是你中有我，我中有你，因此不能绝然划分。

（4）图中所列的药性理论内容，只是比较常用的药性理论。而其他项中所列的五色、五臭、轻重、枯荣、缓急、动静、聚散、开阖等内容，将在各论有关章节中结合讨论。其他本草中涉及的如药性专长论、草石异性论、药品生熟论、根梢异性论等药性内容，虽在历代本草中有所论述，但大多医家未将其作为药性理论，而只视为药性知识。还有综合药性未列入此篇中，如三品、十剂、药式、药队等综合性药性将在各论中专门讨论，属于药性理论综合应用的范畴，不在该体系讨论。

李钟文　李卫真

—— • 第四章 • ——
药性理论的特点

中药的药性理论是我国历代医家在长期医疗实践中，吸收我国古代各种哲学思想，思维逻辑，以元气论、阴阳五行、脏腑经络学说为指导，根据药物的各种性质及作用于人体所反馈出来的各种生理、病理信息，尤其重要的是药物所表现出来的治疗作用、临床效果，经不断地推测、判断，总结出来的用药规律。临床实践是药性理论形成和发展的决定因素，而药性理论的产生可为临床辨证用药提供理论依据，它是中医药学理论体系中的重要组成部分，是学习、研究、运用中药所必须掌握的基本理论知识。纵观中药药性理论的历史发展过程，受文化、思想、医学发展的影响，其理论也呈现出与此相关的特点，因此了解其理论的特点也是我们学习和研究中药药性理论需掌握的关键，也是区分中药与西药理论不同的关键。

第一节 东方哲学是药性理论的根源

中国是世界上唯一传承下来的古代文明国家。中华民族很早就懂得"致知在格物，物格而后知至"（《大学》）。祖先们善于观察生命现象、社会现象、自然现象，并深入总结生命规律、自然规律、药物规律，继而进一步实践获得更高级、准确的自然科学相对应理论。古代东方哲学认为：元气是天地的根本，是构成人体生命的最基本的物质条件。从老子提出的"天地万物生于有，有生于无"的道家宇宙生成论开始，而后又经《黄帝内经》进一步提出元气的思想，直至两汉时期道家学者们的元气论思想完善。可见，元气不仅在中国哲学史上有着深厚的历史底蕴，还为中医药理论奠定了哲学基础。《难经》言："脉有根本，人有元气，故知不死。"为后世医家研究元气提供了重要的理论基础。另一方面，随着对元气更深入地研究，越来越多的医家发现元气与阴阳、五行学说联系密切，如李德新认为，元气论是作为中医药理论的基础而存在的，阴阳学说、五行学说相当于理论的基本骨架，三者共同阐述生命的历程及疾病的病因、疾病进展的规律，最后总结出疾病诊断治疗的方法。随着医学研究者们对元气理论与知识的不断丰富，"元气阴阳"思想逐渐形成，阴与阳的本质及其与元气之关系进一步明确，从而也确立了阴阳学说在中医药理论的地位。

中医药理论的内容是客观的，属于经验性质，具有可检验性，虽然中医药理论至今仍无法通过实验室全方位检验，但其行之有效，并且通过了千百年实践的检验。其理论体系自成系统，具有自圆其说的逻辑性，其科学性和价值性得到了普遍承认。中医药理论的科学性，其证明靠经验，其证伪也靠经验，这正是中医最大的生命力，也是其在现代医学理论冲击下所面临的挑战。

第二节　中华传统文化是药性理论的依托

中华民族上下五千年的传统文化博大精深，值得后世之人细细琢磨。人类历史上对中药的药效学认识是在生产实践中点点滴滴积累起来的。因此，劳动创造了人类社会，同时也创造了医药。中药的发现和应用，经历了极其漫长的实践过程。这一实践过程，实际上可看作是数以千亿计的中国古人生产活动中进行的用药尝试，药性理论的形成发展历程与中华传统的农耕文化息息相关。

人类从诞生之日起，为了自身的生衍繁息必须主动、积极地探索解除病痛的方法，寻求战胜病魔的药物。所以，如果要追溯中国医药学的起源，就该从中华民族的起源和农耕文化开始。早期的人类过着"巢栖穴窜，毛血是茹"的原始生活。在长期的进化中，人类用嗅觉和味觉鉴别食物的良毒。在不断的生产生活尝试中，人类逐步积累了对植物药、矿物药、动物药的认识。在狩猎及寻找食物的过程中，人类久而久之发现树叶、草茎、泥灰等有止血或加速伤口愈合等效果。《本草经集注》指出人类对药物的认识就是源于日常农耕生活："或田舍试验之法，殊域异识之术……此盖天地间物，莫不为天地间用，触遇则会，非其主对矣。"先人们对中药及其作用规律的认识绝不是被动接受经验教训的过程，而是一个甘冒风险、主动获取知识的过程。这在我国流传甚广的民间传说中可见一斑。

最早被记载的药性理论形成起源——神农尝百草传说，就极具农耕文化特色。神农既是中华民族农耕文化的祖先，也是彰显传统文化精神之典范。西汉淮南王刘安编撰的《淮南子·修务训》记载："古者，民茹草饮水，采树木之实，食蠃蚌之肉，时多疾病毒伤之害，于是神农乃始教民播种五谷，相土地之宜，燥湿肥硗高下，尝百草之滋味、水泉之甘苦，令民知所辟就。当此之时，一日而遇七十毒。"上古神农教民播种五谷、防治疾病。而尝百草的不只有神农，前有伏羲，后有岐伯。远古时期，治病疗疾的人也承担了寻找、辨认药物及了解药物功用的职责，这种勇于自我牺牲的精神，也因此得到人民的拥戴。纵观中国医学史，历代许多杰出医药学家，都有亲自尝药的经历，这些都真实反映了中华民族在劳动生产实践中逐步积累经验并发现药物及其规律的艰苦历程。

第三节　中医基本理论是药性理论的依据

中药的发现和发展，与中医学的形成和发展是互为依存，又互相促进的。中药是中医用以防治疾病的主要手段，而中药的应用又必须以中医基本理论作指导。中药药性理论是以阴阳、脏腑、经络学说为依据，是根据药物的性质及其发挥治疗作用所总结的用药规律。其内容包括四气、五味、归经、升降浮沉、毒性以及功效等[①]。中医基本理论就是药性学的理论基础，与药性学关系密切的中医基本理论主要包括几方面。

一、医学导论方面

医学导论方面也称为医学哲学，是指在中医药学中各个领域都具有指导作用的理论和方法，除上述元气论之外主要有以下三种学说。

（一）阴阳学说

阴阳学说是中国古代最基本的哲学思想，认识世界的基本理论之一。它具有朴素的辩证思想。在中医学理论体系中，它贯穿于各个领域，生理、病理、诊断、治疗等基本理论，都用之说明。药物治疗效用的认识，与上述这些基本理论也息息相关，因

---

① 逄冰，穆兰澄，王涵，等.中药药性的双向及多向性探讨[J].中医杂志，2015，56（13）：1085-1088.

此在药性理论的概括总结中，离不开阴阳学说。不仅有阴阳的药性理论，其他药性，如四气、五味、升降浮沉等都无不具有阴阳的属性。

（二）五行学说

在五行学说形成之初，是具有朴素唯物主义的观点，但到后世则掺杂了许多唯心成分和机械唯物论。在中医学中，五行理论主要用来说明人体生理、病理现象，在诊断、治疗中也常联系到五行生克之说。因此，五行学说也是认识中药作用机制的基本理论之一。在药性理论中虽然没有五行药性，但在探讨其他药性时，常以五行生克之理来加以论述，且不少药性都有其五行属性，如五味、五臭、五气、五色等。尤其在《黄帝内经》中有不少相关药性的论述，都贯穿了五行学说。

（三）天人相应学说

天人相应学说是古代统治阶级用以维持封建统治的哲学理论。从哲学观点看是唯心的。然而在祖国医学理论体系中，用以说明人与自然之间的关系，有其合理的内核。常用它来说明人体生理、病理现象及其与自然环境变化息息相关。药物与人都是自然界的组成部分，药物的某些作用也类似某些自然现象。因此，在讨论药性时，也用天人相应之说，如四气、升降浮沉等药性理论。另外，药性理论采用取象比类的方法来阐明其机制，亦与天人相应学说有关。

二、人体生理病理方面

中药的药性理论是以药物的效用为基础，而药物的效用又通过药物作用于机体，对生理功能和病理现象的变化为人所认识。因此，药性理论的总结也离不开人体生理、病理的基本理论，与药性学关系比较密切的有以下几种。

（一）脏象学说

脏象学说是中医学论述人体生理功能和认识病理现象的基本理论。主要包括五脏、六腑与气血精津液等内容。它们的功能状况如何，对中药效用的发挥关系甚大。它们既是药物作用部位，又是药物功能反应基础。因此各种药性的认识和总结，都不能脱离脏象学说的基本理论，在药性理论中，尤以五味、补泻、归经等理论，与脏象学说关系甚密。

（二）经络学说

经络是机体结构的重要组成部分，为营卫气血周流的通道，同时也是许多疾病传变的途径和辨证论治的依据。它的功能正常与否，对药物作用的发挥也有直接影响。许多药物性能都是通过调整经络的功能来发挥其作用。因此，经络学说也是探讨药性理论的基本理论之一。有些药性理论如归经理论，就建立在经络理论之基础上。

（三）病因学说

病因学说是中医对各种疾病致病因素认识的理论。许多药物的效用都是针对致病因子起作用的，而"六淫"外邪与瘀、痰、食、虫等病因，与药物效用的认识，药性理论的总结，尤其密切。可见病因理论也是中药药性理论依据之一。

除了上述这些基本理论之外，还有其他有关中医理论，如中医的辨证理论、治法理论等对于中药性能认识，药性理论总结也有一定的联系。

第四节　中医临床实践是药性理论总结和发展的基础

中医药性理论最初、最根本的内容：药物能治疗疾病。没有治疗（包括预防、保健）作用，任何药性理论都失去了其存在的价值。治疗作用的认识，绝非来自古圣先贤的超人智慧，正如徐大椿所说"虽圣人亦必试验而后知之"（《神农本草经百种录·菟丝子》）是来自上千年的临床实践积累与总结，这一特性与现代医学理论截然不同。现代医学理论是以解剖生理学、组织胚胎学、生物化学与分子生物学作为基础学科，以还原论观点来研究人体的生理现象与病理现象的过程，并依赖现代科学技术不断做实验研究总结而形成的医学体系。而中医药性理论的形成和发展过程中，吸收了中国古代哲学思想、思维逻辑，是以临床实践作基础，不断增加、积累药性理论内容与用药规律，再反复通过临床实践总结完善。可见，临床实践对于药性理论发展的重要性是任何哲学所不能取代的。由于临床实践经验总是在更新，新的药性理论也将源源不断产生。原有的药性理论被不断修正，药性理论所反映的规律将越来越趋近于客观实际。这一过程中临床实践的能动性最强，是药性理论发展的基础和推动因素。药性理论不可能脱离临床实践而单独存在。因此，学习、研究中药基础理论应该密切注意联系临床实践。

李顺祥　徐菲

—— 第五章 ——
影响药性的因素

中药的药性是指药物与疗效有关的性质和功能，其包括药物治疗效能的物质基础和治疗过程中所体现的作用。中药的药性即药物的偏性，药物的偏性会受到多方因素的影响，直接影响到中药的疗效。在药性概念的发展过程中，中药药性理论的概念曾广泛包含了中药的品种、产地、采集、炮制、剂型、给药途经等内容。本书介绍的药性理论内容主要是指与药物治疗效能直接相关的性质和特点，是药物本身客观存在的内核，如四气、五味、升降浮沉、归经等药性内容。类似人类的基因，决定了各人禀赋或个性的不同。但随着后天自然和人文环境的不同和变化，人的禀赋或个性也会发生变化。而中药的药性也会因为其他的因素（自然因素、人为因素）而发生变化，且这些变化也有着一定的内在规律，因此会导致中药内在药性发生变化的理论内容，应属于影响中药药性的因素。

中药药性的影响因素可细分为中药的品种、产地、采集、炮制、贮藏、配伍、剂量、剂型（给药途径）、患者的生理、病理、环境等。从被动与主动，自然与人为的不同层面看，有些是需研究自然环境对药性药效影响的规律而注意尽量避免，如品种、产地、采集、贮藏等因素，多以药学实践内容为主，药学工作者需关注此类因素对药物性效的影响，以保障临床的用药安全与高效；有些则需依据患者病情的需要，医者人为主动地去改变药物的药性药效，如利用炮制、配伍、剂量与用法、剂型、患者等因素对药物的影响，多以临床实践内容为主，而这类影响因素的正确使用是医者灵活用药的具体体现，也是保证药性药效更好地为临床服务的关键因素。

第一节　自然因素

一、中药基源（原植物、动物和矿物）的影响

中药品种绝大多数是中国自产的，少数为移植或进口的。随着历代本草著作中的中药品种逐渐增加，前代书籍中出现的同名异物、不同品种混用等情况，后世的书籍都会不断地进行更正，因地域或人的认知受限，品种混乱情况仍屡见不鲜。如《神农本草经》虽为经典，但陶弘景发现"草石不分，虫兽无辨"，故"分别科条，区畛物类"，唐《新修本草》序曰："然而时钟鼎峙，闻见阙于殊方；事非金议，诠释拘于独学。"说明其为何要重修陶弘景的《本草经集注》，并指出："谬梁、米之黄白，混荆子之牡、蔓。异繁萎于鸡肠，合由跋于鸢尾。防葵、野狼毒，妄曰同根；钩吻、黄精，引为连类。铅、锡莫辨，橙、柚不分。"宋《图经本草》曰："然而五方物产，风气异宜，名类既多，赝伪难别，以蛇床当蘼芜，以荠乱人参，古人犹且患之……盖自山野之人，随时采获，无复究其所从来，以此为疗，欲其中病，不亦远乎？"直至现今，中药品种的考证、分析、鉴定工作，也尤为重要。例如，现代植物分类学的科学研究发现，目前全国用的贯众等中药，就有来源于20多种不同种属植物；同一中药大青叶，各地用的药材又有不同，有蓼科蓼兰、十字花科松兰、爵床科马兰、马鞭草科大青等，药用部分也有用叶及带叶茎枝的不同；中药金钱草，各地用药有铜钱草、连钱草、过路黄等不同。而且同名异物的现象也很普遍。由于品种不清，其化学成分的含量和药理作用均有差异，其药性药效也是自有差别。

二、中药产地的影响

药材好，药才好。药材的质量与其产地、自然环境都有着密切的关系。自古中药就讲究"道地"之说。中药之中大部分为植物药，且大部分植物对地域具有一定的选择性，各地域的土壤、水质、气候、雨量等自然条件都能影响其生长、开花、结果等一系列生态过程，特别是土壤成分更能影响中药内在成分的质和量，因而"道地药材"成了优质药材重要品牌的概念。《神农本草经》记载的"采造时月、生熟、土地所出、真伪、陈新，并各有法"和《新修本草》曰"离其本土，则质同而效异"，都很强调产地。产地不同，临床疗效不稳定，说明内在的有效物质是有差异的。以人参为例，

《名医别录》曰："人参生上党山谷及辽东。"陶弘景曰："上党在冀州西南，今来者形长而黄……俗乃重百济者……气味薄于上党者。次用高丽者，高丽即是辽东……不及百济，并不及上党者。"《唐本草》曰："人参见用多是高丽、百济者。"苏颂《图经本草》曰："今河东诸州及泰山皆有之，又有河北榷场及闽中来者名新罗人参，俱不及上党者佳。"从历代本草人参产地的记载，足见既有产地变迁的变化，也有论述不同产地的人参药力药性的差别。现代不管野生还是栽种，主以东北为道地。据现代研究证实，长白山的野山参，东北各省与朝鲜、日本的园参，不但含人参总皂苷的量不同，且不同皂苷单体的含量也不一样。又如人参茎叶中皂苷含量在吉林省七个产地所得样品，含量悬殊。不同产地及不同加工方法，人参提取物的得量也不同。

三、中药采集的影响

（一）采集时间

《神农本草经》曰："采造时月、生熟……并各有法。"《新修本草》曰："乖于采摘，乃物是而实非。"不同植物的根、茎、叶、花、果、种子或全草都有一定的生长和成熟期，故采药时间及采收方式则随着中药的品种和入药部位而有不同。中国幅员辽阔，从寒带至亚热带，气候差异很大，故采药时间按照当地习惯因地制宜，但要选择药用植物有效成分含量最高时采收。有效成分的含量随不同生长季节及不同入药部位而异，如人参中的皂苷以八月后含量最高，麻黄中的生物碱秋季含量最高，槐花在花蕾时芦丁含量最高，青蒿中青蒿素的含量以七月中旬至八月中旬花蕾出现前为高峰，应在开花前采收，薄荷在部分植株开始有花蕾时，挥发油含量大。古人采药全凭经验，《本草经集注》序录曰："凡采药时月……其根物以二月、八月采者，谓春初津液始萌，未冲枝叶，势力淳浓故也；至秋枝叶干枯，津液归流于下……"《本草蒙筌》曰："实已熟，味纯；叶采新，力倍。"以臭梧桐的降血压作用为例，在五月开花前采摘的叶，对动物的降压作用强，开花后所采集的叶，降压作用减弱。再以人参为例，季节变化对园参根中的皂苷和糖分含量有显著影响，故采收应在6—9月，而不应在冬季。

（二）采集部位

宋《图经本草》曰："若赤箭，《本经》但着采根，今乃并取茎、苗之类是也。"《汤液本草》曰："大凡药根有上中下，人身半以上，天之阳也，用头；在中焦用身；在身半以下，地之阴也，用梢。"并于当归项下曰："《象》云：和血补血，尾破血，身和血。""《珍》云：头，止血；身，和血；梢，破血。"不同的药用部位所含化学成分的质和量都可能不同，所以其药理作用也不同。曾有人比较研究了各地所产白参、红参的不同部位的人参皂苷含量，发现有较大差异。又如麻黄生物碱的含量，以麻黄茎的髓部含量最高，麻黄节中含量较少，而根中则不含生物碱。

四、中药贮藏的影响

《本草蒙筌》曰："凡药贮藏，宜常提防，倘阴干曝干烘干未尽去湿，则蛀蚀霉垢朽烂，不免为殃。"贮藏不当，会霉烂变质、走油、虫蛀，从而直接影响药性药效。所以要选择适宜的堆放场所，加强仓库管理工作，注意特殊药材的保管（如贵重药材、芳香性及胶类药材等），还要定期检查，防治虫害。古代也有着丰富的贮藏经验，《本草蒙筌》曰："麝香宜蛇皮裹，硼砂共绿豆收。生姜择老砂藏，山药候干灰窖。沉香、真檀香甚烈，包纸须重；茧水、腊雪水至灵，埋阱（通"井"）宜久。"贮藏不当，也可使樟脑、冰片、麝香等含挥发油的药材氧化、分解或自然挥发，即芳香性味降低，而使药效降低。有的药会因存放时间长，活性物质被酶所分解，导致降低药性或增强毒性，如杏仁中的酶水解杏仁苷而释放出氢氰酸，导致不良反应等。只有贮藏得当，才能"分两不致耗轻，抑气味尽得完具。辛烈者免走泄，甘美者无蛀伤。陈者新鲜，润者干燥。用斯主治，何虑不灵"。

第二节　人为因素

一、中药炮制的影响

"凡药制造，贵在适中，不及则功效难求，太过则气味反失。"炮制对药性的影响在《本草蒙筌》中一语中的。现代研究也证实，炮制前后，药材成分的质和量会有所变化，药理作用和临床疗效可因之不同，医者往往需要根据病证的需要，而通过一些方法来改变其部分药性或引导发挥某方面药效的作用，最为常见的手段就是利用中药加工炮制的方法来达到临床用药的目的。《本草蒙筌》指出，酒制升提，姜制发散，入盐走肾而软坚，用醋注肝而住痛，乳制润枯生血，蜜制甘缓益元。因此，中药炮制方法是医者能灵活合理运用药物的重要方法之一。其对各药性方面的影响分述如下。

（一）炮制对中药四气五味的影响

金元医家李杲在《脾胃论·君臣佐使法》所论"凡药之所用皆以气味为主"，"一物之内，气味兼有，一药之中，理性具焉，主对治疗，由是而出"。明末清初李中梓《医宗必读》的"寒热温凉，一匕之谬，覆水难收"之喻，均充分说明了性味在辨证论治上的重要意义。

炮制影响中药的四气五味大致有三种情况：

1. 通过炮制纠正药物的过偏之性　药物的功效是由其性质决定的，通过对药物的炮制，不论从质或量上均可发生不同程度的变化，从而影响其性味与功效。例如甘草，生品性味甘凉，以清热解毒、祛痰止咳为主；炒品缓其凉性，可克服甘凉助满；蜜炙后性变甘温，以补中益气、缓急止痛为主。天南星辛温，善于燥湿化痰，祛风止痉；以胆汁制成胆南星后，则性味转为苦凉，具有清热化痰、熄风定惊等功效，其燥性减低，尤以清化热痰、熄风定惊力为强，从而多用于热痰咳喘、急惊风及癫痫等。大黄生品苦寒，气味重浊，走而不守，直达下焦，泻下作用峻猛，适用于实热便秘，食积痞块；经酒炙后则可缓其苦寒之性，泻下作用减弱，并借酒的升提之性，清上焦实热；熟大黄苦寒之性更缓，以活血通经为主；大黄炭收涩之性增强，以涩血止血为主。麻黄生用，辛散之力较盛，恐伤阴亡阳，制绒或蜜炙后，则可缓和辛散之力。山楂、乌梅酸味较强，恐损齿伤筋，炒黄或炒焦则缓其酸味。苍术性温燥，经加辅料麦麸炒后则可缓其燥性，并可消除发汗作用。栀子苦寒之性甚强，经以辛温的姜汁制后则能降低其苦寒之性味，可克服生栀子苦寒之性，免伤中气，长于清热止呕，可用于烦热呕吐或胃热疼痛呕吐等症。这样对某种药材，用与其性味不同或相反的辅料炮制后，达到所谓的"以热制寒，抑其寒性"或"以寒制热，抑其热性"的目的，这种方法又称之为"反制"。

2. 通过炮制使药物性味增强　例如，以苦寒的胆汁为辅料制黄连，则能增强黄连的苦寒之性味；以辛热的酒制仙茅，则增强仙茅的温肾壮阳之功效；以甘甜的蜂蜜制甘平的甘草，增强其甘温补益心气的作用。这样对某种药材，用与其性味相同或相似的辅料炮制，达到所谓的"以寒制寒，寒者愈寒"或"以热制热，热者愈热"的目的，这种方法又称之为"从制"。

3. 通过炮制改变药物性味以扩大药物用途　例如，地黄，生品甘寒，具有清热凉血、养阴生津功能；制成熟地黄后，则转为甘温之品，具有滋阴补血、益精填髓功能，用于肝肾阴虚，腰膝酸软，骨蒸潮热，盗汗遗精，内热消渴，血虚萎黄，心悸怔忡，月经不调，崩漏下血，眩晕耳鸣，须发早白等。即一者性寒，主清；一者性温，主补。两者用途各异，后者更扩大了用途。芍药，生品赤芍，性味苦寒，具有清热凉血、活血化瘀功能，通过蒸煮制成白芍后，性味酸、微寒，具有养血调经、柔肝止痛、平抑肝阳、敛阴止汗之功，性效完全相反，一者苦泄兼攻，一者酸敛兼补，古人总结为"白收赤散，白补赤泻"。可见不仅扩大了用途，还完全转变为另外一味药物。

（二）炮制对中药升降浮沉的影响

炮制可以改变药物的作用趋向，对中药升降浮沉所产生的影响确实是非常显著的，历代医药学家多有论述，尤其是明代陈嘉谟《本草蒙筌》中所述论点对后世的影响最广："凡药制造，贵在适中……酒制升提，姜制发散。入盐走肾脏，仍使软坚；用醋注肝经，且资住痛。童便制，除劣性降下；米泔制，去燥性和中……"这些虽不是炮制对药物升降浮沉性能影响的全部，但足以说明中药经过炮制是可以改变其趋向性能的。

药物炮制后，可转化其升降浮沉，使药物能更好地适应临床用药需要。例如，有的药物"生升熟降"，生麻黄发汗解表效良，而炙麻黄平喘效佳；莱菔子生用能升能散，善涌吐风痰，炒熟则功专沉下，能下气化痰，消食除胀。有的药物可经加辅料炮制而更明显地影响其升降浮沉，通常酒制则升散作用增强，如大黄、黄连酒制后上行而清上部之热的作用增强；黄柏为清下焦湿热之药，功在沉降，酒制后作用向上，兼能清上焦之热。盐制则下行作用增强，如杜仲、巴戟天、补骨脂盐制后可增强其补肝肾功效；砂仁为行气开胃、化湿醒脾之品，盐制后以降为主，可下行温肾而善治小便频数。

（三）炮制对中药归经的影响

中药炮制的理论根据之一就是以归经理论为指导。特别是采用某些辅料炮制药物时，如醋制入肝经，蜜制入脾经，盐制入肾经等。采用酒、醋、盐、姜、蜜等不同辅料炮制药物，其目的除了能增强或减弱性味外，还可使药物对某经某腑的作用增强或减弱，而更符合临床实际。因为很多中药都可能归几经或几腑，能治疗几个经络或几个脏腑的疾病，临床上为了使药物更准确地针对其主证，作用于主经或主腑，更好地发挥其作用，须通过合理炮制。其次，药物经炮制后，其作用重点也可以发生变化，可对其中某一经络或某一脏腑的作用增强，而对其他经络或脏腑的作用则相对地减弱，促使其功效更加专一，以适应临床用药需要。例如，生姜发散风寒，主入肺；干姜则温脾暖胃，回阳救逆，主入心；煨姜则和中止呕，主入胃；姜炭则长于温经止血，温中散寒，主入脾。可见辛温的姜炮制方法不同，主治不同归经的疾病。续断入肝、肾经，具补肝肾、行血脉、续筋骨之功，生品补肝肾、行血脉为主，经酒炙后则续筋接骨、活血通脉；经盐炙后则主入肾经，主治腰膝酸软、崩漏下血。益智仁入脾、肾经，具温脾止泻、固精缩尿之功，生品以温脾、止泻、摄唾为主，经盐炙后则主入肾经，专用于涩精缩尿。柴胡入肝、胆经，具疏散退热、疏肝、升阳之功，生品升散作用较强，以解表退热为主，经醋炙后则主入肝经，以疏肝止痛为主。知母入肺、胃、肾经，具清肺、凉胃、泻肾火作用，生品苦寒滑利，泻火清热力强，经盐炙后则引药下行，专入肾经，其滋阴降火功效增强。甘草生品以泻火解毒为主，蜜炙后则补益中焦功效增强。山药入脾、肺、肾经，具补脾胃、益肺肾之效，生品以补肾生精、润肺宁嗽为主，经土炒后则以补脾止泻为主，主治脾虚久泻；经麸炒后则以补脾和胃、益肾固精为主，并可避免久服产生滞气的副作用，主治脾虚厌食，梦遗滑精，白带绵下，尿频遗尿。党参入肺、脾经，具补中益气、生津养血之效，生品以益气生津为主，经米炒后则以健脾止泻为主，主治脾虚泄泻；经蜜炙后则其补中益气、润燥作用增强，主治肺气亏虚，中气下陷。淫羊藿入肝、肾经，具补肾壮阳、祛风除湿之功，生品以祛风除湿为主，经羊脂油炙后则其温肾助阳功效增强，主治阳痿早泄，宫冷不孕。怀牛膝入肝、肾经，具补益肝肾、强筋壮骨、逐瘀通经、引血下行之效，生品以活血祛瘀、引血下行为主，经酒炙后可增强其活血通络作用，主治风湿痹痛，经闭腹痛；经盐炙后则补肾强筋骨之功增强，主治肾虚腰痛，淋病尿血，湿热痹痛。

（四）炮制对中药毒性的影响

通过炮制，可以消除或降低药物毒性或副作用，这是中药炮制的重要目的之一。众所周知，炮制对中药毒性的影响古今都非常重视。《神农本草经》序录中专述了药物的"有毒无毒"，在各论又将所载的365种药物，按有毒无毒分为上、中、下三品，上品"无毒"，中品"有毒或无毒"，下品"多毒"，并在有些药物条目下记载了药物炮制去毒方法。《本草经集注》对所载药物逐一标明"有毒"或"无毒"，并对部分有毒药物的炮制做了归纳。例如："凡汤并丸散用天雄、附子、乌头、乌喙、侧子皆燺灰中炮，令微坼，削去黑皮。""凡汤、酒、丸、散、膏中用半夏，皆且完用，热汤洗去上滑，以手挼之，皮释随剥去，更复易汤洗，令滑尽，不尔，戟人咽喉。""凡丸、散用巴豆、杏仁诸有膏腻药，皆先熬黄黑，别捣令如膏。"不少中药经过合理炮制，则可消除毒性，使"有毒"之品变为相对"无毒"之品。

按其炮制所采取的手段及制毒原理，可将其分为四类：

一是加热法。这是历史上最早使用的减毒方法。如附子须"炮","去黑皮"；斑蝥须"糯米中炒，米黄为度"等。这样通过高温处理，部分有毒成分则可遭到分解或破坏，达到减毒或去毒目的。

二是水处理法。这是利用某些有毒成分可溶于水或易被水解的特性，经过多次用水漂洗而减毒；后世还常常加入适当的辅料或配合加热处理以增强其制毒效果。如乌头、附子、半夏、天南星等，均有水浸泡处理等炮制记载。

三是制霜法。此法适用于某些子仁类有毒药物，其毒性成分在油脂部分。通过制霜，压去部分油脂以减毒或去毒。如巴豆、千金子等采用纸包压榨去油制霜以降低其毒力。

四是辅料处理法。此法是应用姜、矾、醋、甘草、皂荚、黑豆、童便等多种辅料，对有毒药物以适宜方法炮制处理，以达减毒或去毒目的。辅料制毒历史悠久，方法多样，并常与加热法、水处理法等相结合应用。如《本草纲目》对芫花以辅料炮制制毒，云："用时以好醋蒸十数沸，去醋，以水浸一宿，晒干用，则减毒也。"

另外，尚可采用净制、水飞等法制毒。如蕲蛇去头，雄黄水飞等。但若对有的含毒药物炮制不当，反能增毒为害。如雄黄火煅则生成砒霜，反使毒性剧增。

研究炮制对中药毒性的影响，对于指导临床安全高效用药，纠正"中药无毒"的模糊认识，更好取药"毒"，攻病"毒"等均有重要的实际意义。特别是在炮制有毒药物时，一定要注意其去毒与存效并重，两者不可偏废，更应根据药物的性质和毒性表现，选用适宜方法正确合理炮制，才能取得预期良效。否则，顾此失彼，则可能造成毒去效失，甚至毒存效失的结果，达不到炮制目的。因此，在中药毒性药性理论的应用上，其关键是"在用者能得肯綮而执其枢机焉"，以实现临床安全高效用药之目的。

二、中药配伍的影响

早在《神农本草经》就有"药有阴阳配合"，并认为"有相须者，有相使者，有相畏者，有相恶者，有相反者，有相杀者。凡此七情，合和视之"。即配伍有七种情况，还提到了配伍七情的用药原则："当用相须相使者良，勿用相恶相反者。若有毒宜制，可用相畏相杀者，不尔勿合用也。"中药配伍的目的主要是增强疗效，降低毒副作用，以及根据病情的需要而配伍他药来扩大用药的范围。因此，相辅相成以达增强药性药效的作用，相反相成以达减少毒性或制约其偏性的作用，相互配合协调功能以获取新的药效。以下从配伍对几个药性方面的影响来分别进一步阐述。

（一）配伍对四气的影响

四气是药物的寒、热、温、凉四种基本药性。在临床用药配伍过程中，大多数相须相使的配伍关系都是利用相似药性的药物配合以增强药效。同具温热性的药物伍用，增强祛寒之力；同具寒凉性的药物伍用，加强清热之功。如《伤寒论》中麻黄汤中的麻黄、桂枝均为温性，共达散寒解表，以治风寒表证；大承气汤中大黄、芒硝均为寒性，共奏峻下热结，荡涤肠胃的功用。而有时也利用寒热相反的药性，相互配伍制约某药性之偏，或改变其性保留其他作用。如《金匮要略》的大黄附子汤中，寒性的大黄与温性的附子、细辛的配伍，制约了大黄的寒凉之性，去除其对病机不符之性，又防进一步损伤胃气，全方以达温阳祛寒，通便止痛之功；麦门冬汤中，性寒凉的麦冬配伍温燥的半夏，可制约半夏的温燥之性，又发挥其降逆化痰之用，治肺热之肺痿而无助热伤阴之弊。这叫"异气同用"，以达"去性存用"之效。

（二）配伍对五味的影响

中药的五味是药物具有补泻散敛方面作用的规律总结理论。临床药物配伍中相似味的合用肯定能增强相同的作用，如味辛的麻黄与桂枝，味甘的人参与黄芪，味苦的黄连与黄芩，味酸的芍药与五味子，味淡的茯苓与猪苓，这些相须为用的药对配伍很常见。而不同的两味合用，则常常相互协调，发挥出特殊的疗效，如辛甘发散、辛甘化阳、辛开苦降、酸甘化阴、甘淡渗利等。《伤寒论》中的芍药甘草汤，味酸之芍药配味甘之甘草，酸甘化阴，起到敛阴养血、缓急止痛的作用；半夏泻心汤中的味辛之半夏与味苦之黄连合用，辛开苦降，加强降逆止呕之功；小青龙汤中味辛之麻黄、细辛、桂枝配伍甘味之甘草，辛甘化阳，甘以缓辛，既缓解辛味峻猛伤阴之性，又助化阳散寒之效，味酸之五味子与芍药，又助方中敛阴缓散之效。可见五味之间的配伍，不仅协同增效，还可以相互协调功能，或补相互之不足，以发挥出特殊的作用。

（三）配伍对升降浮沉的影响

升降浮沉是中药的作用趋向性的药性理论，凡气温热，味辛甘的药物多具升、浮之性，而气寒凉，味酸苦的药物多具沉、降之性。而临床在配伍用药时往往多利用单味药物的升降浮沉之性来调整脏腑的气机，纠正气的升降出入失常，以协调脏腑功能。如《伤寒论》中麻黄汤和麻杏石甘汤中麻黄与杏仁的配伍，麻黄之宣肺止咳与杏仁降气止咳配伍，一宣一降，恢复肺的宣发肃降之功，促使肺气通畅，咳喘自止；小青龙汤中，麻黄、细辛与五味子同用，取麻黄、细辛的宣肺化饮之效，与五味子的敛肺止咳之功，一散一敛，一浮一沉，共助温散寒痰，又兼止咳之效，五味子还能防麻黄、细辛等温散太过耗散肺气，起到相反相成之效。临床上还有大部分的药具有双向性，就更需要通过不同的配伍来发挥其不同的升降浮沉的药性，如菊花，在桑菊饮中配伍同样升浮的桑叶、薄荷、连翘等就具有疏风清热之升浮之功；而如果配伍石决明、钩藤等药，则主要用于平肝潜阳之方中，以平抑肝阳之沉降之效。有些方剂组成中，某些药物有显著的作用趋向，对其他药物也有引导作用，如参苓白术散中的桔梗能载药上行，玉女煎中的牛膝能引药下行等。可见配伍对于升降浮沉的影响，也是既可以相反相成，又可以相辅相成。

（四）配伍对归经的影响

归经是药物对部位选择性的药性理论，即利用药物归经、引经性能配伍用药，合用后可增强方剂选择性作用。有些药物归经有共性，配伍后协同直达病所。如桑叶、菊花，皆归肝、肺经，二药配伍，可治肝经、肺经实热之证；黄连、黄芩，皆归大肠经，两药合用，共奏清大肠湿热、治湿热下痢之证。而有些配伍中，利用一味引经药，能引导他药选择性直达病所，充分发挥药效。如白芷与川芎同用，白芷引川芎入阳明经，治疗阳明头痛；柴胡与黄芩同用，柴胡引黄芩入少阳经，治少阳寒热往来。一味药往往归属多经，其配伍不同的药，在不同的方剂中可以主要发挥归某一经的作用，如青皮同归肝、胆、胃经，治疗乳痈初起的青皮散，与穿山甲、白芷等配伍，便主归肝经；在治疗远近疟疾的青皮饮中，与柴胡、槟榔等药配伍，则主要发挥其归胆经的药性，共同平调少阳。

（五）配伍对毒性的影响

毒性是决定药物安全性的重要药性理论。中药的毒性理论中分广义的毒性（即药物的偏性）和狭义的毒性（即对身体的损害性）。随着中药安全性问题越来越被重视，中药的毒性问题也越来越多地被关注和开展研究，而从古至今，临床上利用配伍减毒是中药减毒最常用的方法之一。因为在临床上只要经过合理的配伍，便可以在一定程度上调整药性的偏性，制约其原本的毒性，对其药性产生一定的影响，七情中的相畏相杀的配伍关系，就是利用配伍来降低毒性的关系。如《伤寒论》中的四逆汤，君药附子是具有毒性之药，除用炮制降低毒性以外，还可通过甘草、干姜的合用降低其毒性，并增强全方回阳救逆、温里散寒固脱之功效。近代研究也证实，甘草中的酸性物质与附子中的生物碱发生沉淀反应，为甘草降低附子毒性的药理机制；干姜的氯仿、石油醚提取物也可明显减少乌头碱等有毒物质煎出量，缓和附子的毒性。又如生姜能杀半夏、南星之毒，能增强半夏止呕的作用；槟榔能减轻常山致吐的副作用，使截疟作用更好地发挥；十枣汤中大枣制约甘遂、芫花、大戟的毒性，以峻下逐水又不至于损伤正气。以上是最常见的相畏相杀之配伍范例，均能体现利用配伍以达到降低毒副作用的目的。但也应注意，有些配伍反而会增加毒性或副作用，如从古至今，医家总结出来的配伍禁忌，"十八反""十九畏"，这些配伍药性相反进而产生有害作用，应避免使用。如半夏与附子相反，现代有研究表明附子配半夏，动物实验显示两药配伍用药后对心脏有明显毒性，对肾脏和肝脏形态学也有影响。临床应用时需对配伍禁忌的药物非常重视，因此配伍时重点考虑药物的毒性问题，做到扬长而避短。

三、中药剂量的影响

剂量是指药物应用于机体能够产生特定生物效应的量，要求是达到最好、最大的疗效和最少的不良反应。中药的剂量是中医依据传统经验为达到一定治疗作用所应用的中药量，虽有单方、复方之分，但为照顾复杂的病情，复方更为多见。而中药的剂量，既指单方中单药的一日用量，也指处方组成中各药的用量，或一日中成药的用量等。中药的剂量除药性药效不同而用量不同外，也受产地、炮制及辨证论治等因素的影响，因此，中药的量效关系非常复杂，也成为研究的难点。但本书仅讨论在不受其他因素的影响下的中药剂量对药性药效的影响因素。

（一）中药的单味剂量对药效的影响

一般而言，中药单味药物的剂量大小决定了其疗效的大小，剂量和疗效成正比例关系。如红花作为活血化瘀药，小量为和血，中量为活血，大量则为破血，可见其药性药效是随着剂量的增加而增强的。有些中药因剂量不同表现为作用不同，如槟榔，小量 10 g 多用于行气利水，大量 60 ~ 120 g 则用于驱杀绦虫；又如蝉蜕 1 ~ 3 g 多用于疏散风热或祛风止痒，而 10 ~ 15 g 则多用于治肝经风热、小儿夜啼。

还有些药物因剂量的不同还会出现相反的作用，如现代研究证实，黄芩小剂量能降压、利尿，而大剂量则能升压、抗利尿；人参小剂量对中枢有兴奋作用，大剂量则抑制中枢，这也可以看作在剂量的变化下发挥了中药的双向调节作用。

（二）中药在复方中的绝对剂量变化对药效的影响

组方在临床应用中更为广泛，而组方中单味中药的剂量变化也决定了方剂的功效变化。如柴胡在补中益气方中多用 3 ~ 6 g，而在逍遥散一类的疏肝解郁方中多用

6 ~ 12 g，而在小柴胡汤等外感解热方中常用到 15 g 以上。又如甘草小剂量 3 ~ 6 g 应用于大多数方剂中主要发挥调和诸药的作用，中剂量 6 ~ 15 g 在方中多用于清热解毒、清肺利咽，大剂量 15 ~ 30 g 在方中多用于解毒和治疗腹痛转筋等；又如任常谕等人通过整理《中医方剂大辞典》的含莪术方剂 274 首，采用归类分析法统计莪术的用药剂量规律，发现其发挥破血功效的汤剂中多为 3 ~ 12 g，发挥行气功效多用丸剂，用量为 15 ~ 30 g，在发挥消积功效的丸剂中用 15 ~ 45 g，在发挥止痛功效的散剂中多为 15 ~ 30 g。由此看出莪术在方中发挥的功效不仅与剂量大小有关，还与剂型有关。

不仅单味药的剂量变化会直接影响方剂作用发挥，整个方剂的总量变化更加对药效有着重要的影响。中医"七方"中有大方和小方，大方是指药味多或药味少而用量大，以治邪气盛须重剂，或治下焦疾病，量重而须顿服的方剂。大方特点是味多或剂重，总量大，临床多主治危重急症，如峻下的大承气汤、解表清里的大青龙汤就属大方。小方是指治疗病势轻浅，或治上焦病证，分量轻，分多次内服，或病无兼证，药少力专。小方特点是味少或剂轻，总量小，临床多用治邪气轻浅而无兼证者。如治疗外感的葱豉汤、轻下热结的小承气汤等。大方、小方体现了古人的"重剂起沉疴""四两拨千斤"的用药剂量原则。

（三）中药在复方中的相对剂量变化对药效的影响

中药在复方中不仅因单味药的绝对剂量发生变化而发挥不同作用或疗效，复方中不同药物之间的相对剂量（或配伍比例）发生变化也会使药效作用不同。最为医家熟悉的就是《伤寒论》中小承气汤、厚朴三物汤、厚朴大黄汤三方，均由大黄、厚朴、枳实 3 味药组成。小承气汤中大黄与枳实、厚朴的剂量比例是 4∶3∶2，大黄用量倍于厚朴，主要用于泻热通便，消痞除满；厚朴三物汤中厚朴与枳实、大黄的比例是 8∶5∶4，厚朴倍于大黄，该方则主要治疗腹满痛而大便秘结；厚朴大黄汤中厚朴与大黄、枳实的比例又变成 5∶6∶3，厚朴与大黄的比例相近，则治支饮胸满，兼有腑实便秘者。又如《金匮要略》枳术汤方与《内外伤辨》枳术丸两方，枳术汤中枳实量大于白术，以消积导滞为主，而枳术丸中白术量倍于枳实，则以健脾和中为主，虽然剂型也有相关，但是剂量之间的配比差异还是显而易见的。足见中药在复方中的相对剂量或配比的变化，对于药效的发挥产生了直接的影响。

（四）中药药性与剂量的关系

临床组方的原则中，不仅仅要注意君臣佐使，在选方用药时，也要考虑药性与剂量的关系，因四气、五味、归经、升降浮沉等药性因素，对确定方中药物的剂量也是有着重要的参考。一般药性辛温，归上焦之经，质地较轻如花、叶、草之品，多用量宜小，一般 1 ~ 10 g 才能在治疗上焦疾病时更好地起到升浮之效，如解表药麻黄、桂枝、薄荷、桑叶、菊花、蝉蜕等，《伤寒论》中的麻黄汤，以 9 g 麻黄为君，以获发汗解表、宣肺平喘之功。而一般药性苦寒、归中下焦之经，质地较重者如矿石、贝壳之品，用量宜大，一般在 15 ~ 30 g，方能更好地起到潜沉之效以达到治中下焦之疾患的功效，如重镇安神、平肝之朱砂、磁石、龙骨、牡蛎、石决明等。《备急千金要方》中的磁朱丸，方中以 60 g 磁石为君，以达重镇安神、滋阴平肝之效。

《周礼·天官》云："医师聚毒药以供医事。"《药治通义》云："凡药皆有毒也。"上古时期对药物的认识就把药物称为"毒"，认为药是以"毒为能也"，药物的"毒性"也就是"偏性"。但现存最早的本草经典《神农本草经》则依据药物的毒性分为上品无毒、中品有毒无毒、下品有毒，则表示本草已经将现代意义的毒性药物区分开来，从古至今也是更加关注现代意义毒性中药的剂量使用问题。但结合药性理论中"毒性"概念的变化和现代中药"效 – 毒"的研究，不管有毒无毒的中药，都不能因无毒而大量滥用，因有毒而因噎废食。真正大毒之药，只要综合各方因素，合理应用，毒药也能起沉疴。如《伤寒论》中的炮附子最大量可以用至 3 枚，如去桂加白术汤、桂枝附子汤、大黄附子汤。仝小林等人实测《伤寒论》中 1 枚附子约 36 g，3 枚折合为现代108 g。反之，无毒之药，因用药不正确反而无效或致害。如郭殿礼报道其临床诊治气虚血瘀型中风，重用黄芪 90 g，3 剂诸证即失，若降低至 30 g，则服药无效。而诊治一湿疹患者，调理 3 个月，病情本已近恢复，因考虑病程近百日，未四诊合参，电话遥诊授方服生黄芪 90 g，拟托毒外出，结果患者湿疹加剧，犯了实实之戒。

如何才能保证"性效与毒性"的合理利用，以达平衡？邸莎等人认为临床上把控中药的用量应综合各种因素，以"效"为先，坚持"以效择量、以毒限量、效毒权衡"的原则，从病、势、证、症、方、药、人等方面出发，对疾病辨证精准，综合考虑配伍、炮制、煎煮、服法，以及患者机体，灵活选择中药的用量，以达"效""毒"之平衡及最佳量效关系。

四、中药剂型和制剂的影响

同一种中药制成不同剂型，由于制药工艺和给药途径不同，往往影响药物的吸收和血药浓度，直接关系到药理作用的强弱。《神农本草经》指出："药性有宜丸者，宜散者，宜水煮者，宜酒渍者，宜膏煎者，亦有一物兼宜者，亦有不可入汤酒者，并随药性，不得违越。"说明古人早已注意到剂型对药效的影响：如枳实或者青皮煎剂口服，未见升高血压记载，但制成注射剂静脉注射，却出现强大的升压作用。

《本草经集注》记载的"合药分剂法则"，对药衡、切制要求、剂型、制药方法，直至用蜡用蜜等，都有一定规定。现代制药要求更高，同一中药或复方，即使剂量相等、剂型相同，但由于各药厂生产制剂的工艺不同，疗效和毒性也往往有所区别。甚至同厂不同批号的产品也不尽相同。为了保证不同批号不同药厂的同名产品有相同的疗效，应当采取一定措施加强质量控制。目前制剂均按《中华人民共和国药典》规定或各省市卫健委批准的药品标准执行，对于指导中成药制剂和统一产品的规格起到良好作用。

第三节　其他客观因素

一、患者机体因素

机体因素也是影响药性药效的重要因素，它包括生理情况、病理状态等。

（一）生理情况的影响

体质、年龄、性别、情志等对药物的作用发挥影响甚大。

中医学很强调禀赋不同对药效的影响，意指遗传因素、身体素质对抗病能力及药物反应，存在较大差异。临床上也存在不同种族或不同个体，对某药的治疗剂量有差别的现象。这种存于种属或种族间的不同，称为种属或种族差异；存在于个体之间的差异，叫作个体差异。

年龄不同对药物的反应也不同。少儿期与老年人对药物的反应与一般成年人有区别。少儿期正在发育阶段，许多器官、系统的发育尚未完善，老年人肝肾功能普遍减退，都会影响药物的体内代谢及排泄功能，故用量应适当减少。中医学认为老年人体虚，对药物的耐受力较弱，故用攻病祛邪药物时宜减量使用；幼儿稚阳之体不能峻补，故小儿不宜用参、茸骤补。

不同性别对药物的反应也有明显差异，妇女一方面因体重差异，一方面由于激素的影响，对某些药物的敏感性颇有不同。如定坤丹、调经丸、乌鸡白凤丸适用于妇科；而催吐药、峻泻药则禁用于孕妇。

情志、精神状态对药物的作用也有影响。所谓喜、怒、忧、思、悲、恐、惊七情对药物作用的发挥，明显有影响。

此外，药物的个体差异，有量的差异和质的差异两种表现。既有药理学上的高敏性、耐受性；也有极个别患者对某种药物发生的过敏反应。如口服人参糖浆、静脉滴注生脉液等，都有过敏反应的报道。

（二）病理状态的影响

病理状态也可以影响药物的作用，例如黄芩、穿心莲等药，对正常体温并无降低作用，只有发热患者用后出现解热作用。又如五苓散在实验中对犬和小鼠不出现利尿作用，但对临床上水肿、小便不利的患者，则具有利尿作用。肝肾患病，功能减弱，可以影响药物体内的代谢过程，往往使药物的作用时间延长。还有人工发热动物模型所筛选出来的具有退热作用的中药，临床用于患者效果不够满意，如穿心莲；也有一些清热药对患者甚效，而实验结果并不一定理想，如白虎汤。这也说明动物模型与人的疾病之间还存在某些差异。

二、环境因素

环境对药物的影响众所周知。例如地理条件、气候寒暖、饮食起居、家庭环境、居住位置，都对人的健康有较大影响。人被环境影响精神不舒时，可直接影响药物的治疗效果。一般在四肢运动时，腹腔内脏的血流量减少，这对一些腹部疾患的恢复是不利的。此外，在肺部有炎症时，如被迫过多劳动，可使炎症向周围组织扩散，病情恶化。

近年根据生物活动表现的昼夜节律，发现体温、肾上腺素、皮质激素分泌等的昼夜波动，常与外界环境的昼夜变化有关。药物作用也常呈现此种昼夜节律，例如附子、乌头，通过测定其所含乌头碱量及参附注射液的急性毒性，证实动物对其敏感性存在昼夜节律。乌头碱的毒性午时（11:00—13:00）最高（66.7%）；戌时（19:00—21:00）最低（13.3%），两组差异显著。参附注射液静脉注射，子时 LD_{50} 值为 9.862 9 mg/kg，午时为 8.308 mg/kg。又如雷公藤的乙酸乙酯提取物是一治疗类风湿关节炎的药物，于 24 小时内按不同时辰，每 4 小时给小鼠分组给药，观察给药后 1 周内的死亡率，发现其毒性具有明显的时辰节律，以中午 12 点给药者死亡率最高，20 点至次晨 8 点给药者死亡率最低。

李卫真

—— • 第六章 • ——

药性理论的整理方法概述

中药的药性理论，讨论的范围甚为广泛，内容十分丰富。古代医药学家探讨和总结药性理论的方法也是多种多样的。除了广泛地应用和紧密地结合中医药基本理论外，还不断吸收和应用了各个历史时期所总结的自然科学和社会科学理论与方法。这些理论和方法多数是具有朴素的唯物论和自发的辩证法的观点的，它们从不同的角度反映了客观事物的本质。因此，应用这些理论和方法来作为探讨药性理论的依据和说理方法，比较切合实际地解释了中药性能的机制。今天我们总结古人研究药物性能的方法，吸取前人的宝贵经验，对于开展中药理论的研究，将会有所裨益。本文特将本草和医学文献中有关研究药性理论的一些常用方法做一简要概括。兹分四大类概述如下。

第一节　药物的理化特性

药物本身具有的各种理化特性，是药物存在的物质基础，同时古人也把它作为认识药物性能的重要依据。古代医家通过观察药物外部特征的方法来探讨药物的内在性能，是具有朴素的唯物主义观点的。综述历代医家对药物理化特性方面的论述和应用情况，可概括为以下五项。

一、五质论

五质，也叫"五材"，古人认为自然界的一切事物，都是由五种基本物质构成的，即金、木、水、火、土。不同的物质有不同的特性，根据这些特性来概括药物的性能，即是以质论性。这种方法与五行的部分理论有相似之处，但也不完全相同。它沿用五行理论的部分理论，但又不是完全应用五行的生克理论来进行推理。五行之说，早在《洪范》中已有概述。《黄帝内经》也有"石药之性悍，芳草之性美"之论，这就是以质论性的一例。后世更据此以解释不同物质属性的药材所具有的不同药性。诸如药物的偏胜之性，升降浮沉、轻重缓急等药物性能，以及多种药物的功效，都应用五质的理论来认识。在药物的分类中，更把它作为自然属性分类方法的依据，如《本草纲目》就是一例。从现代化学的观点看，不同类型的物质具有不同的生理效应，这是人们所公认的。近年更有用微量元素在药物中或人体组织器官中的富集与络合来解释某些药物的性能，也与五质论的观点是相通的。

二、质地论

药物的质地有松紧、轻重、润燥等不同特性，这些不同特性的药物，对于人体的作用也有不同的效应，古人也把它作为认识药性的依据之一。如以药物质地的松紧、轻重，来解释药性的升降浮沉与轻重缓急的性能；以药物质地的润燥枯泽来解释药物的润燥刚柔和升降浮沉等性能。这些都是质地论在药性理论中的具体应用。药物的质地与上面所讲的"五质"有一定的内在联系但也有区别。五质侧重于观察物体的外形，偏重于物质的轻重、松紧；而质地则侧重于物体内部的质量，着重于物体的枯泽润燥。因此，"五质"之中又各有质地轻重润燥的不同特性。

三、五色论

药物所具不同颜色，也是它的物质特征之一。不同颜色的药物作用于人体会产生不同的性效；而且药物颜色的变化，也会导致药物作用的改变。因此，通过药物颜色的观察，把它作为认识药物性能的依据，也有一定的道理。现代化学中也观察到不同颜色的产生，与该物质中某些分子结构价键的连接有密切关系，不同的化学结构具有不同的生物效应，这也是被公认的事实。现代药学中已观察到不同的色素具有不同的生理活性，这些都说明五色之论有其合理的内核，值得进一步探讨。然而古代讨论五色，多以五色的五行属性配入五脏，所以多只用作解释药物的归经与补泻等性能。我们现代研究药物的五色理论，就应该突破五行学说的束缚，结合现代的科学理论与技术方法来加以研究探讨。

四、五味论

各种药物具有不同的滋味，所有药物的味统称为五味。五味也是药物的重要特性，在认识和讨论药性理论中占有非常重要的地位。五味之说，在古代的烹调术及养生术中都有许多论述，也是五行学说中的重要内容。五味的基本理论在药性中的应用非常广泛，《黄帝内经》中有"五入""五走""五伤""五过""五宜"等多方面的论述，都是以五味理论为基础的，而且已经用作概括药性的理论。除五味药性理论直接以五味理论作基础外，其他药性理论，如偏性、气味阴阳、苦欲补泻、升降浮沉、归经等，都把它作为重要依据。因此，把五味理论作为讨论药性的基本方法是有一定的道理的。现代药学认识到不同的味具有不同的化学基础。因此，古人用尝味的方法来概括药物的性能，也是有其科学依据的。现代药学中的"构－效"学说，与中药的五味药性理论也是一脉相通的。因此，五味之说也是很值得探讨的理论。

五、五气论

五气，亦谓之五臭，即香、焦、腥、腐、臊五种不同的气味，主要通过鼻子的嗅觉进行辨别。药物具有的不同气臭，也是它的基本特征之一，不同的气臭，具有不同的性能，并以之作为认识药物性能的依据，也是有其道理的。现代化学认为不同的气味与其化学结构有关，这与中药的"五气"之说也是相应的。现代国外有用不同花的气味来治疗疾病，也与五气之说有一定的联系。然而在《黄帝内经》中，五气也与五味、五色一样大多根据其五行属性把它分属五脏，用其解释其与脏腑生理病理的关系。因此五气之说，亦被蒙上了形而上学的阴影。后世在药物的归经理论中有所论及，其他则甚少应用。又在五味理论中，香气多归入辛味之中论述，腥、臊则多归入咸味，故在五味的药性理论中亦偶尔应用。五气也是有其物质基础的，尤其是对于具有挥发性成分的药物，更有其研究探讨的意义。

第二节 药物的生物特性

在整个药物之中，以生物药品最多，各种生物都有自己的生物特性，如生境、习性、生态等，这些生物特性往往与药物性能有一定联系。故古代医药学家往往把观察到的某些生物特性作为认识药物作用的依据，这些方法也不无道理。观察药物的生物特性，主要有以下三个方面。

一、性理论

性理论即以药物的生物习性之理来论述药物的性能。这种学说，在宋代以至金元之际，最为盛行，明清的医药学家亦多采其说。此说固无定理，亦未有专论，故多用以解释各种特殊药物的效用时用之。它以"物各有性""制而用之"为其通论，然而具体应用之时，又在用者"变而通之"。是谓"有因其性而用者，有因其所胜而制者，有气同则相求者，有气相克则相制者，有气有余而补不足者，有气相感则以意使者"。这里虽然说的是气，实则指性理而言。由于这种方法说理灵活，故许多一般药性理论不能解释的药物，往往求助于此法。古人这种以物性相生相克、相求相感的特性来推测药物性能的方法，虽然比较肤浅，但其中也寓有一定的科学道理。如现代用生物学、仿生学的理论来研究药物的作用，探其源流亦与此理论有其相类之处。

二、形性论

形性论即以生物形态特征来说明药物作用的方法。以形态来探讨药物性能，包括两方面内容。在动物药中，有"以脏补脏"之说，即以动物中的相应器官（包括组织）来治疗人体相同器官的疾病。在植物药中，则除了以器官相用之外，还有以形态类似某些器官而用治某器官的病证。如枝主条达，藤通经络，皮走皮肤之类即属前者；而黑豆类肾而补肾，莲心取心而清心，牛膝似膝而治关节病，狗脊似脊而治脊椎病等则属后一类。这些方法看来有些形而上学的味道，但实际上也与现代仿生药理学、器官药理学有着密切的联系，且与生物全息律的理论也有其内在联系，故也有进一步挖掘整理的必要。

三、生境论

药物生长环境不同，其禀受天地的阴阳之气亦不同，因而其疗疾治病亦有差异。如生高山之药，多主祛风散寒；长深谷阴凉之品，则主清泻实热；水泽卑湿之药，主利水湿；横行山岗脊梁之品能疏通经络；瘦瘠之地，其药性劣；沃土之药，性主补益。诸如此类，皆源本说。古代医药学家，以之解释药性，亦不无道理。这些客观情况，不无规律可探。不同生活习性的药物亦是如此，同属一种药物，其生境不同，功能亦有强弱之异。现代生药学研究表明，由于药物生境的土壤、日照等条件不同，而其所含的有效成分就有较大的差别，这也为古代生境之说提供了有力的依据，同时也说明生境之说值得进一步总结。

第三节　药物存在方式的特性

药物存在于自然界，它的生长必须依照一定的时节，同时还有地域的选择，并有一定的数学模式。药物的这些存在方式，也有一些规律性，这些特性也与药物性能存在一定联系。古人在探讨和总结药性理论时，也注意到这些特性与药性之间存在关系，主要有以下几方面。

一、五方说

药物有东西南北不同的产地及地域分布，也是它的一种特性，不同地域的药物，在性能上也有一定的特点，故陈藏器有"五方之气"论。总体而论，南方之药，辛温多而寒凉少；北方之品，甘温多而辛热少。古代有胡药、海药之称，今天有南药、北药之别。论述药性，亦往往涉及地域，因为不同类别的药物有此差异，所以有"道地药材"之称。古有秦、蜀、荆、吴之称，近有川、广、怀、杭之别。如贝母、山药，全国各地均产，但以川、怀产者质佳。此亦与五方之说有密切联系。然而五方之说颇多受到五行等学说束缚，往往用五行的属性来解释药物性能，这就不免失于机械。现代研究不同地域的药物性能，就应冲破五行等框框，结合现代科学，如根据不同科属植物的地域分布，结合现代植物化学分类等知识来探讨其与药物性能的联系。

二、四时说

一岁之中有四季的不同变化，药物生长于自然界，感受时气不同，其功效也有差异。自然界的生物，多感春温之气而生，得夏热之气而长，遇秋凉之气而收，得冬寒之气而藏。药性的升降浮沉，就是以此为据的。然在药物中，亦有秋生而夏藏者，又是逆其气而生，其药物功效自然有异。药物的药用部位，亦因其采收时间不同而性能有异，有取其生长之时，有取其已成之气，有取其蓄发之势，有取其潜藏之性。如桑叶一药，嫩桑叶取其春生之气以养肝；夏桑叶取其蓄发之势以发散，冬桑叶取其沉藏之性以肃肺气。其他药品，取根用茎，采花用实，功效亦随其采收时间而异。现代也观察到，药物生长时节不同，对于它的药效也有影响。古代认为"非其时则气味有殊"确有其一定的道理。

三、岁气说

药物之生长与采收，不仅受一年四时的影响，而且还受宇宙天地运行的五运六气的影响。古人认为大自然间的气候变化，对宇宙万物以至人类的生命活动都有影响。药物生长于天地之间，其性能亦因其运行规律而有变化。根据五运六气的变化规律来采收药物，即可提高药物的性能。故《黄帝内经》曰："本乎天者，天之气；本乎地者，地之气。谨守气宜，无失病机。司岁备物，则无遗主矣。岁物者，天地之专精也。非司物则气散，质同而异等也。"这里指出必须根据药物治病的主岁之气来采收，则其气势充盛而药效强，否则其功力即差矣。现代认为太阳系各行星的运行也有一定的规律性，这些天体的运行周期，对地球的气候变化也有一定影响，这也必然波及药物的生长变化，进而引起药物性能的差异。对于这些自然界的规律性，也是值得探讨的。

四、象数说

象数学说涉及内容甚广，包括术数、生成禀受、星象等多种学说。由于它们都与数有关，并有着内在联系，故合在一起论述。术数之学，起于秦汉，而引以解释药性，则始于北宋，金元以来，特别是明清医家，多有沿用。论述最多者，当推清代的张隐庵。它的中心思想就是用药物的花瓣、果瓣、种子及生长的时节等项的数目，用所谓"天一生水，地六成之；天二生火，地七成之……"的理论加以演绎推算，再用五运六气，或五行生克之理来解释药性。运用数学的方法来探讨药性，不是毫无道理的。但是古人的术数之说，是否也有可取之处，现代尚缺乏深入探讨，有待今后进一步研究。至于星象之说，则是综合星座的方位与药物的产地等来论述药性的，多为唯心之论，故此文不作详细介绍。

第四节　东方哲学与社会科学

除了上述这些主要方法之外，古人在探讨药性理论时，还常以东方哲学和社会科学的理论和方法来总结和概括药性。

一、东方哲学

在东方哲学方面，主要有以下三个方面。

（一）元气论

东方哲学认为气是构成宇宙世界的根源，而把这种气称之为元气。当然药物也是万物之一部分。有关这方面的论述我们将在各论篇"元气药性"中详述。

（二）阴阳论

阴阳源于元气，最早谓之元阴、元阳。它是推动一切事物发展的动力。一切事物都离不开阴阳的两个方面，药性理论的整理更离不开阴阳理论。有关这些具体内容，将在各论篇"阴阳药性"中详细介绍。

（三）五行论

五行学说是中国哲学特有的一种理论。在中医药界运用最为广泛。诸如在脏象、病因、病机、治则、药性诸方面，得到了广泛的运用。上面所讲到的五质论、五色论、五味论、五气（五臭）论、五方说等都是建立在五行学说的基础之上的。

二、社会科学

在运用社会、人文科学来探讨和整理药性理论方面，这也是中医药性理论的一大特点。如中医的脏象中，"心者，君主之官""肺者，相傅之官""肝者，将军之官"等都把脏腑拟人化。在药性理论的整理中也得到了充分运用，主要有以下四个方面。

（一）君臣佐使论

在《神农本草经》的序言中谓"药有君臣佐使，以相宣摄"。陶弘景谓"合和者，宜用一君、二臣、五佐，又可一君、三臣、九佐也"。这既言了药性，也介绍了制方之法。后世一些本草有在药性中注明其为君、为臣、为佐使者。

（二）上中下三品论

药性的三品论，亦出自《神农本草经》的序言中，谓："上药一百廿种为君……中药一百廿种为臣……下药一百廿五种为佐、使。"这种药性分类一直为后世本草所承袭。直到《本草纲目》才有了革新。

（三）子母兄弟论

《神农本草经》的序言中还有"子母兄弟，根叶华实"之说。有人认为"子母兄弟"为失传的药性，我觉得把"子母兄弟，根叶华实"结合起来就通了，根实就是子母，叶花（枝）就是兄弟。如以桑为例，桑根白皮为母，桑椹为子，桑枝、桑叶为兄弟。又如紫苏，其蔸（根）为母，枝叶为兄弟，其果实为子。

（四）七情合和论

七情合和论亦出自《神农本草经》序言："单行者，有相须者，有相使者，有相畏者，有相恶者，有相反者，有相杀者。凡此七情合和视之。当用相须、相使者良，勿用相恶、相反者。若有毒宜制，可用相畏、相杀者，不尔，勿合用也。"此论本为用药而言，但也是药性理论的重要组成部分。李时珍对此论有一段非常精彩的论述："药有七情，独行者，单方不用辅也。相须者，同类不可离也，如人参、甘草，黄柏、知母之类。相使者，我之佐使也。相恶者，夺我之能也。相畏者，受彼之制也。相反者，两不相合也。相杀者，制彼之毒也。古方多有用相恶、相反者。盖相须、相使同用者，帝道也；相畏、相杀同用者，王道也；相恶、相反同用者，霸道也。有经有权，在用者识悟尔。"其诠释之全面透彻，悟道之深刻，无人可及。

李钟文 李卫真

—— • 第二篇 • ——

各 论

第一篇已就药性理论共性的问题做了概述。本篇将详细地整理和探索各种常用药性。根据第一篇"第三章 药性理论的体系"的基本顺序进行安排。因元气是药性的根本，故把元气药性作为本篇首章；阴阳是药性的纲领，阴阳药性作为本篇次章。以下则是按"阳气类"与"阴味类"各种药性交错编排，分别为四气药性、五味药性、升降浮沉、归经学说、润燥药性、补泻药性、良毒药性、综合药性。其中元气药性、阴阳药性、综合药性，为首次列入药性理论讨论，扩展了药性理论的探索范畴。

第七章

元气药性

在中华文化中，无论是儒家、道家和医家，"气"是一个非常重要的概念。在中国古代哲学中很早就出现了"气"的概念。如《公羊传·隐元年解诂》说："元者，气也，无形以起，有形以分，造起天地，天地之始也。"故《庄子·知北游》有"通天下一气耳"之说。生命只是宇宙元气在相关阶段气化的产物，"元"显然是一种纯思辨的物质模型，细微无形，难以见到它的真实面目，但一切生物都处于它的运动之中。使中医学里的"气"概念处处带有哲学思辨。

第一节　元气药性的概念

中国古代唯物主义哲学家们认为"气"是世界的物质本原。在《中医学基础》中，也认为"气"是构成世界的基本物质。早在春秋初期管仲就在其《管子·枢言》中说道："有气则生，无气则死，生者以其气。"战国末期的《鹖冠子·泰录》谓："天地成于元气，万物成于天地。"这些观点很重要，它对于中医学"气"的理论影响很大。《素问·天元纪大论篇》引《太始天元册》曰："太虚寥廓，肇基化元，万物资始，五运终天，布气真灵，揔统坤元，九星悬朗，七曜周旋，曰阴曰阳，曰柔曰刚，幽显既位，寒暑弛张，生生化化，品物咸章。""气"除了作为一种物质存在以外，还是生命的基始，是万物生机活力的本原。气是世界的本原，是构成宇宙的元初物质，是构成天地万物的最基本元素。《素问·保命全形论篇》云："人以天地之气生，四时之法成。"《难经·八难》云："气者，人之根本也。"《淮南子·原道训》说：

"气者，生之元也。"《类经·摄生类》说："人之有生，全赖此气。"这些论述，都说明气是生命的本原，同时也是食物、药物之源，所以我们把它称之为"元气"。但在本文之论述中多简称为"气"。

气在药性理论中有多层含义，有药物本原之气，有气味阴阳之气，还有四气、升降浮沉（脏腑气机）之气等。本章所论述的气，主要指药物本原之气，更具体地说是药物元气。

气是世界的本原，是构成宇宙的元初物质，是构成天地万物的最基本元素。作为万物之灵的人，也是自然的产物，因此与万物一样，也是由"气"构成的，人体内充满了"气"。另一方面，人体的生命功能，也是靠"气"来维持和推动的。《庄子·知北游》："人之生，气之聚也。聚则为生，散则为死。"人的生死就是"气"运动变化的结果。西汉王充总结了古代哲学中有关人"气"之自然论观点，他在《论衡·论死篇》中说："人禀气于天，各受寿夭之命，以立长短之形。"又说："人之所以生者，精气也。死而精气灭。能为精气者，血脉也。人死血脉竭，竭而精气灭，灭而形体朽。"对人体及其生命功能与"气"的关系以及人体"气"的来源做了较科学全面的论述。食物、药物之所以能奉养人之生命和治疗疾病，也赖其具有独特的"气"。《春秋公羊传·隐公元年解诂》说："元者，气也，无形以起，有形以分，造起天地，天地之始也。"在药性中，它为药性之元始，而且其他药性理论都是从元气药性中衍生出来的，且都与元气有密切联系，所以我们把它称之为元气药性。

元气论与原子论，都是科学家们探讨自然宇宙大科学的原点。现代西方所称的科学是建立在原子论的基础之上，而本章只是首次用元气论的观点和知识来整理和探讨中医药性理论的一个尝试，望以后能够有更多的专家学者继续完善，发扬光大。

第二节　元气药性的历史沿革

元气理论是我国最重要的传统宇宙观之一，其发源早，流传长久，影响广泛而深远。元者，原也，为开始之意。元气，也就是说是万事万物的根源。气是最早出现的一个哲学概念，因此在许多中华文化典籍中都有论述。元气论宇宙观的思想内容，既可以反映出其哲学立场，也可以显示出其思维水平。元气论宇宙观不仅具有比较完整的思想体系，而且渗透到中国古代科学认识的诸多领域，成为中国古代说明和理解各种自然现象的思想工具。《管子·心术上》说："无形则无所抵牾，无所抵牾，故遍流万物而不变。"由于气本无形，其细而无内，大而无外，亦无间隙，故无所不通。有形与无形之状可相互转换，故乍看互不相干的万物可通过"气"的中介而成为互有联系的整体。这样，就构成了一幅形在气中，气在形中，形气交融的宇宙气化全图景，由此导出的就是万事万物一气相牵的有机联系自然景象。这也是元气的整体观与互联观。

元气在许多中医典籍中都有论述，如在《黄帝内经》中，对"气"的本质和特性进行过多方的探讨和论述。如《素问·气交变大论篇》曰"善言气者，必彰于物"；《素问·生气通天论篇》曰"天地之间，六合之内，其气九州、九窍、五藏、十二节，皆通乎天气。……此寿命之本也"。可以说"气"的观念和思想是中华民族文化所共有的。概括起来，认为"气"是一种无形无象、无所不在、充盈宇宙、不断运动、具有生命活力的细微物质。世间万物（包括动物、植物、矿物）都是由连续不断运动着的"气"构成的。《素问·阴阳应象大论篇》曰："阳为气，阴为味。味归形，形归气，气归精，精归化。精食气，形食味，化生精，气生形。味伤形，气伤精，精化为气，气伤于味。"这说明气的有形与无形，有象与无象还是可以通过气化而互相转化的。气是不断运动，至精至微的物质，是构成人体和维持人体生命活动的最基本物质。这种"气"相对于天地之气而言，是人体之气，故又称"人气"。人类只要认识人气的运动变化规律，就能够认识生命的运动规律，故《素问·气交变大论篇》曰："通于人气之变化者，人事也。"血、精、津液等亦为生命的基本物质，但它们皆由气所化生，故称气是构成人体和维持人体生命活动的最基本物质。

对于人类的精神活动早在《黄帝内经》中已有论述，如《素问·天元纪大论篇》曰："人有五脏化五气，以生喜、怒、悲、忧、恐。"明儒吴廷翰在其《古斋漫录》中曰："人之有生，一气而已……气以成性，而内焉则为人之心，外焉则为人之体。体者气之充，而心者气之灵。"这说明人的形体和人的情志、精神都是气的产物。中医学在古代哲学气论的基础上，从生命科学的角度来认识气的本质。如喻昌在《医门法律》中说"人之生死由乎气"，"惟气以成形，气聚则形存，气散则形亡"，也就是说人的形体是由气构成的，而人的精神意识思维活动也是由物质机体产生的一种气的活动。这与刘完素在《素问病机气宜保命集》所说"形者生之舍也，气者生之元也，神者生之制也。形以气充，气耗形病，神依气位，气纳神存"及李东垣在《脾胃论》

中所说"气者，精神之根蒂也"的观点是一致的。

近人陆晋笙在《景景室医稿杂存》中也说："人类伊始，气化之也。两间（指天地）既有人类，先由气化，继而形化，父精母血，子孳孙生。"可见人体是一个不断发生着升降出入的气化作用的机体。人的生长壮老已，健康与疾病，皆本于气，故清人王三尊在《医权初编》中说："人之生死，全赖乎气。气聚则生，气壮则康，气衰则弱，气散则死。"

药物、食物，也是万物之一部分，都是由不同（有形与无形）的"气"构成的。不同的"气"具有不同的药性。这里的"药性"，就是指所有药物的"道"。老子曰："道生一，一生二，二生三，三生万物。"这个"道生一"的"一"就是气。这个"道生一"的气，就是药性之根本。这里的"三生万物"即指世上的所有物品（包含药物）都是由气所衍化而来的，或者与气有着密切联系。

自古有"药食同源"之说，药物与食物也是禀"天地之气生，四时之法成"。故缪仲淳在其《神农本草经疏》中曰："夫药石禀天地偏至之气者也。"所以药性之"气"就是由天地四时运化而生成的。故药物的"气"，就是药性之根本。虽然人与万物都是感天地阴阳之气而生的，但人与万物不同，人得其气之全，而物得其气之偏。人还得其气之"灵"，这又是万物之所不及也。

总之，气是连续性的一般物质存在，充塞于整个宇宙，是构成世界的本原，是世界统一性的物质基础。气是构成万物最基本的物质要素，万物是气可以感知的有形存在形式。气规定万物的本质，气的内涵揭示了气的物质性和普遍性、无限性和永恒性。

第三节　元气药性的作用

中华文化认为以元气为基质的宇宙是一个混元整体，万物均由元气分化而来，即混元整体分化出其内部不可分割、相互联系（或感应）的各个部分。中医学认为，生命体里的元气，由肾精所化，是对人体生长、发育起推动作用的初元物质，提供了新生命演化的第一动力，元气必须与后天水谷之气的补充相结合，方可为生命演化提供物质保障。

在药性理论中，气这个概念，是一个多维的甚至是超维的概念，从不同的维度来认识，有多种不同的含义，概括起来，就其特性而言，气有偏正（偏全）、阴阳、粹戾（良毒）等不同方面；还由于气所处的时候的不同，又有四气（四时正气）、六气（六淫邪气）之分；由于气是在不断地运动的，气还有升降、出入、开阖、聚散、动静、走守、刚柔、缓急等运动形式特点。气在人体内还会产生不断变化，我们称之为气化，气化对调理脏腑气机起着关键作用，而且在疾病治疗中也起着关键性的作用。因此药性的气对机体的气机调节、气机转化作用在药性中是极为重要的。

元气药性虽然有上面多种不同特性，但其最大的特点，是气的运动特性，许多药性都与元气有密切联系，如上面所述的升降、出入、开阖、聚散、动静、走守等药性，都是建立在气之运动的基础之上的。其次是偏正之性，就药性总体而言，就是它的偏性，也称为偏胜之性（其他如阴阳也是偏阴、偏阳；毒性也是偏性的一种）。如张景岳谓："盖气味之正者，谷食之属也，所以养人之正气。气味之偏者，药饵之属是也，所以去人之邪气。其为故也，正以人之为病，病在阴阳偏胜耳。欲救其偏，惟气味之偏者能之，正者不及也。"这里他既说明了"谷食"与"药饵"的基本区别，同时也指出了"以偏救偏"是药物赖以治病的根本所在。缪仲淳在《神农本草经疏》中亦说："药石……然所禀既偏，所至必独。"更说明了药物偏性"所至必独"之特性。石寿棠也在《医原》中说："药未有不偏者，以偏救偏，故名曰药。"但药物与食物又各有不同特性。从上面这些论述，可见药物的偏胜之性，既是各种药物的基本特性，同时也是其他各种药性的基本特性。其实就药食的"偏正"而言，有些食物也会含有"偏性"，有些药物也会含有"正性"，故现代有两百多种"药食两用"的药物。

第四节　元气药性的临床意义

从元气药性的概念来看，它是所有药性的本原，各种药性都与元气有关联。不言而喻，元气药性对于中医临床用药是非常重要的。《素问·生气通天论篇》曰："气之不得无行也，如水之流，如日月之行不休。"《灵枢·脉度》也说："气血冲和，万病不生，一有怫郁，诸病生焉。"《素问·举痛论篇》曰："百病生于气也。怒则气上，喜则气缓，悲则气消，恐则气下，寒则气收，炅则气泄，惊则气乱，劳则气耗，思则气结。"《景岳全书·诸气》曰："凡病之为虚为实，为寒为热，至其病变，莫可名状，欲求其本，则止一气足以尽之。盖气有不调之处，即病本所在之处也。"因此，一切疾病的发生发展都与气的生成和运行失常有关。

元气药性在中医临床实践中，应用很广，概括起来有以下几个方面。

1. 通治百病　素有"气为百病之源""百病皆生于气"之说。所谓"百病"者，即多种疾病之谓也。"气为百病之源"指众多疾病都是因为脏腑气机失调而导致的。

2. 维持机体健康　我们上面说了，气是构成人体和维持人体生命活动的基本物质。机体中赖气的运动和调控以保持人体内新陈代谢。若气的运动停止，则意味着生命的终止。故王三尊在其《医权初编》中曰："人之生死，全赖乎气。气聚则生，气壮则康，气衰则弱，气散则死。"人体之气的生成，源于先天之精所化生的先天之气，水谷精微所化生的后天之气，水谷精微化生的血和精液，也可作为化气之源。精、血、津液必须通过气的运动才能在体内不断地运行流动，以濡养全身，所以气血津液相互关系密切。如果气的运动和调控失和，大而脏腑、经脉，小而精血、津液，都受影响而生病。

3. 广施于外感六淫、内伤情志、劳倦过度等证　对于外感六淫、内伤情志、劳倦过度所致气之活动异常，继而引起脏腑功能紊乱，变生种种病症，出现气之升降出入异常，表现气逆、气陷、气闭、气滞、气虚、气脱等病理变化。所谓"百病生于气"，即强调气机失调，气机逆乱是百病丛生之根源。而清代黄宫绣在其《本草求真·卷九主治下》中，更把气病和气药分成十二类进行总结，谓：气虚宜补，气陷宜升，气塞宜通，气窄宜宽，气滞宜泄，气升宜降，气坚宜破，气散宜敛，气脱宜固，气恶宜辟，气浮宜镇，气急宜缓。列举药物达一百四十余种，总结更加全面。

此外，药物的偏胜之性，在临床上应用广泛。因为中医的治疗对象是人而不是病，其在治疗过程中，是通过药物的偏性来纠正人体的阴阳偏胜。它是以药性的偏性来纠正人体的阴阳偏胜，也就是通过改善人体内的阴阳、脏腑、气血等内环境，以及由外邪干扰所致机体内环境破坏得到修复。

但药物与食物不是可以绝对分得开的，虽然大多数食品和药品是可以区分的，但有些物品既是药品，又是食品，则又当别论。这些药食两用的品种，应该根据它的不同用途来确定。所谓药食两用之品，也可以这样认为，即既有"气味之正"，又有"气味之偏"。对于这种"偏胜之气"，张仲景指出："人体平和，惟须好将养，勿妄服药。药势偏有所助，令人脏气不平，易受外患。"王冰进一步指出："无毒之药，性虽平和，久而多之，则气有所偏胜。"朱丹溪亦说："药则气之偏，可用之暂，而不可用之久。"他们都强调药物这种偏胜之性，只可暂用而不可久用。早在《素问·五常政大论篇》中说："大毒治病，十去其六；常毒治病，十去其七；小毒治病，十去其八；无毒治病，十去其九。谷肉果菜，食养尽之。无使过之，伤其正也。"所以即使无毒之药，性虽平和，但服用多了、久了，也会产生偏胜之性。有关这方面的论述，在《黄帝内经》中还有多处论述，如在《素问·藏气法时论篇》曰："毒药攻邪，五谷为养，五果为助，五畜为益，五菜为充，气味合而服之，以补益精气。"《素问·六元正纪大论篇》曰："大积大聚，其可犯也，衰其大半而止，过者死。"《汉书·艺文志》："有病不治，常得中医。"皆为告诫用药不可太过，而应以食养尽之。此为充分调动人的生命自在，实现其自调、自稳、自统、自生、自化、自和的过程。

由于气有天地→万物→人→脏象经络→气血精津液的不同层次，它们构成了一个气整体，我们把它们称之为元整体。它们的运动形式可为气化气、气化形、形化气、形化形，万事万物都处在气化衍变之中，形成一个真正融会贯通的元整体。在这个整体中，任何一个局部有形、无形的微细变化，都可因一气相牵而引起整体的相关反应，这个整体的本质或基础就是气的变化流衍。因此，元整体具有不可分割性。整体若作分解，失去联系的各部分均不具完整性。只有在天然的，不可分割的状态下才可准确把握事物的完整本质，避免以偏概全的一孔之见。

其次，由于气在人体内是不断地运动的，有升降出入的趋向性，还有开阖、聚散形象性，动静、走守的持续性。气在人体内还会产生不断变化，我们称之为气化，气化对调理脏腑气机起着关键作用，而且在疾病治疗中也起着非常重要的调节作用。因此药性的气与机体的气机、气化在药性中是极为重要的。

关于"气"的阴阳属性特点，即老子的所谓"一生二"中的"二"，就是指"阴阳"而言。关于气的"阴阳属性"的详细内容，将在下面"阴阳药性"中细述。

药性之良毒也属气的偏性范畴。李时珍曰："得气之粹者为良，得气之戾者为毒。"有关于良毒药性，后有专论，这里就不做详述了。此外，气还有天地、清浊、静躁等特性，这些将在以后各章结合相关内容论述。

李钟文

第八章

阴阳药性

在中国古代，"阴阳学说"是建立在"元气理论"基础之上的，是一种朴素的对立统一哲学理论。阴阳学说认为，宇宙间的一切事物都是由既对立又统一的阴阳两个方面组成，而且在不断地运动和相互作用，是一切事物变化的根源。同时也认为阴阳的对立统一是宇宙的总规律。"阴阳学说"阐明了宇宙间一切事物的发生、发展和消亡，都是事物阴阳两个方面不断地运动和相互作用的结果。因而，阴阳学说也就成为认识和掌握自然界规律的一种思维方法。在中医学中，阴阳是一个医学哲学概念，它贯穿在中医的脏象、经络、病因、病机、诊法、治则、药性等各种理论之中。

第一节 阴阳药性的概念

中医学认为人的生命过程，就是元气在体内的阴阳对立统一不断运动的结果。把阴阳学说作为统领中医理、法、方、药诸领域的基本理论。因此在药性理论的认识和总结中，也离不开阴阳学说的思维方法。阴阳药性在药性理论中，包含两个层次的概念。其一，从药性的总体来看，阴阳是所有药性的纲领；其二，单就阴阳与气味结合而言，所谓气味阴阳，这里的阴阳就具有不同的内涵和特性，则又是一种具体的药性理论。

老子说："道生一，一生二，二生三，三生万物。""道生一"这个"一"，就是"气"，就是第一章所说的"元气"；"一生二"这个"二"就是指它的"阴阳"

属性而言，故有些地方也把它称为"元阴""元阳"。对药性理论而言，就是阴阳药性。在阴阳药性中，又有广义与狭义的不同层次。广义的阴阳，是各种药物和各种药性都有阴阳属性，这就是所谓的"药性纲领"，这是阴阳药性的普遍性，本章只能简单介绍；狭义的阴阳，即指药物的气、味属性而言，由所谓"阳为气""阴为味""阳化气""阴成形"等内容组成的药性，后世也称其为"气味阴阳"药性。这是具体的阴阳药性。所以本章主要论述狭义的"阴阳"，故称之为阴阳药性。

第二节　阴阳药性的历史沿革

阴阳的概念，最早见于《周易·系辞上》"一阴一阳谓之道"。这里的道，即指规律。而阴阳者，即为阴阳二气也。"一阴一阳谓之道"，就是阴阳二气相互作用以化生万物。阴阳相互作用，相互影响，这是《易经》最根本的哲学命题，其重大内涵在于指出：阴阳是万事万物运动的元规律。认为事物都有阴阳两个方面、两种力量，相反相成，相互推移，不可偏废，构成事物的本性及其运动的法则。无论自然界与人类社会，都跳不出这个道。

阴阳概念在中医药学中应用非常广泛。把它用来讨论药性，早在《黄帝内经》中，就有许多论述。尤其在《素问·阴阳应象大论篇》中论述比较全面。在此篇大论中第一段中就说"阴阳者，天地之道也，万物之纲纪……阴静阳躁，阳生阴长，阳杀阴藏。阳化气，阴成形……"既概括了所有药性的药性纲领，也谈到阴阳药性的一些具体内容，如阳为气，阴为味，阳化气，阴成形，以及阴阳的天地、水火、静躁、寒热、厚薄、清浊、上下等多方面的内容。还就气、味、形、精等气化问题做了精辟的论述。这些论述，既是中医阴阳学说的纲领和许多具体内容的概括，也是中药阴阳药性的纲领和阴阳药性多方面内容的概括。

在《神农本草经》中，只在其"序例"中论述药物配伍时提到"阴阳配合"，并未把它当成药性加以阐述。陶弘景在撰辑《本草经集注》时，在《神农本草经》的序例中，对多种药性做了注释。但对"阴阳"只做配伍注释。唐代诸家本草，虽然在其他药性方面有过多方探讨，但对阴阳药性却未见有过论述。五代后蜀韩保升在《蜀本草》（重广英公本草）中论述"药类法象"时说："凡天地万物皆有阴阳，大小各有色类，寻究其理并有法象。故毛羽之类，皆生于阳而属于阴；鳞介之类，皆生于阴而属于阳。"已认识到"天地万物，皆有阴阳"，应是后世最早把阴阳引入药性讨论的。

到了金代，张元素在《医学启源》中记有"气味厚薄寒热阴阳升降之图"，把"气味厚薄、阴阳"融入"升降、寒热"之中，并把《素问·阴阳应象大论篇》中的原文配以药物作为注释，而且在其"药类法象"所列各药中，多数都有气味厚薄、阴阳等项的注释。这些内容也被《汤液本草》《本草发挥》等著作所引用，但其注文各有所异。王好古在其《汤液本草》中所录的"东垣先生药类法象"一节中记有"天有阴阳，风寒暑湿燥火，三阴、三阳上奉之。温凉寒热，四气是也，皆象于天。温、热者，天之阳也。凉、寒者，天之阴也。此乃天之阴阳也。地有阴阳，金木水火土，生长化收藏下应之。辛甘淡酸苦咸，五味是也，皆象于地。辛甘淡者，地之阳也。酸苦咸者，地之阴也。此乃地之阴阳也。味之薄者，为阴中之阳，味薄则通，酸、苦、咸、平是也。味之浓者，为阴中之阴，味浓则泄，酸、苦、咸、寒是也。气之浓者，为阳中之阳，气浓则发热，辛、甘、温、热是也。气之薄者，为阳中之阴，气薄则发泄，辛、甘、淡、平、凉、寒是也"（气味"厚薄"的厚改成了气味"浓薄"的浓）。另在其后还列有"标本阴阳论"和"五方之正气味"二题，也论及阴阳药性有关内容，对《黄帝内经》阴阳气味药性做了一个综合概括。这些综合概括可以看作后来综合药性的雏形。

上述"东垣先生药类法象"的内容，也被明代刘文泰的《本草品汇精要》所引用。如在"凡例·三"和"凡例·十六"中全面引用了李东垣的"药类法象"内容。而且在每药的"二十四则"论述中，谓："一曰名，纪别名也；……十一曰气，具厚薄阴阳升降之能也；……"而在各卷药物中"气"项下，都根据气味的厚薄而有"阳也、阴也、阴中之阳也、阳中之阴也"的记述。如在人参［气］项下曰："气味俱轻，阳也，阳中微阴。"

明代陈嘉谟在《本草蒙筌》中，虽然在总论中没有对阴阳药性进行讨论；但在各论的各药，大都有气味厚薄和阴阳药性的记载。李时珍在《本草纲目·序例》中专列了"气味阴阳"一节，除引用《素问·阴阳应象大论篇》有关原文外，还收录了金、元医家对阴阳药性的论述。在清代本草中，基本上没有新的突破。大多与《本草蒙筌》《本草纲目》相类，或在序例中对"阴阳"药性有所论述；或在药物中对"阴阳"药性有所标示。

另外，在历代综合药性的讨论中，也对阴阳药性做了很多的探索。如刘完素在其《素问玄机原病式》的"药性考辨图"中，以及张元素在其《医学启源》的"气味厚薄寒热阴阳升降图"中，尤其明末的贾所学，在其《药品化义》的"辨药八法"中，把阴阳药性放在重要位置加以讨论，在每药的药性考辨中都是首辨阴阳，然后才论述其他药性。

第三节　药性理论纲领

阴阳药性，在《素问·阴阳应象大论篇》中，开宗明义地说："黄帝曰：阴阳者，天地之道也。万物之纲纪，变化之父母，生杀之本始，神明之府也。治病必求于本。"这段话的意思就是说：阴阳是宇宙之中的根本规律。它又是一切事物的本原，是万物发展、变化的起源，又是一切事物发生、结束的根本，它是宇宙万物变化极其神秘玄妙的根基。治病都必须遵循阴阳这个根本法则。这段经文，我们可以从三个方面来理解。

第一，从开头到"神明之府也"结束，为第一段，这是阴阳哲学的纲领；

第二，从开头到"治病必求于本"，为第二段，就是中医的阴阳学说；

第三，如果我们把"天地之道也"理解为"药性之道也"；"万物之纲纪"理解为"万药之纲纪"。这样就成了我们阴阳药性的纲领。

所以《素问·阴阳应象大论篇》论述的这段经文，不仅是中国哲学阴阳理论的纲领，也是中医阴阳学说的纲领，还是中医药性理论的纲领。

在《素问·阴阳应象大论篇》中接着说："阳为气，阴为味。……味厚者为阴，薄为阴之阳。气厚者为阳，薄为阳之阴。"这里将阴阳与气、味药性结合起来，进一步论述了阴阳药性的层次，而且在气、味下面还可分阴阳，如"气味，辛甘发散为阳，酸苦涌泄为阴"。这里虽然标名为"气味"，实际是论述五味。在《素问·阴阳应象大论篇》中，在讨论阴阳药性时还涉及天地、水火、上下、清浊、静躁等特性或药性。可见阴阳药性是一种多层次、多维度的带有综合性的药性理论。而且其他各种药性和各种药物都有阴阳属性和药性。如四气药性，温热为阳，寒凉为阴；升降浮沉药性，升浮为阳，沉降为阴；等等。

依此，可见阴阳药性在药性理论中是何等的重要，所以阴阳药性可以作为各种药性理论的最高纲领。

第四节 阴阳药性的内容

对于阴阳药性理论，过去未曾做过总结探讨。我们这里将其内容总结为两大主要方面：一为阴阳药性的属性和特点，二为阴阳药性的具体作用与相关内容。

一、阴阳药性的属性和特点

我们从阴阳药性的沿革中可以看到，对于阴阳药性论述比较全面的，首推《素问·阴阳应象大论篇》。为了便于讨论，下面先把《素问·阴阳应象大论篇》中有关阴阳药性的内容摘录整理如下：

"故积阳为天，积阴为地。阴静阳躁，阳生阴长，阳杀阴藏。阳化气，阴成形。"

"故清阳为天，浊阴为地；地气上为云，天气下为雨，雨出地气，云出天气。"

"水为阴，火为阳。阳为气，阴为味。"

"故清阳出上窍，浊阴出下窍；清阳发腠理，浊阴走五脏；清阳实四支，浊阴归六腑。"

"阴味出下窍，阳气出上窍。味厚者为阴，薄为阴之阳。气厚者为阳，薄为阳之阴。味厚则泄，薄则通。气薄则发泄，厚则发热。"

"气味，辛甘发散为阳，酸苦涌泄为阴。"

这些原文分别论述了阴阳药性的各种属性和功能。下面把这些原文按阴阳属性分析归纳如下：

阳的特点：阳为气（清阳为天）；气厚者为阳，薄为阳之阴；阳化气；运动的；功能的，向外的，上升的，火为阳，温热的；现代所谓明亮的，兴奋的，具有这些特性的药物都属阳性药。在药性中属于温热性、升浮性、躁动性、味辛甘淡者都属阳性药。

阴的特点：阴为味（浊阴为地）；味厚者为阴，薄为阴之阳；阴成形；静止的；物质的，向内的，下降的，水为阴，寒冷的；现代所谓晦暗的，抑制的，具有这些特点的药物都是阴性药。在药性中属于寒凉性、沉降性、滋润性、味酸苦咸者都属于阴性药。

二、阴阳药性的具体作用及相关内容

《黄帝内经》通过天地、阴阳特性的分析，气味厚薄不同作用的探讨，论述了药物、饮食在体内的运行和作用。将以上内容作为药性来理解，主要论述了以下几个方面：

（一）阴阳药性以气味学说为基原

阳化气，阴成形。阳为气，阴为味。火为阳，主躁；水为阴，主静。这些概念论述了阴阳药性的主体或核心。同时也是"气味学说"与四气、五味药性的基原。它们是既对立又统一的一对药性，故李时珍把它统称之为"气味阴阳"。

（二）气味厚薄之阴阳相互交杂

通过阴阳气味厚薄的不同，"气厚者为阳""薄为阳之阴""味厚者为阴""薄为阳之阴"进一步论述了阴阳的药性作用。这些内容也被金元医家作为升降浮沉药性的重要依据。这里进一步说明了阴中有阳，阳中有阴，阴阳是相互交杂的。而且还有"气味，辛甘发散为阳，酸苦涌泄为阴"。更进一步把"味"下面的"五味"又分成了阴阳。"四气"下面也一样，温热为阳，寒凉为阴。

（三）阴阳气味的运动状态

通过阴阳的"清阳出上窍，浊阴出下窍；清阳实四支，浊阴归六腑"，论述了"阴阳气味"气机在身体内外运动之状态。其中也概括了阴阳药性的部分作用。

（四）阴阳药性的相互转化作用

在"阳为气，阴为味"之后，有"味归形，形归气，气归精，精归化。精食气，形食味，化生精，气生形。味伤形，气伤精，精化为气，气伤于味"这样一段论述，进一步说明气与味在机体中是可以相互依存、相互转化的，但也可以相互伤害。进一步论述了药、食在体内的气化作用（代谢过程）。这是中医气化学说的最经典的论述。这里还应特别指出的一点，是"阳化气，阴成形"的作用不能简单理解为阳可以化为气，阴可以生成为形。还应该理解为阳可以把成形的东西通过气化把它化解；无形的阳可以通过阳的气化把它转化成有形的阴。这就是所谓"化生精，气生形"。

综合以上阴阳气味的论述，可见阴阳药性是一种既对立又统一的药性，同时又是一种多层次、多角度的综合性的理论体系。它既是统摄各种药性的纲领，同时各种药性又具有不同的阴阳属性，以及各阴阳药性的运动状态和体内的相互转化作用。所以我们把阴阳作为药性理论的纲领，是理所当然的。

第五节　阴阳药性的临床意义

"一阴一阳谓之道，偏阴偏阳谓之疾。"人体要维持正常的生命活动，有赖于体内阴阳保持相对的平衡协调。人体的生命活动是以物质为基础的，没有阴精就无以产生阳气，而没有阳气的功能活动，就无以化生阴精而成形。一阴一阳相互配合，相互协调，维持相对平衡，人体生命活动就正常而有规律，机体就不会发生疾病。如在机体内阴阳失调，相对的平衡关系被打破，出现阴阳偏盛偏衰，此时，生命活动的规律出现紊乱，机体就会发生疾病。故养生者，重在保持阴阳平衡。所谓"阴平阳秘，精神乃治"。可见保持机体的阴阳平衡是健康之本。

在人的机体中，如果阴阳出现偏差，就会产生疾病。如阳气偏胜或阳邪内侵，致使体内阳气偏盛而阴气偏衰，发为阳热病证；阴气偏胜或阴邪内侵，则可致体内阴气偏盛而阳气偏衰，出现阴寒病证。而且在机体的上下、左右、前后的位置，脏腑、经络不同器官，精、血、津、液的不同变异，以及病邪性质、气候环境的变化等各个方面，都会出现阴阳的偏盛偏衰，从而导致疾病的产生。故治病之道，首先应该在于调整阴阳。

在中医临床的辨证论治中，有"八纲辨证""脏腑辨证""六经辨证""三焦辨证""卫气营血辨证"多种辨证方法，但总以"八纲辨证"为诸法之首。在"八纲辨证"中，虽然有阴阳、寒热、虚实、表里之列，但阴阳又为其他六纲之首，故称其为八纲之总纲，而且其他六纲，又各有阴阳之属性。在药性理论中，虽然有阴阳、四气、五味、升降、归经、补泻、润燥等多种药性的总结，但又以阴阳为其总纲，而且其他药性又都具有阴阳属性。在《素问·阴阳应象大论篇》中指出"阴阳者，天地之道也……治病必求于本"，也就是说阴阳是药性之"道"（根本规律），地位很高，又是所有药性理论的纲领，所以意义重大。而且指出"治病必求于本"（这里这个"本"即指阴阳药性）。其后还进一步指出"审其阴阳，以别柔刚，阳病治阴，阴病治阳"的基本原则。因此，准确掌握阴阳药性的应用特别重要。尤其是阴阳药性为其他药性之纲领，这对于全面了解和应用其他药性理论也具有重要意义。

　　阴阳药性在临床上的应用，主要用来调理机体的阴阳失衡，用于治疗阴阳失调的病证，包括阴证、阳证，以及阴阳同病和阴阳错杂之证。一般的阴阳病证，很少有单纯的阴证、阳证，往往通过脏腑、经络等功能失调表现出来。而且脏腑、经络还有气血、虚实、表里之分。所以阴阳药性通常通过和其他药性结合，通过综合其他药性才能准确应用。临床上主要以阴阳来辨证者，多属危重病证，如亡阴、亡阳，或阴阳离决所致的阴阳厥逆之证。这就必须用以重剂回阳救逆、益气滋阴之品，以挽救垂危之生命。

　　"阳化气，阴成形"是阴阳药性的一大特点。它认为阳主气化，阴主构成形体。"阳化气"即阳气温煦，具有推动机体功能的作用；"阴成形"就是阴气柔静，能促使体质的健壮。人体就是在阴阳的这种相反相成的运动作用下，共同维持体内推陈致新的代谢功能，但临床上往往由于阳不化气而导致阴气成形的病证，故当以温阳之类的药物为主，如一些肿瘤患者。

　　一般来说，阴阳药性在大的原则上，比较容易掌握，但由于阴阳药性还有不同层次之分。最高是总纲；其次是气味；再次是四气分寒凉与温热；五味又有辛甘淡与酸苦咸；其他还有升降、补泻、润燥等。这些都又有阴阳之分。为了适应复杂病情的需要，这些不同层次的阴阳药性，往往交错应用，这就须临证详审。

李钟文

第九章

四气药性

四气是药性理论的最重要组成部分，是说明药物作用的主要理论依据。中医学认为，病证寒热从本质而言是因人体阴阳偏盛、偏衰所导致。对四气药性的认知，以中医八纲辨证为理论依据，主要建立在药物作用于人体的反应和对病证改善的基础之上。

第一节　四气药性的概念

中药的四气，是认识最早的药性理论之一，在先秦文献中已有不少药性寒热的论述，并一直受到医药学家的高度重视。

一、四气的含义

四气，是指药物的寒、热、温、凉四种不同药性，亦称为四性。四气反映了药物对人体阴阳盛衰、寒热变化方面的影响，是说明药物作用性质的重要概念之一。陶弘景指出：药物"其甘苦之味可略，有毒无毒易知，惟冷热须明"。李中梓更强调："寒热温凉，一匕之谬，覆水难收。"因此，在药性理论中，四气居于首要地位，对指导临床用药意义尤为重要。

二、四气的划分

四气中，温次于热，实为同一类药性；凉次于寒，又实为另一类药性。因此，四气可以划分为温热与寒凉两类药性；温热属阳，寒凉属阴。为了进一步区分药物的寒热程度，本草著作中对于一些药物，还有大热、大寒、微温、微寒等描述，这是对药物四气程度不同的进一步区分。一般认为，微寒是凉，大温是热。另外，还有一些药物对人体的寒热病理变化没有明显的影响，自古以来，将其称为平性。长期以来，存在"平不入性"的观点，即所谓平性，是针对有些药物，寒热偏胜之气不很显著，性质和平而言，但实质上仍有略偏于温或略偏于凉的不同，未超出四性的范围，故虽有平性之名，却不独成一气，仍以四气来概括药性。例如：桔梗性平，然其有利咽、排脓功效，可用于咽喉肿痛、肺痈等证，说明其性平偏凉；冬虫夏草性平，然其有补阳功效，可用于阳虚证，说明其性平偏温。鉴于此，四气从本质而言，实际上是寒热二性。历代本草著作中的平性药物，占所载药物总数的五分之一到三分之一。

第二节　四气药性的历史沿革

"四气"一词，在汉代《黄帝内经》中已经出现，《黄帝内经·素问》第二篇名为"四气调神大论篇"。然此处的"四气"，是指春温、夏热、秋凉、冬寒的四时气候，此篇具体阐述了顺从四时气候变化的摄生法则。药物在中医养生保健、防病治病中发挥最主要的作用。在药物的发现和应用实践中，逐步认识了药物的作用性质，并逐渐形成了四气药性理论。

一、四气理论的起源与形成

对药物性质的认识，是与发现药物同步的。晋代干宝的《搜神记》有"神农以赭鞭鞭百草，尽知其平、毒、寒、温之性"的记载。此言除毒性外，其他都是与四气有关的药性。可见，在认识药物之初期，就对药性有了认识。西汉时期《史记·扁鹊仓公列传》曰："药石者，有阴阳水火之齐，故中热，即为阴石柔剂治之；中寒，即为阳石刚剂治之。"此言药剂有"阴阳水火"、柔剂、刚剂的不同属性。阴、柔治热，阳、刚治寒。把药剂按治寒、治热分为对立的两类。西汉时期《汉书·艺文志》谓："经方者，本草石之寒温，量疾病之浅深，假药味之滋，因气感之宜，辨五苦六辛，致水火之齐，以通闭解结，反之于平。"可以看出，药之寒温在当时已是组方遣药考虑的主要因素。这些实为药物"四气"理论诞生的实践基础。《黄帝内经》虽不是药物学专著，但其中对阴阳、气、味、治则等的认识，对四气理论的形成产生了很大的影响。例如《素问·阴阳应象大论篇》指出："阳为气，阴为味……阳化气，阴成形。"对气与味的阴、阳属性进行了分类；并阐明阳为功能活动，阴为物质基础，为药物气味理论的诞生、药物性质的分类提供了依据。而《素问·至真要大论篇》之"寒者热之，热者寒之""治寒以热，治热以寒，而方士不能废绳墨而更其道也""热因热用，寒因寒用""反佐以取之，所谓寒热温凉，反从其病也"。这里的热与寒显然指明了是药物的寒热之性，为四气理论的诞生起到了良好的指导作用。最早提出药物四气概念的，当推《神农本草经》（以下简称《本经》），其序例言："药有酸咸甘苦辛五味，又有寒热温凉四气。"并提出了"疗寒以热药，疗热以寒药"的用药法则。药物四气理论由此发端。

四气理论的形成，与中医学天人相应的思想有不可分割的关系。正如明代李中梓《医宗必读》所云："四时者，春温、夏热、秋凉、冬寒而已，药性之温者，于时为春，所以生万物者也；药性之热者，于时为夏，所以长万物者也；药性之凉者，于时为秋，所以肃万物者也；药性之寒者，于时为冬，所以杀万物者也。"明代缪希雍还认为，微寒、大热、平、大寒等药性也是受天人相应思想的影响。其所著《神农本草经疏》谓："凡言微寒者，禀春之气以生；言大热者，感长夏之气以生；言平者，感秋之气以生，平即凉也；言大寒者，感冬之气以生。此物之气，得乎天者也。"这些论述阐明了药物四气禀受于天，是根据一年四季有春温、夏热、秋凉、冬寒的气象特征加以概括出来的。

二、四气理论的发展

药物四气理论源于《黄帝内经》，成于《本经》，此后不断发展。《本经》序例虽言药"有寒热温凉四气"，但在收载的具体药物中，却是寒、微寒、平、微温、温、大热六类药，并无凉性药。汉代《名医别录》对《本经》未标明四性属性的药物予以补充记述，并新增大寒、大温药性。南朝时期陶弘景著《本草经集注》，用朱点、墨点、无点分别标示药物的热、冷、平三性，并把药物之性详细地分成大寒、寒、微寒、平、微温、温、大温、大热等八类，形成了药性分类的基本框架。唐代陈藏器《本草拾遗》提出了药物性能的"十剂"理论，"诸药有宣、通、补、泄、轻、重、滑、涩、燥、湿，此十种者，是药之大体"，记载"萱草根，凉，无毒"；"腊雪，味甘，冷，无毒"。首次将四气理论所列的"凉"性落实到具体药物之下；并用冷表述寒凉药性。五代《日华子本草》各药下大量记载凉性药，并出现了用"暖"描述药性。由此可见，隋唐五代时期，对药物四气的认识趋向于多元与细化。

至北宋，四气理论在指导临床用药中已经居于主导地位，《太平惠民和剂局方》指出："药分三品七情，性有温平冷热，凡于行用，不得差殊，庶欲立方，便须凭据，疗之合理，病无不痊。"北宋时期寇宗奭对"四气"一词提出异议，主张将"四气"改成"四性"。其在所著《本草衍义》中详言："序例：药有酸、咸、甘、苦、辛五味，寒、热、温、凉四气。今详之：凡称气者，即是香臭之气；其寒、热、温、凉，则是药之性……论其四气，则是香、臭、臊、腥，故不可以寒、热、温、凉配之……其序例中气字，恐后世误书，当改为性字，则于义方允。"明代李时珍对寇氏"四性"说的观点是："寇氏言寒、热、温、凉是性，香、臭、腥、臊是气，其说与《礼记》文合。但自《素问》以来，只以气味言，卒难改易，姑从旧尔。""四性"说既出，诸多圣贤并不赞同，如元代王好古《汤液本草》对四气的表述全用"气寒""气热"之类，但寇氏对药物"气"与"性"的含义的探讨与界定，仍产生了较大的影响。自此以后，"四性"变成"四气"的另一称谓流传至今。在现代，"四气"与"四性"并存并用，都是指药物固有的寒热温凉属性。

自宋开始，对四气理论的阐发与演绎非常活跃，扩大到药物的气嗅、体性形质、性效呼应、法象药理等方面，探讨药理风气盛行，四气理论得到蓬勃发展。宋代赵佶《圣济经》云："物有气臭，有性味。"将"气"看作是鼻嗅的"气味"，把标识药物性能的"气味"改为"性味"。《圣济经》卷之九专设"药理篇"，篇中提出了"天之所赋，不离阴阳，形色自然，皆有法象"的思想，并谓："空青法木，色青而主肝；丹砂法火，色赤而主心；云母法金，色白而主肺；磁石法水，色黑而主肾；黄石脂法土，色黄而主脾。触类长之，莫不有自然之理。""蝉吸风，用以治风；虻饮血，用以治血；鼠善穿，以消腹满。"这种阐释药理的方式，被金元和明清医药家广泛效仿沿用。如金元时期李东垣《药类法象》谓"温、凉、寒、热，四气是也。温、热者，天之阳也。凉、寒者，天之阴也"。清代张志聪《本草崇原》论橘皮："橘实形圆色黄，臭香肉甘，脾之果也。其皮气味苦辛，性主温散，筋膜似络脉，皮形若肌肉，宗眼如毛孔，乃从脾脉之大络而外出于肌肉毛孔之药也。"

法象药理作为探究药物作用和药效机制的一种理论模式，在本草学发展的历史进程中一度丰富和发展了药性理论，有些见解沿用至今。但其中简单、机械、实用主义的推理方式，有时难以自圆其说，也给药性理论产生了消极影响，因此，一直未能成为药性理论的主流。宋代陈无择拓展了药性的范围，《三因极一病证方论》云："在药则有收敛、干焦、甜缓、敛涩、滋滑者，百药之性也。"金元时期，已经充分认识到药物的气与味的重要性。元代王好古《汤液本草》指出："凡药之所用者，皆以气味为主。"诸医家在论述药物药性各项时，开始将气味列于首位，为后世本草著作以气味为首的药性描述体例开创了先河。

明清时期，众医家充分继承前人经验和理论，对药物四气进行更深入地研讨。明代官修《本草品汇精要》按"二十四则"详述各药，其中有"性""气""臭"三则。性即《本经》所言之"四气"，采用"寒、热、温、凉、收、散、缓、坚、软"的分类方法对药物四性属性进行标注；"气"指金元医家演绎之后的"四气"，有厚、薄、阴、阳、升、降等分类；"臭"即"气臭"，有腥、膻、香、臭、朽等，乃可嗅之气。明末时期贾所学《药品化义》为阐释药理，根据"书有字母，诗有等韵，乐有音律"提出"药母"说，创辨药八法。每述一药，先按体、色、气、味、形、性、能、力"八法"辨识，然后再详析其主治、禁忌。其中与"四气"相关的是"气"与"性"。"气"指气臭，嗅觉之气；"性"即药性，包括寒、热、温、凉、清、浊、平。清代徐大椿则认为药性乃药效机制，其在《神农本草经百种录》丹砂中指出：药物"入口则知其味，入腹则知其性"。清代石寿棠《医原》谓："草木虽微，其气味有阴阳之分，体质有刚柔之别……古人论药性，多言气味，少言体质。盖以地之刚柔，即天之阴阳所化，言阴阳而刚柔即在其中。"阐述四性中已包含有刚柔缓散等药物体质。这些从药物四气属性的分类、形成原理、起效机制、描述形式等方面对四气理论的深化研究，极大地丰富了四气理论的内容，使四气最终形成了比较完善的理论体系。

第三节　四气药性的理论依据

药物四气的确定，是药物临床应用经验的总结和概括；同时，与生活实践经验也有一定的关系。

一、确定四气的主要依据

药物的寒热温凉之性，是在长期的医疗实践中，通过药物对机体作用所得到的各种反应逐步认识的。关于药物四气的确定，汉代《素问·至真要大论篇》指出："所谓寒热温凉，反从其病也。"清代徐大椿《神农本草经百种录》明言："入腹则知其性。"充分说明四气的确定，是在患者服药以后，以中医寒热辨证为基础，从药物对所治疾病的病因、病性或症状寒热性质的影响中得以认识的。也就是说，四气药性是以用药反应为依据，病证寒热为基准而确定。

由于药物的寒热温凉之性，是与所治疾病的寒热性质相对而言。因此，能够减轻或消除热证的药物，一般属于寒性或凉性；如金银花、连翘对于咽喉肿痛、痈疮肿毒等热证有清热解毒作用，表明这两种药物具有寒凉之性。反之，能够减轻或消除寒证的药物，一般属于温性或热性，如桂枝、肉桂对于寒凝血瘀之妇女月经不调、痛经、闭经等寒证有温经通脉作用，表明这两种药物具有温热之性。

二、确定四气的其他依据

除了从病证的寒热确定药物的四性外，前人还从多个方面认识药物四性。比如：食姜后口舌会感觉到发热而定其性温，服薄荷后口腔会产生寒凉的感觉而定其性凉。这是根据口尝后身体的感觉确定四性。宋代《本草衍义》言樱桃："此果在三月末四月初间熟，得正阳之气，先诸果熟，故性热。"这是从药物的生长特点分析确定四性；又谓腊雪水："大寒水也。"这是从药物形成的季节特点确定四性。明代《本草纲目》论乳汁："人乳无定性。其人平和，饮食冲淡，其乳必平；其人暴躁，饮酒食辛，或有火病，其乳必热。"这是从来源确定四性。

明代《本草集要》认为龙脑性温热，其理由是："世人误以为寒，不知其辛散之性，似乎凉尔。诸香皆属阳，岂有香之至者性反寒乎？"这是根据嗅觉之气判定四性。明代《神农本草经疏》曰："蚯蚓，得土中阴水之气，故其味咸寒无毒。"根据蚯蚓多生于水湿之地而断其为寒性，这是通过生长环境确定四性。清代汪昂《本草备要》谓丹砂"体阳性阴"，并解释云："色赤属火，性反凉者，离中虚有阴也。"这是以药物"体用"来认定药性。另外，陶弘景论葱"白冷青热"，这是以药材的颜色定寒热。明代缪希雍《神农本草经疏·原本药性气味生成指归》言"气之毒者必热"；

清代尤在泾《医学读书记》云"燥性多热"；这些是根据药性的毒性、燥性定寒热。尚有依据阴阳属性划分的理论，把对脏腑功能活动能产生促进、增强、兴奋等作用的药物定为温热性，产生抑制、减弱等作用的药物定为寒凉性。如大枣能促进脾胃运化功能、蛤蚧能补肾壮阳，皆为温性；代赭石、磁石均能抑制肝阳的亢奋而有平肝潜阳之效，皆为寒性。此外，斑蝥、大蒜等少数药物定其性温，是因为它们外用可引起皮肤发红、灼热。这是以不良反应确定四性。

第四节　四气的作用

四气反映药物作用对人体寒热变化的影响，在寒证、热证中发挥明显的作用。

一、四气与功效的关系

药物四气与药物功效是共性与个性、抽象与具体的关系，二者不是一个认识层次上的内容。功效是药物具体的防病治病作用，而药性是抽象的药物作用特性，并不代表具体作用。离开了具体的药物和功效，四气就很难具有确定的意义。正如清代徐大椿《医学源流论》指出："同一热药，而附子之热，与干姜之热，迥乎不同；同一寒药，而石膏之寒，与黄连之寒，迥乎不同，一或误用，祸害立至。盖古人用药之法，并不专取其寒热温凉补泻之性也。"其次，药性寒热是从药物对机体阴阳盛衰、寒热变化的影响这一特定角度概括出来的药物作用性质，它只反映药物作用性质的一个侧面，而不概括药物作用的所有方面。而药物的功效，可以从作用性质、作用范围、作用部位、作用趋势、作用强度等方面来认识。因此，四气不能取代具体功效。临床用药之时，既要深明药性寒热，更要准确掌握各药的具体功效。

二、四气的作用

一般而言，寒凉性药具有清热泻火、凉血解毒、滋阴降火等功效，适用于各种热证；温热性药具有温里散寒、补火助阳、温经通络、回阳救逆等功效，适用于各种寒证。平性药寒热性质不明显，大多数作用平和，因此临床应用广泛，既适用于非寒非热病证，也常配伍用于各种寒热病证。

第五节　四气药性的临床意义

《素问·至真要大论篇》谓："寒者热之，热者寒之。"《神农本草经》谓："疗寒以热药，疗热以寒药。"阐明了药性寒热与治则的关系。根据治则，掌握四气理论可以指导临床正确合理用药，主要体现在以下方面：

一、治疗寒热病证

治寒性病证用温热药，治热性病证用寒凉药。如治阳衰阴盛之寒厥证，宜投性热的附子、干姜；治温热病气分实热证，宜投性寒的石膏、知母。同时，还可以根据病证寒热程度的差别选择相应药物。比如：治亡阳欲脱，宜选大热之附子；治中寒腹痛，可投温性之高良姜。治风热感冒轻证，用性微寒之桑叶、菊花解表；如风热感冒发热较重，可用性寒之金银花、连翘疏风退热；若入里化热，邪热壅肺，出现咳逆气喘，则用大寒之石膏清泻肺热。

二、治疗寒热错杂证

寒热错杂证则寒热药并用，并可根据寒热的孰轻孰重，决定寒热药的孰多孰少。例如：治寒热错杂之心下痞证，既用温热之半夏、干姜以温中消痞，又用寒凉之黄芩、黄连以泻热除痞，寒热平调消除痞满。再如：治外感风寒湿邪，兼有内热，此时寒多热少，当以温性之羌活、防风、细辛、白芷、川芎、苍术祛风散寒祛湿为主，寒凉之地黄、黄芩清解内热为辅。

三、治疗真寒假热证或真热假寒证

真寒假热证当治以热药，真热假寒证当治以寒药。当出现阴盛格阳证或者阳盛格阴证时，为防止格拒，可以采用"反佐"的配伍方式，即用热药治寒病，少加寒药；用寒药治热病，少加热药，顺其病气，以避免患者服药后可能出现呕吐等不适现象。例如：治疗少阴病阴盛格阳证，在重用热性药附子、干姜破阴回阳的同时，加入寒性的猪胆汁同服以防止格拒。正如叶天士《景岳全书发挥·论治篇》所言："若热极用寒药逆治，则格拒而反甚，故少加热药为引导，使无格拒，直入病所；用热药治寒病，少加寒药，以顺病气而无格拒，使之同气相求。"

四、寒热并用，提高疗效

对于某些病证，选择两种有某些相同或相似功用、但寒热药性相反的药物配伍，既佐制其中一药的药性之偏，又增强疗效，发挥相反相成作用，这种应用也被称为"去性存用"。例如：治肝火犯胃之呕吐吞酸，重用性大寒之黄连泻肝清胃、降逆止呕，少佐性热之吴茱萸疏肝和胃，配伍后止呕之效增强，且吴茱萸佐制黄连之寒，使泻火而无凉遏之弊。丹波元坚《药治通义·攻补寒热同用》谓："又有病但寒但热而寒热并行者……是其药一取其性，一取其用，性用相藉，自作一种方剂矣。"即指此而言。另外，对于寒热之象俱不明显之证，有时亦可寒温药并用，使复方的整体药性趋于平和。

五、趋利避害，安全用药

掌握四气理论可以指导临床用药时遵循三因制宜的原则，用寒远寒、用热远热，避免不良反应。例如：寒凉药有伤阳助寒之弊，温热药则有伤阴助火之害。临床用药时应据此考虑患者体质、季节、地域特点，注意用药禁忌，素体偏寒者、寒冷冬季、高寒地区宜慎用寒凉药，素体热盛者、炎热夏季、温热地区宜慎用温热药，以确保用药有效安全。

六、顺势而为，养生防病

《灵枢·本神》与《素问·四气调神大论篇》分别提出了"必顺四时而适寒暑""春夏养阳，秋冬养阴"的养生之道。四气理论是根据一年四季有春温、夏热、秋凉、冬寒的气象特征加以概括出来的，因此，四气理论在顺应四时气候养生方面具有非常积极的实际意义。根据春生、夏长、秋收、冬藏的季节特点，采取顺应四时的用药方法，可以预防疾病，保障健康。正如《本草纲目·四时用药例》所言："故春月宜加辛温之药，薄荷、荆芥之类，以顺春升之气；夏月宜加辛热之药，香薷、生姜之类，以顺夏浮之气……秋月宜加酸温之药，芍药、乌梅之类，以顺秋降之气；冬月宜加苦寒之药，黄芩、知母之类，以顺冬沉之气，所谓顺时气而养天和也。"

第六节 气性的几点探讨

药物四气理论起源于汉代《本经》，两千多年来，历代前贤对四气理论进行了广泛、深入的探讨，丰富和发展了四气理论。

一、关于药性分类的几种学说

四气理论的形成与发展，深受相应历史时期人文社会科学和自然科学学术思想的影响。东汉《本经·序例》首言"药有……寒热温凉四气"，很大程度上是采用"援物比类"的方法，将自然界寒热温凉四季气候的变化与药物的性质和作用相联系，形成药物"四气"学说。同时，受"一分为二"的古代哲学思想影响，以阴阳为纲，将四气分为寒凉与温热两类。寒与凉属阴，温与热属阳，并将药物总分为寒热二类，将"疗寒以热药，疗热以寒药"作为治疗总则。但《本经》在每药条下标注四气内容时，无凉性药，却记载了131种平性药。唐代《唐六典·尚药奉御》要求用药时"必辨其五味、三性、七情，然后为和剂之节"。并自注云："三性，谓寒、温、平。"率先提出"三性"说。然而，因受崇古遵经世风的影响，此说未受到足够重视。其实，此前的《本草经集注》"以朱点为热，墨点为冷，无点为平"来区分药性，可以证明陶弘景倾向于药分三性。由于中药平性客观存在，无论从理论上讲，还是从用药实际中考察，将药性按照寒、热、平三分，更能令人信服。

当代雷载权、张廷模主编的《中华临床中药学》赞同"三性"说，并从逻辑学角度给予论证。其认为：从分类的逻辑来看，凉为寒之渐，寒包括凉；温为热之渐，热包括温；其间只有程度之差异，并无属性之区别。由此可见，"四性"的分类方法，不符合"子项不相容"的科学分类原则，导致了子项（寒与凉，热与温）相互包容，层次混乱。从这个角度而言，"三性"说更科学。不过，从发展的眼光来看，可以这样认识和理解，从寒、热、温、凉"四气"说到寒、热、平"三性"说，是对"四气"学说的继承和完善，较之"四气"说之二分法更为合理。

北宋时期寇宗奭提出将"四气"改称"四性"，虽不被众贤认同，但其将寒热冷暖之四时之气，药食的厚薄之气与精微物质之气，以及人体嗅觉器官感知的香臭之气，与药物的性能之气加以区分，不无道理，故"四气"说与"四性"说自此并存并用。明代李时珍在《本草纲目·草部》明言"五气焉，香、臭、燥、腥、膻；……

五性焉，寒、热、温、凉、平"，将"气"与"性"再次区分，并十分明确地将"平"纳入药性的内容，提出"五性"说，亦得到后世认可。

二、"四气"与"四性"含义的探讨

"四气"与"四性"虽然都是阐述药物寒热偏性的名词术语，但是，不论是从历史发展的角度还是在今天的时代背景来看，"气"与"性"的含义都有很多差异。药物的寒热温凉之性称为"四气"，是中医学天人相应思想在药物认识上的体现。《说文解字》对"气"字的解释是："云气也，象形。凡气之属皆从气。"由此可见，气的本义是天上的云朵，并延伸到形状像云的事物。在古代哲学中，气指存在于宇宙之中的不断运动且无形可见的极细微物质，是宇宙万物的共同构成本原；气的外延是指一切物质或精神现象。中医学思想理论的形成，深受古代哲学思想的影响。因此，气在中医学中有多种含义。《素问·宝命全形论篇》言"人以天地之气生""天地合气，命之曰人"，此处的气是构成人体的物质。《素问·上古天真论篇》曰："恬淡虚无，真气从之，精神内守，病安从来？"此处的气是人的生命之气。《素问·五常政大论篇》谓："气始而生化，气散而有形，气布而繁育，气终而象变，其致一也。"此处的气是指生命之气的运动变化。《素问·六节藏象论篇》云："天食人以五气，地食人以五味……五味入口，藏于肠胃，味有所藏，以养五气，气和而生，津液相成，神乃自生。"此处的"气"，第一个是指臊气、焦气、香气、腥气、腐气等食物之气，第二个是指肝、心、脾、肺、肾五脏之气。《素问·经脉别论篇》说："食气入胃，散精于肝，淫气于筋。"此处的"气"，前者指饮食物，后者指无形而运动的极精微物质。《素问·举痛论篇》则云："百病生于气也。怒则气上，喜则气缓，悲则气消，恐则气下，寒则气收，炅则气泄，惊则气乱，劳则气耗，思则气结。九气不同，何病之生。"此处的气是指情志之气，乃致病邪气。《素问·评热病论篇》指出："邪之所凑，其气必虚。"此处的气是指人的正气，防病抗病之气，即现代所说的抵抗力与免疫力。《素问·阴阳应象大论篇》云："形不足者，温之以气。"此处的气是指治则治法。所以，中医学对"气"的认识涵盖了生命系统的各个方面，包含了物质与功能、作用与属性、生理与病理、状态与现象、抽象与具体等多角度的见解。

气的含义的丰富性在对药物的认识历史进程中也得到了充分的反映。《本经》明言"药有……寒热温凉四气"，此处的"气"有"性"之义。宋代《圣济经》云：

"物有气臭，有性味。"将"气"解释为鼻的嗅觉气味。宋代《本草衍义》直言："凡称气者，即是香臭之气；其寒、热、温、凉，则是药之性……序例中气字，恐后世误书，当改为性字，则于义方允。"再次明确"气"是鼻嗅的实际气味，并对"四气"提出异议，创"四性"说。总览《本经》，其序例也有"药性"一词，乃谓："药性有宜丸者，宜散者，宜水煮者，宜酒渍者，宜膏煎者，亦有一物兼宜者。亦有不可入汤酒者。并随药性，不得违越。"显然，此处的药性，是指药物的自然本性。《说文解字》对"性"字的解释是："性，人之阳气，性善者也。"可见，"性"字的本义是人的本质属性，《本经》将其延伸为药物的本质属性。由此不难推断，《本经》的药物四气之"气"，除了指药性外，还有其他含义。结合其后的"疗寒以热药，疗热以寒药。饮食不消，以吐下药。鬼疰蛊毒，以毒药。痈肿疮瘤，以疮药。风湿以风湿药。各随其所宜"。表明四气之"气"还有效用的含义。日本的森立之《本草经考注·序录》中对寇氏之"四性"说反驳道："凡药物五味之外别有此四气，气即是性也，与香臭腥臊之气不相涉。而寇氏以香臭之气为之解，而谓《神农本草经》气字恐后世误书，当改为'性'字，妄断不足据也。"由此可见，药物四气之"气"，古往今来，有药性、性效、药食之精微物质、香臭腥臊之气等含义。

综合对"气""性"概念的探讨可以得知：二者的含义与范畴均有不同，四气是一个总括性的概念，其内容涵盖了四性。需要指出的是：本草文献中的"性"有时并不单指四气。如《圣济经》云："寒热温凉，收散缓急，同谓之性。"《本草品汇精要》言："性分寒、热、温、凉、收、散、缓、坚、软也。"这种对"性"的认识，包含了对药物作用、药材性状的认知，已经超出了四气的范畴。

三、平性药性探讨

自《神农本草经》提出药物性质"四气"理论以来，虽有"三性"说、"五性"说之观点，由于受遵经思想的影响，药性的分类至今一直沿用四分法。古往今来，虽"平不入性"思想占主流，但是从前面对四气沿革的探讨可以发现，在发现药物的早期，已经认识了平性药性。金元以降，对平性药性和平性药的探讨一直没有停歇。例如：金代张元素《医学启源·用药备旨》指出："湿化成，中央戊土，其本气平，兼温、凉、寒、热。"此解释平性是兼有寒凉温热性质的一种药性。明代缪希雍《神农本草经疏》却云："言平者，感秋之气以生，平即凉也。"认为平性就是凉的药性。而明代卢之颐《本草乘雅半偈》（白薇条项）曰："平则不上不下，敦土德化，御所不胜也。"明代李中梓《医宗必读》云"不寒不热，和平为贵"（龙眼条项）。皆认为没有寒热偏性的药性就是平性。日本的丹波元坚《药治通义》则言："平则序例（《神农本草经》）不言，岂平即四气中最缓和者乎。"认为寒热温凉之性不明显，作用不峻猛的药性即是平性。这种观点既包括了对平性作为药性含义的解释，又包括了对平性功效的认识。清代徐大椿《神农本草经百种录》中指出"中和之性，无偏杂之害"（藕实茎条），并言平性药"凡病皆可，无所禁忌"。这种观点既认为平性无寒热偏性，又认为平性药作用广泛，无毒副作用。

归纳上述见解，平性的含义包括了药性的含义与效用的含义。从药性而言，包括兼有寒凉温热之性、与凉性同义、无寒热偏性、性质平和的药性四个方面；从效用而言，包括作用缓和、适用于各种病证、无不良作用三个方面。

由国家中医药管理局、《中华本草》编委会编纂的当代本草巨著《中华本草》对平性含义的解释亦认为平性是寒热偏性不显著，但仍在四性范围内。其直言"平性居四气之中，是气之最和缓者，但严格言之，仍有偏寒、偏热的差别，所以通常仍称'四气'"，然又指出平性的特点是"药性和缓，非寒非热"。

邓家刚主编的《中药平性药药性研究》肯定平性药性的独立存在，将平性药的药性特点概括为"体平用偏"，认为平性药的药性是一种特殊药性，其本体药性属"平"，是两种极性相反的药性共同存在于一种药体中，在没有外部条件作用下，其呈现的是一种中和平衡的状态（本体药性——平），而在适当的条件影响下，原来处于中和平衡状态的两种偏性就会依不同的内环境条件显示出不同的药物偏性，从而表达出其治病的效应来（效应药性——偏）。并指出平性药的作用特点是双向适用、条件显性。

现今使用的各版《中药学》教材，对平性的认识不尽一致。人民卫生出版社"十三五"规划教材，唐德才、吴庆光主编的《中药学》（第3版）坚持认为：平性药"是其寒热偏性不明显，称其性平是相对而言的，仍未超出四性的范围。故四性从本质而言，实际上是寒热二性"。中国中医药出版社"十三五"规划教材，钟赣生主编的《中药学》（新世纪第四版）则两种观点兼收兼言："四性以外还有一类平性药，它是指药性的寒热界限不很明显、药性平和、作用和缓的一类药……平性能否入性，医家见解不同。有的主张'平应入性'……无论文献记载，还是临床实践，均显示平性是客观存在的，'平'应入性。然而也有不少医家认为虽称平性，但实际也有偏温偏凉的不同……所以平性仍未超出四性的范围，是相对而言的，它不是绝对的平性，因此仍称四气（四性）而不称五气（五性）。"人民卫生出版社"十三五"规划教材，王建、张冰主编的《临床中药学》（第2版）明确肯定了平性药性的独立性。在"四气"一节专列出"平性"项予以阐释：平性"指药物对机体寒热变化影响不明显，既不改善寒热证或症，也不加重寒热证或症，即认为药性不偏寒热，称平性。因其介于寒、热之间，故有寒热平'三性'说。在常用中药中，平性药占有一定数量"。

由此可见，四气理论发展至今，当代持"四性"说、"五性"说、"三性"说之观点者兼而有之，与当初"平不入性"思想占主流不同的是，"平应入性"有逐步成为业内共识的趋势。

诚然，不论是从平性药的数量众多，还是从临床应用的广泛性来看，平性确为独立于四性之外的一类药性。四性从本质而言，实际上应是寒热平三性。

四、药性记载分歧探讨

药物的寒热之性，是前人经过长期的临床实践观察总结出来的，在阅读历代不同时期或同一时期的不同本草著作中，不难发现，各种本草著作对一些药物药性的记述不尽一致，或者是一物二气、一物多气。例如：人参，《神农本草经》记载"微寒"，《本草经集注》记载"微寒、微温"，《珍珠囊药性赋》将其归入平性药，《药性通考》指出"生，甘苦，微凉；熟，甘温"。丹参，《神农本草经》《本草经集注》均记载"微寒"，《药品化义》记载"性凉"，《药性通考》言其"气平而降"。雄黄，《神农本草经》记载"平寒"，《本草经集注》记载"平、寒、大温"。针对这种现象，元代王好古指出："有一药一气或二气者。热者多，寒者少，寒不为之寒；寒者多，热者少，热不为之热。或寒热各半而成温，或温多而成热，或凉多而成寒，不可一途而取也。又或寒热各半，昼服之，则从热之属而升；夜服之，则从寒之属而降。至于晴日则从热，阴雨则从寒，所从求类，变化犹不一也。"出现这种现象，是因为对药物药性的判定，是一定历史时期、一定认识水平上的产物，在无客观定量标准的条件下，尤其是以复方使用的情况下，要得出完全一致的结论，是几乎不可能的。

由于药物药性的记述不一致，一物二气、一物多气情况的客观存在，四气具有相对性的观点由此而生。这种观点认为：同一味药物的寒性或热性并非一成不变，在一定条件影响下可以发生变化。换句话说，药物存在寒热（或凉温）双向性。不过，虽然这种药性认识分歧现象难以避免，但可以尽量减少，或大类趋同。通常认为：味有相兼，气无重叠，在药物的品种来源、加工炮制、给药剂量、给药时间、给药方法、给药途径、配伍应用等因素确定的条件下，药物的气应是单一的、准确的，即一药一气。气的单一性有利于遵循治则，提高临床用药的准确性，因此确定一药一气是非常必要的。

秦华珍

参考文献

[1] 干宝．搜神记 [M]．北京：中华书局，1979.

[2] 王冰，编．高保衡，林亿，校正．素问 [M]//诚成企业集团（中国）有限公司，海南文化科技发展有限公司．传世藏书•子库•医部 1. 海口：海南国际新闻出版中心，1995：1.

[3] 孙星衍，孙冯翼，辑．神农本草经 [M]．北京：科学技术出版社，1996.

[4] 陶弘景．本草经集注 [M]．尚志均，尚元胜，辑．北京：人民卫生出版社，1994.

[5] 寇宗奭．本草衍义 [M]．颜正华，常章富，黄幼群，点校．北京：人民卫生出版社，1990.

[6] 李时珍．本草纲目（上、下册）[M]．北京：人民卫生出版社，1982.

[7] 徐大椿．神农本草经百种录 [M]．北京：人民卫生出版社，1956.

[8] 石寿棠．医原 [M]//诚成企业集团（中国）有限公司，海南文化科技发展有限公司．传世藏书•子库•医部 4. 海口：海南国际新闻出版中心，1995：7131.

[9] 任春荣．缪希雍医学全书：神农本草经疏 [M]．北京：中国中医药出版社，1999.

[10] 柴剑虹，李肇翔．中国古典名著百部：说文解字 [M]．北京：九州出版社，2001.

[11] 李东垣．珍珠囊补遗药性赋 [M]．上海：上海科学技术出版社，1986.

[12] 陈师文，裴宗元．太平惠民和剂局方 [M]//诚成企业集团（中国）有限公司，

海南文化科技发展有限公司．传世藏书·子库·医部 3．海口：海南国际新闻出版中心，1995：4061.

[13] 张元素．医学启源 [M] // 诚成企业集团（中国）有限公司，海南文化科技发展有限公司．传世藏书·子库·医部 5．海口：海南国际新闻出版中心，1995：7635.

[14] 李中梓．医宗必读 [M] // 诚成企业集团（中国）有限公司，海南文化科技发展有限公司．传世藏书·子库·医部 6．海口：海南国际新闻出版中心，1995：9173.

[15] 王好古．汤液本草 [M] // 诚成企业集团（中国）有限公司，海南文化科技发展有限公司．传世藏书·子库·医部 2．海口：海南国际新闻出版中心，1995：1903.

[16] 徐大椿．医学源流论 [M] // 诚成企业集团（中国）有限公司，海南文化科技发展有限公司．传世藏书·子库·医部 4．海口：海南国际新闻出版中心，1995：7091.

[17] 高晓山．中药药性论 [M]．北京：人民卫生出版社，1992.

[18] 国家中医药管理局，《中华本草》编委会．中华本草 [M]．上海：上海科学技术出版社，1999.

[19] 雷载权，张廷模．中华临床中药学（上、下卷）[M]．北京：人民卫生出版社，1998.

[20] 邓家刚．中药平性药药性研究 [M]．北京：中国中医药出版社，2012.

[21] 唐德才，吴庆光．中药学 [M].3 版．北京：人民卫生出版社，2016.

[22] 钟赣生．中药学 [M]．新世纪第四版．北京：中国中医药出版社，2016.

[23] 王建，张冰．临床中药学 [M].2 版．北京：人民卫生出版社，2016.

[24] 汤尔群，黄玉燕．《黄帝内经》药性理论浅析 [J]．江西中医学院学报，2011，23（6）：17-19.

[25] 丛素环．《内经》气味理论研究 [D]．济南：山东中医药大学，2011.

[26] 刘悦．药性起源与"四气"药理说嬗变的医史学研究 [D]．北京：中国中医科学院，2011.

[27] 杜鹃．金元医家药性理论文献研究 [D]．济南：山东中医药大学，2012.

[28] 徐宁．浅析《内经》中的四气 [J]．四川中医，2009，27（8）：49-50.

[29] 张廷模，王建．浅析中药药性"一药二气"说 [J]．时珍国医国药，

2005, 16（11）：1153-1154.

[30] 史成和. 中药法象药理学说浅述 [J]. 浙江中医药大学学报, 2007, 31（6）：680-681, 701

[31] 刘毅, 王允, 唐坤. 中药四气理论的特性研究 [J]. 现代医药卫生, 2006, 22（15）：2362-2363.

[32] 康欢. 中药四气理论形成与发展的文献研究 [D]. 沈阳：辽宁中医药大学, 2008.

[33] 徐宁. 中国古代哲学精气概念与中医学精气概念之研究 [D]. 济南：山东中医药大学, 2008.

[34] 沈连生. 中药四性的探讨（二）：部分药物存在着寒热（或凉温）双向性问题 [J]. 中成药研究, 1981（5）：40-42.

[35] 沈连生. 中药四性的探讨（三）："寒则热之, 热则寒之"主要针对复方群药而言 [J]. 中成药研究, 1982（1）：37-38.

[36] 王春燕, 王鹏, 王振国. 中药四性理论的渊源及沿革 [J]. 浙江中医药大学学报, 2009, 33（1）：8-10.

[37] 王鹏, 王振国. 中药四性理论形成发展源流述要 [J]. 山东中医药大学学报, 2010, 34（1）：5-7.

[38] 张廷模, 王建. 中药药性"三性"说新论 [J]. 成都中医药大学学报, 2006, 29（4）：1-2.

[39] 孙玉东. 中药药性理论沿革 [J]. 中国民族民间医药, 2010, 19（20）：20.

[40] 詹向红. 气的内涵与外延探析 [J]. 中医药学刊, 2002, 20（5）：645, 651.

[41] 蔡玉明, 蔡彦, 陈创荣. 探源论"气" [J]. 中华中医药学刊, 2007, 25（3）：589-591.

[42] 刘鹏. 中国古代本草的性与效 [J]. 中医杂志, 2017, 58（17）：1447-1449, 1461.

[43] 刘珊, 王永春, 王加锋, 等. 中药的气与性之辨 [J]. 中国现代中药, 2017, 19（7）：1037-1039.

——●—— 第十章 ——●——

五味药性

五味药性，是最早的药性理论之一，是中药的重要基本理论，它与四气构成了中药的理论基础。中药五味及其理论产生于秦汉时期，《神农本草经》《黄帝内经》中已有记载，自创立以来，受到历代医药学家的重视，经后世医家不断地补充、发展与完善，形成较为成熟的理论体系。中药的一些其他理论大多建立在五味与四气的基础之上，它对于中药理论的形成与发展以及中药的临床应用都具有重要意义。

第一节　五味药性的概念

一、中药"味"的含义

《说文解字》云："味，滋味也。"味，泛指食物的味道，是由口尝而得的味觉感受。味，就其本义而言，是指物质中的精微部分，足以反映物质本性。可嗅的称为气味，可尝的称为滋味或口味。转义为动词，如体味、尝味、品味、思味，常指探究物质或事物代表性的物性动作。因此，在药性理论中，"味"有时兼指一切药性的物质基础。通常所说药味，则主要是狭义的，与性气对应的一类药性。

关于味的概念，在医药界有三个概念：①作量词用，比如一剂药由几种药组成，就叫几味药。②作药性名词，主要指五味药性。是指药物有酸、苦、甘、辛、咸不同的药味，因而具有不同的治疗作用。有些还具有淡味或涩味，因而实际上不止五种，但由于酸、苦、甘、辛、咸是最基本的五种药味，且早在《尚书·洪范》中就把五味概括在五行之中，所以仍然称为五味。③作为阳为气，阴为味来用，这个"味"就是指形质药性。《素问·阴阳应象大论篇》曰："水为阴，火为阳。阳为气，阴为味。"根据阴阳理论阐述饮食药物气味的阴阳属性划分与作用（详见"阴阳药性"中的论述）。

普通高等教育中医药类（中医药类专业）《中药学》六版教材（1995）中指出："五味的本义是指药物和食物的真实滋味。药物和食物的滋味不止五种，辛甘酸苦咸是五种最基本的滋味。此外还有淡味和涩味。由于长期以来将涩附于酸，淡附于甘以合五行配属关系，故习称五味。"味的确定最初是依据药物的真实滋味，后来将药物的滋味与作用相联系，并以味解释和概括药物的作用。

二、五味的基本概念

1. 五味是指药物具有辛、甘、酸、苦、咸五种不同味道　药物的这些滋味一般可以通过人的感觉器官辨别出来，药物的五味主要是建立在味觉的基础之上的。

2. 五味是药物具有作用的物质基础特性之一　古人认识到不同的物质具有不同的味。根据中医的长期实践证明，不同味的药物具有不同的治疗作用，用味来概括药物的作用，是长期反复观察的总结，具有朴素的唯物主义观点。

3. 五味是概括药物作用的理论　自从药物的五味发展成为药物作用后，它的意义也有了进一步的延伸。因此，五味的"味"也就超出了味觉的辨别范围，而是建立在功效的基础之上，正因为如此，所以本草书中出现了一些与味觉不相符的情况，这些"味"已不是能够用人的味觉器官能辨别的本味，而是五味理论的味了。

4. 五味具有五行和阴阳的属性，并用以阐发治疗作用　药物的五味也和中医的脏腑经络一样，具有它的阴阳五行属性，同时通过它的阴阳五行属性把药物的五味理论与其他中医理论紧密地联系起来，用以说明药物的作用和五味的治疗属性。这些早在《黄帝内经》已有论述，如《素问·至真要大论篇》中说："诸气在泉，风淫于内，治以辛凉，佐以苦，以甘缓之，以辛散之；热淫于内，治以咸寒，佐以甘苦，以酸收之，以苦发之；湿淫于内，治以苦热，佐以酸淡，以苦燥之，以淡泄之；火淫于内，治以咸冷，佐以苦辛，以酸收之，以苦发之；燥淫于内，治以苦温，佐以甘辛，以苦下之；寒淫于内，治以甘热，佐以苦辛，以咸泻之，以辛润之，以苦坚之。"《素问·阴阳应象大论篇》也有类似论述："阳为气，阴为味。味归形，形归气，气归精，精归化。精食气，形食味，化生精，气生形。味伤形，气伤精，精化为气，气伤于味。""辛甘发散为阳，酸苦涌泄为阴。咸味涌泄为阴，淡味渗泄为阳。"《素问·阴阳应象大论篇》中还有"东方生风，风生木，木生酸，酸生肝；南方生热，热生火，火生苦，苦生心；西方生燥，燥生金，金生辛，辛生肺；北方生寒，寒生水，水生咸，咸生肾"的论述，后世虽然在内容上有所补充发展，但大都以此作为基础。五味的五行属性。即酸味属木、苦味属火、甘味属土、辛味属金、咸味属水，这些早在《尚书·洪范》中已有论述。到了《黄帝内经》更推而广之。

总之，中药五味理论是中药药性理论的重要组成部分之一，是研究药物五味与药物功效及其临床应用之间的关系理论。

第二节　五味药性的历史沿革

五味药性理论在春秋战国时期就以饮食调养的理论出现了，如四时五味的宜忌，过时五味所产生的不良后果等。五味作为药性理论最早见于《黄帝内经》《神农本草经》中。《黄帝内经》对五味的作用、阴阳五行属性及应用都做了系统的论述。《神农本草经》不仅明确指出"药有酸、咸、甘、苦、辛五味"，还以五味配合四气，共同标明每种药物的药性特征，开创了先标明药性，后论述效用的本草编写先例，从而为五味学说的形成奠定了基础。经后世历代医家的补充、发展与完善，形成较为成熟的五味药性理论。

一、五味理论起源于远古至商周

从春秋时期的文献中可以看到大量的关于味的记载与讨论，说明了当时人们对于味已经有了比较深入的了解。《尚书》中首次规定了与五行相配属的五种滋味，即酸、苦、甘、辛、咸，但并未称其为五味。《尚书·洪范》载："润下作咸（水卤所生），炎上作苦（焦气之味），曲直作酸（木实之性），从革作辛（金之气味），稼穑作甘（甘味生于百谷，五行以下箕子所陈也）。"春秋以前古人对于味的认识主要有以下三点：

其一，味的含义是滋味，是真实存在的感觉。"味"作为"滋味""口味"的含义在当时的文献中屡有所见，如《列子》有"华实皆有滋味，食之皆不老"，《吕氏春秋》有"故圣人之于声色滋味也，利于性则取之，害于性则舍之，此全性之道也"。《礼记》有"薄滋味毋致和"，《韩非子》有"忘其口味"，《管子》有"是故圣人齐滋味而时动静"等。另有一些文献如《晏子春秋》有"酒醴之味，金石之声"，《管子》有"食饮不同味"，《论语》有"子在齐，闻韶三月不知肉味"之语等，这些文献中虽没将滋味二字连用，但根据文义可以判断"味"乃"滋味"或"口味"之义。虽然现代一些学者认为古时味的含义并非口味或滋味，而是指用鼻子闻东西所得到的感觉，但这种观点还有待商榷。因为西汉之前，用鼻子闻东西所得到的感觉有其他专用词汇，即"臭"来表达。《吕氏春秋》中说"其味酸，其臭膻"，《列子》中说"臭过兰椒，味过醪醴"等均将味与臭并列。显而易见，臭是指与滋味并列相称的气味而言。《黄帝内经·灵枢》直接道出了"臭"在古时专指人们通过鼻子所感知的气味："十二经脉，三百六十五络，其血气皆上于面而走空窍，其精阳气上走于目而为睛，其别气走于耳而为听，其宗气上出于鼻而为臭，其浊气出于胃走唇舌而为味。"由此可见，味与臭是两个概念，"滋味""口味"之义涵盖了春秋战国时期味的全部含义。

其二，味的获得主要是通过口尝这一活动。如《帝王世纪》载"伏羲氏……乃尝味百药而制九针，以拯夭枉焉""（黄）帝使岐伯尝味草木，典主医药、经方、本草、素问之书咸出焉"，即认为味最初由伏羲氏、岐伯口尝而得；又如皇甫谧《针灸甲乙经·序》载"上古神农，始尝草木而知百药"；《通鉴外纪》载"民有疾病，未知药石，炎帝始味草木之滋。尝一日而遇七十毒，神而化之，遂作方书，以疗民疾，而医道立矣"，即认为味由神农氏口尝获得。由此可见，文献中所引用的传说中的医学人物伏羲、岐伯等可说明事件发生的时间是处于人类社会的早期，即"早期人类是通过口尝来获得味的"。此外，春秋战国时期的文献中有关"味"通过口尝获得的记载也屡见不鲜。如《荀子·正名篇》云"甘、苦、咸、淡、辛、酸，奇味以口异（奇，异也）"，《春秋左氏传》云"必尝异味"，《荀子·哀公》中载"非口不能味也"，《礼记》云"痛疾在心，故口不甘味，身不安美也"。从这些文献中可知春秋之前的味是通过口尝获得的。

其三，人们已经对味进行了划分，并能够辨别几种滋味，如甘味、苦味。五味最早就是饮食调和的理论，后来演变过来作为中药药性理论。如在《周礼》中就有"凡和，春多酸，夏多苦，秋多辛，冬多咸，调以滑甘"之论。又有"凡药以酸养骨，以辛养筋，以咸养脉，以苦养气，以甘养肉，以滑养窍"，这里已见五味理论的雏形。这大概应是最早论述药性的记载了。春秋前《山海经》中记载"鲮鱼"有"酸甘"之味，言其味有酸、甘，可以食用。春秋时期的文献记载味的种类则更为丰富，《管子》曰："在味者，酸、辛、咸、苦、甘也。"《荀子》云："甘、苦、咸、淡、辛、酸，奇味以口异。"

二、五味理论奠基于春秋至西汉

春秋战国时期，随着人们对医学及药物知识的不断累积，以及在哲学思想（如气、阴阳、五行、天人相应）的不断影响下，五味理论得以形成。《黄帝内经》中指明五味即"酸、苦、甘、辛、咸"五种味。如《素问·阴阳应象大论篇》载："阴味出下窍，阳气出上窍。味厚者为阴，薄为阴之阳。气厚者为阳，薄为阳之阴。味厚则泄，薄则通。""气味，辛甘发散为阳，酸苦涌泄为阴。""东方生风，风生木，木生酸，酸生肝；南方生热，热生火，火生苦，苦生心；西方生燥，燥生金，金生辛，辛生肺；北方生寒，寒生水，水生咸，咸生肾。"《素问·宣明五气篇》中载："五味所入，酸入肝，辛入肺，苦入心，咸入肾，甘入脾，是谓五入。"《神农本草经》序例中也提到"药有酸、咸、甘、苦、辛五味"。因此，五味为酸、辛、咸、苦、甘便被后世沿用下来。

随着五味的称谓引入中医药学并与阴阳五行的哲学思想相融合，构建了"五味"药性理论的框架，五味药性理论在《黄帝内经》中也得以形成，这一时期"五味药性"虽然产生，但并未出现与药物相关联的五味理论，医书中与五味相关的药物功效理论也极少，而且多不成体系，关于五味理论的应用有待进一步的发展。

三、五味理论的应用始于东汉，发展于隋唐五代

东汉时期医学成就巨大，产生了本草学的奠基巨著《神农本草经》及中医经典之一的《伤寒杂病论》。"五味"在汉代以前主要用于食疗及养生，并没有真正与药物功效产生联系，而到了汉代，随着药性理论的逐渐发展，《神农本草经》首次将药味的概念引入本草学中，自此便产生了"五味"药性理论，并且将"四气""毒性"理论也引入中药药性理论体系中。例如，"药有酸、咸、甘、苦、辛五味，又有寒、热、温、凉四气及有毒无毒"。药味种类在前人酸、苦、甘、辛、咸（盐）五味的基础上，本草学家又增加了平、滑、涩、碱等滋味。例如，平味：迷迭香（《海药本草》）；滑味：兰根（味甘滑，《日华子本草》）；涩味：楂子（味酸、涩，《食疗本草》）；碱味：半夏（味碱辛，《日华子本草》）。同时，医家开始注重药物的产地、品种及用药部位对药味的影响，如陶弘景注槟榔"出交州，形小而味甘"，而广州以南的槟榔则"形大而味涩"，可见槟榔产地不同，药味就有甘、涩之别。再如《名医别录》载："泽泻，咸，无毒；叶，咸，无毒；实，甘，无毒。"即不同用药部位，味亦不同。但这一时期并

未重视五味所起到的功效作用。《本草经集注》中指出："其甘、苦之味可略，有毒、无毒易知，唯冷、热须明。"认为五味可被忽略，而寒、热、温、凉之四气必须明确。

两晋至隋唐时期存世医著颇丰，有《吴普本草》《肘后备急方》《黄帝内经太素》《本草经集注》《备急千金要方》《千金翼方》《新修本草》《药性论》《本草拾遗》及《日华子本草》等。东晋时期陈延之在其所撰的《小品方》中指出了"五味"理论的重要作用。其认为医家尊信古代方书之说，而不去探讨方中药物的药性，不了解五味之性，而一概投之，所以药效并不显著，指出医家"不究药性""不解五味"是疗效不佳的重要原因，这一论述促进了"五味"在医学中的发展。张仲景在《金匮要略·脏腑经络先后病脉证第一》中指出："夫肝之病，补用酸，助用焦苦，益用甘味之药调之。……此治肝补脾之要妙也。肝虚则用此法，实则不在用之。"即肝生病，可以用酸味药补之，再少佐苦味药，加之甘味药缓和，能增强治疗效果。"补用酸"，即五味中酸入肝，肝虚用酸味以补之；"助用焦苦"，即五味之中苦能入心，而肝病治心，是因其心为肝之子、子能实其母之理；"益用甘味之药调之"，即甘能缓急止痛，甘能调和诸药，缓肝之急。这一理论也成为后世医家临证治疗肝病的重要法则。孙思邈在《备急千金要方》中指出用苦参、栀子、青葙子、艾、乌梅、葶苈子之类的苦味、酸味药合用可以治疗热证，如"夫热盛，非苦酢之物不解也"。孙思邈强调清热解毒应常用苦参、苦酒、乌梅等苦、酸之药。可见，五味药性理论在东汉至隋唐已广泛应用于指导临床实践。

四、五味理论在宋金元完善，繁盛于明清

中药五味理论发展完善在宋金元时期。此时，源自哲学理论与经验积累的五味理论已经高度发展，完善了五行配属五味理论体系、五脏苦欲补泻理论体系、运气五味理论体系、薄厚升降五味理论体系等。为阐释药味与药物功效之间的关系、指导药物应用以及鉴别药味方面都打下了良好的基础。北宋末年，寇宗奭所著本草著作《本草衍义》以及金初成无己所著的医方论著《注解伤寒论》中都将业已形成的五味理论引入对药物五味的理论性阐释与临床应用中。继寇宗奭、成无己之后，金元医家刘完素、张元素、李杲、王好古、朱丹溪等医家先后在中药五味理论方面进行发挥，除了将《黄帝内经》的五味理论引入药物的功效阐释中外，还将中药五味理论进行进一步归纳和演绎。如将药物作用趋势与药物气味薄厚理论融合，创建了五味薄厚升降浮沉理论体系。伴随着理论的引入，中药的药味也随之而变，产生了

诸多药物理论之味来配合相应的中药五味理论。其后无论本草著作抑或医书多遵循其法，一套相对完整的中药五味理论系统逐渐完备起来。

明清时期的医家继承了宋金元医家对中药五味理论的认识，在此基础上伴随着明清尊经学派与温病学派的形成，围绕药味的运用、治法、治则有了进一步的发展，如清代温病学家以《黄帝内经》中所记载的理论进行发挥，创建了辛凉解表、苦辛通法等多种药物五味使用理论，并随之创建了众多临床用之有效的方剂，明清时期的五味理论呈现出百家争鸣的繁盛局面。

第三节　五味药性的理论依据

五味的产生首先是通过口尝，即用人的感觉器官辨别出来的，它是药物真实味道的反映，是一种感性认识，是认识药物的低级阶段。后又通过长期的临床实践观察，衍生出药物五味与药效之间的相辅相成关系，不同味道的药物作用于人体，产生不同的反应，获得不同的治疗效果，从而总结归纳出五味的理论。随着用药实践的发展，对药物作用的认识不断丰富，一些药物的作用很难用其滋味来解释，因而采用了以作用推定其味的方法。因此确定味的主要依据，一是药物的滋味，二是药物的作用。

综上可见，药味既包含口尝滋味，也包含功效反推的味，主要有真实五味和理论五味两大类。

一、真实五味——口尝的实际五味

正如徐大椿所说"入口则知味，入腹则知性"，人们通过长期实践发现食物的味道不同，对机体脏腑经络所产生的生理效应也不同，药食同源，许多药物本就是食物，由饮食的"味效"关系，联想、推理到药物也应同样存在这样的"味效"关系。通过口尝能得到中药的真实滋味，因此口尝应为中药五味标定的主要方式。

二、理论五味——功效的推定五味

理论五味依所推导的理论依据不同，主要有以下几种。

（一）五行属性反推

以中药五行的相关性来推断其味。如《神农本草经》六芝条，黄芝色黄，五行属土，因此味标为甘。《本草拾遗》玉石部多为矿物金属药，五行属金，其味绝大多数标为辛等。以五行属性反推的药物具有一定的臆断性，因此以这种方式标定药味的药物较少。

（二）毒性反推

东汉以前，人们认为酸、苦、辛为毒，这时的毒只是厚、过度之义，并无现代意义上的毒性之义。虽然东汉以后毒的概念从"厚、极"之义逐渐向现代意义上的毒性过渡，但仍可看到这种思想对药性五味的影响。如东汉到唐代本草中许多标明毒性的药物多为酸、苦或辛味，如莽草、巴豆、钩吻味辛，虎掌、大戟、芫花味苦等。

（三）以类相推

以类相推所获得药味的方式主要产生在南宋时期。这种药味的标定方式首次见于《绍兴校定经史证类备急本草》（简称《绍兴本草》）。虽然书中没有明确提出这个名词，但从其文章的叙述中已经可以清晰地看出。例如，锻灶灰条："《本经》虽有主疗，而不载性味、有无毒。然诸灰皆有毒，今锻灶灰当以味苦，有毒为定。"粉锡条："既因铅锻而成，当作味辛、寒、小毒。为定。"工中膏条："《本经》不载性味、有无毒……以其与车脂内外稍别，当同车脂，味辛、无毒也。"水银粉条："既自水银而成，当以味辛、冷、有毒为定。"舂件头细糠条："《本经》虽不载性味，然固当同米性矣。"蚕退（蜕）条："《本经》不载性味，当与香同是矣。"等等。《绍兴本草》新增药味绝大多数依此方法所获得。这种药味标定方式为五味药性的标定提供可供借鉴的方法。至《宝庆本草折衷》明确提出了"于种类中求性味"的说法，即以类相推的药味获得方式。这种中药五味的获得方式在古代本草书中虽不多见，但仍可作为我们获得中药新药五味的一种有效方式。

（四）功效反推

以药物功效反推药味又以其相应的理论为桥梁。主要有五大理论体系，即五行配属五味理论体系、五脏苦欲补泻五味理论体系、气味阴阳薄厚升降理论体系、变通运气五味理论体系以及其他散在的五味功效理论支撑着由药效向药味的反推。以五行配属五味理论体系反推的药味，如《本草衍义》所载的"栗"条：栗具有补肾气的功效，以咸入肾的理论反推栗味咸；以五脏苦欲补泻五味理论体系反推的药味，如《注解伤寒论》所载的干姜、细辛、半夏具有行水气而润肾的功效，以肾苦燥，急食辛以润之的理论反推上三味药具有辛味；以气味阴阳薄厚升降五味理论反推的药味，如《汤液本草》所载的"茯苓"条：茯苓具有渗泄的功效，以淡能渗泄的理论反推茯苓具有淡味；以变通"运气"五味理论反推药味，如《汤液本草》所载"芒硝"条：芒硝能够泄热，以热淫于内，治以咸寒的理论反推芒硝具有咸味与作用等。

第四节　五味药性的理论内容与作用

味常称五味或六味，如《黄帝内经》称五味，《神农本草经》亦称五味，而《景岳全书》等则称六味。《黄帝内经》《神农本草经》等虽称五味，但在具体论述时却不止五味，如《黄帝内经》论及了酸、苦、甘、辛、咸、淡六味，《神农本草经》则论述了酸、咸、甘、苦、辛、涩六味。

味的内容很多，涉及面也很广，历代医家对味有不同的认识，对味的描述亦不一致，一些书籍对味的记述现摘录如下。

《黄帝内经》：酸、苦、甘、辛、咸、淡；

《神农本草经》：酸、苦、甘、辛、咸、涩；

《日华子本草》：酸、苦、甘、辛、咸、滑、涩；

《本草蒙筌》：辛、酸、咸、苦、甘、厚、薄；

《药品化义》：酸、苦、甘、辛、咸、淡、涩；

《本草问答》：酸、苦、甘、辛、咸、微苦、微咸、大咸。

除了上述的味以外，芳香之味，常与辛合称，如《本草纲目》称石香菜"气味辛香"。对滑味的记载最早可见于《周礼·天官冢宰》，但对药物的记载则见于《日华子本草》，如苎根："味甘滑。"

一、五味与五行

五味与五行的理论在《黄帝内经》中已经产生，宋代以后将此理论与具体药物相连接并进行发挥与扩充，其理论体现形式主要有以下 4 种。

（一）五味通过五行理论关联相应脏腑理论

包括五入"酸入肝、苦入心、甘入脾、辛入肺、咸入肾、淡入胃"，五走"酸走筋、苦走血（或咸走血）、甘走肉、辛走气、咸走骨（或苦走骨）"，五充（或称五养）"酸养筋膜、苦养血脉、甘养肌肉、辛养皮毛、咸养骨髓"等，进而依据其对应关系阐释药物功效，如"柴胡、黄芩入心而折热""龙胆，苦能入骨，故主骨间寒热"。

（二）五味通过五行生克理论阐释药效生克关系

如"咸胜血"（咸入肾，心主血，是水克火的关系），进而依据其相克关系联系药物功效，如"水蛭之咸，以除蓄血"的药物功效，又如治疗口甘证，用酸味的乌梅，体现了"酸能胜甘"的理论。

（三）五味通过子母补泻理论阐释药物功效

如《难经》所言：咸味补，甘味泻。咸能增加津液，可以补充因发热对津液的消耗；甘也有留液的作用，但软坚之力不如咸，考虑心气热对津液的消耗，可用甘来泻心之热气，泻中寓补，以求泻而有制，泻热而不伤心液。如"黄芪甘温，泻热补气"即"甘泻心热（实则泄其子）"。

（四）五味通过五行胜侮理论阐释药效

如五裁"肝病无多食酸，筋病无多食酸；心病无多食苦，血病无多食苦；脾病无多食甘，肉病无多食甘；肺病无多食辛，气病无多食辛；肾病无多食咸，骨病无多食咸"，为五味过度损伤本行脏腑；五病"酸多则肉病，苦多则皮病，甘多则骨病，辛多则筋病，咸多则脉病"；五禁"肝病禁辛，心病禁咸，脾病禁酸，肺病禁苦，肾病禁甘"，即过食五味相克、相侮的五行理论对应脏腑的影响。

上述四个方面我们统称之为五行配属五味理论体系，总结如表1。

五味配属五脏的功效理论记载条文举例如下。

梅实：肝主筋，酸入肝而养筋，肝得所养，则骨正筋柔，机关通利。

当归：苦先入心，当归之苦，以助心血。

龙胆：苦能入骨，故主骨间寒热。

饴糖：甘入脾，而米麦皆养脾胃之物，故主补虚乏。

黄芪：《黄帝内经》云：火位之主，其泻以甘。以黄芪甘温，泻热补气。

蒺藜子：辛入肝，肝主风也。

无名异：咸能入血，甘能补血，寒能除热，故主金疮折伤内损，及止痛生肌肉也。

白鸽：咸入肾，故能调精益气。平则兼辛入肺，故能主恶疮疥，及白癜疬疡风。

表 1 五味五行属性配属表

项目	酸	苦	甘	辛	咸
五行	木	火	土	金	水
五入	酸入肝	苦入心	甘入脾	辛入肺	咸入肾
五充	酸养筋膜	苦养血脉	甘养肌肉	辛养皮毛	咸养骨髓
五走	酸走筋	苦走血	甘走肉	辛走气	咸走骨
五宜	肝宜食甘	心宜食酸	脾宜食咸	肺宜食苦	肾宜食辛
五裁	肝病无多食酸，筋病无多食酸	心病无多食苦，血病无多食苦	脾病无多食甘，肉病无多食甘	肺病无多食辛，气病无多食辛	肾病无多食咸，骨病无多食咸
五病	酸多则肉病	苦多则皮病	甘多则骨病	辛多则筋病	咸多则脉病
五禁	肝病禁辛	心病禁咸	脾病禁酸	肺病禁苦	肾病禁甘

注：表中个别项目上与文献论述有所不同，如对于"五走"的记述，《灵枢·九针论》中载："五走：酸走筋，辛走气，苦走血，咸走骨，甘走肉，是谓五走也。"其对应关系为酸—筋、苦—血、甘—肉、辛—气、咸—骨。《素问》中记载："辛走气……咸走血……苦走骨……甘走肉……酸走筋……是谓五禁，无令多食。"其对应关系为酸—筋、苦—骨、甘—肉、辛—气、咸—血。而郑玄对于"五走"的看法却为"酸木味，木根立地中似骨。辛金味，金之缠合异物似筋。咸水味，水之流行地中似脉。苦火味，火出入无形似气。甘土味，土含载四者似肉"，其对应关系为酸—骨、苦—气、甘—肉、辛—筋、咸—脉。同是"五走"，三段文献记述内容各不相同。又如五脏五味的对应关系，《管子》中载"酸主脾，咸主肺，辛主肾，苦主肝，甘主心"，五脏五味的对应关系为脾—酸、肺—咸、肾—辛、肝—苦、心—甘，与《黄帝内经》中所载不同。这些不同的对应关系应来自于不同的文化体系，《黄帝内经》中的五行对应关系与《尚书》一脉相承。

二、五味的药性功能

五味重在对药物的性质和特点进行概括，而不是药物的具体功效。五味是药物作用的物质基础。不同味的药物具有不同的药性作用。而味道相同的药物，大多具有相近的药性作用。中医的这种观点与现代医药学中相同化学结构的药物具有相近的生理活性的理论是一致的。用味来概括药物的功效及指导临床用药，早在《黄帝内经》中已有较多的论述。《素问·藏气法时论篇》指出："辛散、酸收、甘缓、苦坚、咸软。"这是对五味作用的最早概括，后世不断补充，如汪昂《本草备要》药性总义谓："凡药酸者能涩能收，苦者能泻能燥能坚，甘者能补能和能缓，辛者能散能润能横行，咸者能下能软坚，淡者能利窍，能渗泄，此五味之用也。"使五味功效日臻完善，延续至今。五味所代表药性功能分述如下。

（一）辛味

具有辛味的药物。大多具有能散、能行的功能。所谓"能散"，就是发散、散结的意思。如生姜、紫苏，味辛性温，具有发散风寒的作用；薄荷、牛蒡子，味辛性凉，能发散风热。"能行"，一般指行气、行血（活血）而言，如陈皮、香附，味辛性温，能行气宽胸；川芎辛温、郁金辛凉，皆能活血止痛。

具有辛味的药物很多，在常用的药物中约占三分之一。辛味药物在临床上的应用也非常广泛。根据辛味药物的应用实践，除上述发散表邪、行气活血作用之外，尚具有以下功能：①祛风通痹；②芳香化湿；③芳香开窍；④破气散结；⑤能横行（《本草备要》）；⑥温中助阳；⑦升阳举陷。此外尚有"辛润"的说法，最早见于《黄帝内经》，是谓有些具辛味的药物有润养的作用。如菟丝子具有温润肾阳的作用。但是大多数的辛味药物，以"升散通行"为其功效特点，故其温润之效，反属个别之药。

（二）甘味

凡有甘味的药物，大多具有能补、能缓、能和的作用。所谓"能补"就是具有滋养补益的作用。如黄芪、党参，味甘性温，能补中益气；鹿茸、锁阳，甘咸性温，能补肾助阳；当归甘辛，阿胶甘平，滋补营血；沙参、麦冬，性味甘凉，可滋润肺胃。"能缓"，是指甘味药物具有缓解痉挛拘急和缓解药物的烈性毒性的作用。如甘草、蜂蜜，具有缓急止痛作用，又具缓解毒性之效。"能和"，是指甘味药物有调和配伍之能。临床处方之际，若用大寒大热之品，或寒热共用之剂，常须调以甘药，诸如甘草、大枣之类。

甘味药物也是作用广泛，临床应用较多的一类药物。在现代临床常用的药物中，具有甘味之品，亦不少于三分之一。诸如安神、补气助阳、滋阴、养血、收涩、消导等类药物，大多为味甘之品，尤以补益药物，所占比例更大，在常用的 50 ~ 60 种补益药中，具甘味者占 85% ~ 90%。因此甘味药以补益为其主要作用。但《黄帝内经》中只言"甘缓"而不言"甘补"，这是因为《黄帝内经》言补，是以五味各补其脏，针对不同的脏腑，五味均有补益之效，故不独突出"甘补"。由于甘味之品作用缓和，尤其是具有补益作用的甘味药，其作用性质比较缓慢，所以"甘缓"成了甘味药物的主要功用特点。

（三）酸味

具酸味的药物，大多有能收、能涩的功用。"能收"，即指收敛而言，如五味子，能收肺中之元气。"能涩"，是谓酸味药物具固涩作用，如金樱子、覆盆子，能益肾固精；诃子、罂粟壳能涩肠止泻。

酸味药物从数量上看比较少，而且作用也较单纯，以收敛固涩为其功用特点，大多分布在安神药与收涩药中，尤以收涩药中占绝大多数。又由于收敛固涩之品，可以防止津血精气外脱，而可收间接补益之效。且酸味之品与甘味药物配伍，可取甘酸化阴之效，故在补阴方中尤多应用。酸味药物的作用形式与辛味药物恰恰相反，一散一收，一行一涩，构成了作用上的一对矛盾。因此在药物配伍时，应当注意这两类药物的作用特点。

此外，涩味与酸味药能收能涩，作用相似，后世医家多将涩味附于酸味，其功效主要为收敛固脱。如制首乌于滋补肝肾之中兼能收敛涩精，固崩止带；芡实、莲子健脾涩肠，固精止遗；乌贼骨收敛止血、固精止带等，都是涩味药。故本草文献多以酸味代表涩味功效，或与酸味并列，标明药性。如五味子、乌梅、诃子、罂粟壳、五倍子、赤石脂等都是酸涩并列的代表。

（四）苦味

具有苦味的药物，大多有能泻、能燥、能坚的功效。所谓"能泻"，作用比较复杂，包括清泻、降泻、通泻三个方面。如黄连、黄芩能清热泻火，是谓"清泻"；杏仁、葶苈，能降逆平喘，是谓"降泻"；大黄、芦荟，能泻下通便，是为"通泻"。"能燥"，即指燥湿而言，如苍术、厚朴，苦温燥湿；黄芩、龙胆，清热燥湿等。"能坚"，有坚软与坚阴两种含义。坚软是指苦味药有治疗里实热而致津液耗伤所引起的下肢痿软之证；坚阴是指苦味之品能清热泻火，而使阴分不受损伤。所以苦味的"能坚"作用，实为能泻的间接作用，如黄柏、知母，既能降火又能坚阴。

苦味药物的作用最为复杂，应用最为广泛，也是数量最多的一类药物，在常用药物中，有200余种具有苦味，俗话说"良药苦口利于病"，这是有一定道理的。苦味药物虽然功用复杂，但以"降泻燥坚"为其作用特点，它的作用方式与辛味药物恰好相对。如辛主散、主升、主润，而苦主坚、主降、主燥。但从补泻性质来看，则二者都以"泻邪"为主。如辛主散、苦主泻，都是以祛邪为其主要作用。苦味药物不仅作用复杂，而且大多数作用强烈，所以各类功效的药物中均有苦味药物，尤以泻下、清热等类药中最多。

（五）咸味

古人认为具有咸味的药物，大多有能下、能软的功效。所谓"能下"，即指润下而言，如芒硝、肉苁蓉，能润下通便；"能软"，指的是软坚散结的作用，如牡蛎、海藻，能软坚散结。

咸味药物，为数甚少。其作用也较单纯，以"软坚润下"为其功用特点，尤以软坚较为突出。咸味虽能通便，但不像苦味那样作用强烈，仅有润下作用。咸味与酸味，同属阴性，作用缓和，但从作用方式上看，咸味与酸味恰是相对的。如酸主收敛，咸则软坚；酸主固涩，咸则润下。咸味药物主要分布在泻下与平肝息风、化痰等类药中。由于咸味为肾的本味，它的润下作用，尚有润泽下焦，即补肾之意，故补肾阳药中，也有一些药物兼有咸味。此外，在药物炮制中，盐水制能引药入肾，也在于咸味的润下作用，故这里"润下"的"下"不是泻下，而是润泽下焦之意。

还有一类淡味药，是指其味道淡薄，或味道不甚明显的一类药物。对淡味药的论述，最早见于《黄帝内经》。如《素问·至真要大论篇》中说："咸味涌泄为阴，淡味渗泄为阳。"但在《神农本草经》中没有提到淡味，所以后世论述药味时，总称为五味，不叫六味。又由于淡渗利水的药物，大多数具有甘淡之味，所以后人如王好古、李时珍等，皆把淡味附于甘味，而甘淡相提并论。但是在功能上，甘与淡是不能相附的。

淡味药具有能渗能利的作用。如薏苡仁渗湿健脾，通草利水通淋等。在药物中真正的淡味药是很少的，而且作用也较单纯，主要分布在利水渗湿药中。淡味与咸味药，它们的作用方向都是向下的。但咸属阴而淡属阳，故在作用位置上有前后之分。咸主润下有形之便秘，淡主渗利无形之小便。这又是它们的不同之处。金元医家主张淡味是甘味的一种特殊状态，将其依附于甘味，故多数淡味药，都以甘淡并列，标记药性，所以只言五味，不言六味。

第五节　五味药性的临床意义

中药的五味理论，是药性理论的基础，它不仅是我们认识药物功效的依据，同时也是指导临床用药的依托。而且对于药物的采集、贮藏、炮制、制剂等方面都具有重要意义。五味药性理论在临床上的应用如下。

一、在临床治疗和药性理论方面的应用

五味是最早的药性理论，它与药物的四气构成了药性理论的基础。中药性能除四气外，其他各种药性，如升降浮沉、补泻、归经等药性理论，都与五味有着密切的联系，可以说都是在五味理论的基础上发展起来的。如以气味的厚薄来论述药物的升降浮沉，以五味与五脏的关系来论述五脏的补泻药性，并作为归经的依据之一等。由此可见，五味在药性理论方面的应用是极为普遍的，可以说是药性理论的核心部分。

《素问·至真要大论篇》提出五味阴阳之用为："辛甘发散为阳，酸苦涌泄为阴，咸味涌泄为阴，淡味渗泄为阳。"因此通常认为，甘味药能补能缓能和，临床主要用于虚弱病证、拘挛急痛以及配伍调和之用；酸味药能收能涩，主要用于虚汗、遗精、久泻滑脱之证；苦味药能泻火坚阴燥湿，主治实热火毒、气逆便秘、湿证及痿软等证；咸味药能下、能软，主要用于大便秘结和结核、痞块等证；淡味药能渗能利，主要用来治疗湿邪水气为患的疾病；辛味药能行能散，主要用于外感表证及气血瘀阻的病证，亦广泛应用于风湿痹痛、湿浊困脾、窍闭神昏、癥瘕积聚、脾肾阳虚以及中阳不升、清气下陷等证。

中药根据脏腑的生理特点把五味归于相应的脏腑，使中药各归其脏以指导临床用药，治病以达显效。《素问·藏气法时论篇》中说：肝苦急，急食甘以缓之；肝欲散，急食辛以散之，以辛补之，酸泻之。心苦缓，急食酸以收之；心欲软，急食咸以软之，用咸补之，甘泻之。脾苦湿，急食苦以燥之；脾欲缓，急食甘以缓之，以苦泻之，甘补之。肺苦气上逆，急食苦以泄之；肺欲收，急食酸以收之，用酸补之，辛泻之。肾苦燥，急食辛以润之；肾欲坚，急食苦以坚之，用苦补之，咸泻之。五脏者，违其性则苦，遂其性则欲。本脏所恶，即名为泻；本脏所喜，即名为补。例如，肝气生发于春，乃少阳之气，宜温宜柔，似脉中和缓而微弦之象。如生发太过，刚暴急躁，失其柔和之性，则宜甘味缓其性，制约其迫急之势，如甘草。肝德在散，辛者横行而散，可助肝之用，故为补，如柴胡、川芎。酸味束而收敛，补肝体而敛肝阴，碍其疏散之性，故以之为泻，如五味子。

二、在机体调养方面的应用

五味是构成天地万物的各种物质的一种特性。在机体中，内以养脏，外以成形，莫不本于五味，故《素问·六节藏象论篇》曰："天食人以五气，地食人以五味。五气入鼻，藏于心肺，上使五色修明，音声能彰；五味入口，藏于肠胃，味有所藏，以养五气，气和而生，津液相成，神乃自出。"可见，人体中气、血、津、液的生成，皆有赖于五味。故养生者，不可不讲五味。孙思邈曰："精食以气，气养精以荣色；形食以味，味养形以生力。精受五气以灵，形受五味以成。若食气相反则伤精，食味不调则伤形。"进一步指出了不注意五味的调和就可能损伤人的形体。《黄帝内经》中论述五味调养方面的内容甚多。有"五欲""五宜""五禁""五走""五过""五伤"等内容均指出调和五味对机体的不同影响。

三、在组方治则方面的应用

在《黄帝内经》中，中医最早的治则主要以五味作为基础。《黄帝内经》对六淫为犯的时令病亦以五味理论来指导治疗法则的制定，如《素问·至真要大论篇》曰："风淫于内，治以辛凉，佐以苦，以甘缓之，以辛散之。热淫于内，治以咸寒，佐以甘苦，以酸收之，以苦发之。"此外尚有"六淫所胜""邪气反胜""六气相胜""六气之复"以及"五位之主""六气之客""正味"等都是以五味来指导论治。如李东垣《内外伤辨惑论》中朱砂安神丸，即以《黄帝内经》之旨：热淫所胜，治以甘寒，以苦泻之组方，以黄连之苦寒，去心烦除湿热为君；甘草、生地黄之甘寒，泻火补气，滋生阴血为臣；当归补血不足；朱砂纳伏流之火而安神明。金代医家成无己在《伤寒明理论》中，用这种性味配伍方法阐述了《伤寒论》中小柴胡汤的病机及配伍特点。他认为："柴胡味苦平微寒，黄芩味苦寒，《黄帝内经》曰：热淫于内，以苦发之。邪在半表半里，则半成热矣。热气内传，攻之不可，则迎而夺之，必先散热，是以苦寒为主，故以柴胡为君，黄芩为臣，以成撤热发汗之剂。人参味甘平，邪气传里，则里气不治，甘以缓之，是以甘物为之助，故用人参甘草为佐，以扶正气而复之也。半夏味辛微温，邪初入里，则里气逆，辛以散之，是以辛物为之助，故用半夏为佐，以顺逆气，而散邪也。里气平正，则邪气不多深入，是以三味佐柴胡以和里。生姜味辛温，大枣味甘温。《黄帝内经》曰：甘辛发散为阳。表邪未已，迤逦内传，即未作实，宜当两解，其在外者，必以甘辛之物发散，故生姜、大枣为使，辅以柴胡为和表，七物相合，两解之剂当矣。"后世许多方子的制方大法都是五味调和。例如《温病条辨》里的四苓加厚朴秦皮汤，就是苦热淡渗法，符合上述"湿淫于内"的治疗大法。再如临床上治燥证，也多用辛凉甘寒剂，如桑杏汤、桑菊饮等。

四、在采、藏、炮制方面的应用

五味是药物具有疗效的物质基础。因此，五味对于采集、贮藏、炮制、制剂等应用方面的指导意义也非常重要。采集时应注意药物的气味是否充沛；贮藏时主要在于保存药物的气味；炮制时主要在于改变药物的性味；制剂时在于精制药物的性味，可见五味对于制剂工作也是非常重要。此外药物的味道，也是检验药物优劣真假的重要标志之一。

总之，五味理论作为中药基本理论的核心之一，有着深远的历史根源和丰富的科学内容。以上分五个小节分别对五味理论做了大致全面的介绍，作为学习研究药性理论的入门向导，它的精华内容，尚有待我们深入研究，整理提高。

李顺祥　吴萍

参考文献 ────●

［1］河北医学院．灵枢经校释（上卷）［M］．影印本．北京：人民卫生出版社，1998：86．

［2］皇甫谧．（清）宋翔凤，钱宝塘，辑．刘晓东，点校．帝王世纪［M］．沈阳：辽宁教育出版社，1997．

［3］袁珂．山海经校注［M］．上海：上海古籍出版社，1983．

［4］山东中医学院，河北医学院．黄帝内经素问校释［M］．北京：人民卫生出版社，1982：328．

［5］张瑞贤，张卫，刘更生．神农本草经释义［M］．上海：上海科学技术出版社，2018：9．

［6］雷载权．中药学［M］．上海：上海科学技术出版社，1998：15-16．

［7］缪希雍．神农本草经疏［M］．郑金生点校．北京：中医古籍出版社，2002：670．

[8] 卢之颐. 本草乘雅半偈 [M]. 冷方南, 王齐南, 点校. 北京: 人民卫生出版社, 1988: 183.

[9] 衣之镖, 赵怀舟, 衣玉品. 辅行诀五脏用药法要传承集 [M]. 北京: 学苑出版社, 2008: 420.

——·第十一章·——
升降浮沉

有关气的药性理论，有元气药性、四气药性、润燥药性（六气）、升降浮沉药性。元气是一切药性的根源；寒热温凉四气属天气；润燥（六气之二）属于地气；而升降浮沉则指人体脏腑的气机运动属于人气。但其他的一些药性也或多或少与气有一定联系。

第一节　升降浮沉的概念

升降浮沉作为一种药性理论，主要是指药物对人体脏腑的"升降出入"气机运动失常起作用的药性。"升降出入"一说，出自《素问·六微旨大论篇》，但李东垣则把药物的升降浮沉，与万物的四季生长收藏规律联系起来，谓"药有升降浮沉化，生长收藏成，以配四时"。除了"化""成"外，用"春升、夏浮、秋收（降）、冬藏（沉）"形象地概括了升降浮沉的作用趋势。一般来讲：升降，指向上、向下运动；浮沉，指向外、向内运动（即指出入）。升降，具主动意义，浮沉，少含主动，而是自然趋向。升降，动的作用较强，浮沉，静的作用较强。但实际上，升与浮、沉与降意义常兼通，文献中常有混称，或将升降浮沉简称为升降。归经、引经有具体的区域或范围，而升降浮沉或升降出入则是身体气机运动的形式或趋势。更重要的是：升降出入是气机生命现象的总括，它概括了脏腑、经络、气血津液的运动。升降出入是人体气化运动的基本形式。人体内气的运动称之为"气机"，而气化运动的升降出入是通过脏腑的功能活动来实现的，故又有脏腑气机升降之说。人体通过脏腑气机的升降出入运动，把吸入体内的气体和水谷转化为气、血、津、液、精等，完成"味归形，形归气；气归精，精归化；精食气，形食味；化生精，气生形"的物质和能量的代谢过程。

作为药性来讲，有单纯的"升降出入"作用形式，也有参与其调整、调节、平衡、恢复气机运动的作用。个别药物还有类似引经的作用，含有使其他药物作用与之一体化，同升、同降的意义，如"归经学说"中所述的"桔梗载药上浮，牛膝引药下行"之类。故"升降浮沉"的实质，即为"升降出入"。但由于首先把它作为药性来探讨地用了"升降浮沉"，所以在本文中仍称其为升降浮沉。

升降浮沉虽然是重要药性之一，但不少的药物，并无明显的升降浮沉之性；而有些药物，又具有二向性，它的作用趋向，既可表现为升浮，又可表现为沉降。具有二向性的药物，往往又有主次之分，如麻黄之解表与宣肺，其性升浮，而利水与平喘，又为沉降，但多言其为升浮之品。

第二节　升降浮沉的历史沿革

升降浮沉的药性理论，从萌发到形成也经历了一个漫长的历史过程。各种药性理论的概括，都是以药物的功效性质作为基础的。我国古代朴素的唯物主义思想认为，"气"是构成世界万物的本原。而"气"是在不断运动和变化着的，即气化而生万物。气的阴阳对立统一运动，表现为天地、上下、升降、出入、动静、聚散、清浊的相互交感，这是气运动的具体表现形式。药物的性质则以气味作为基础，药物的功效又是建立在人体的生理功能与病理变化之上。升降浮沉药性理论的创立，就是根据药物的气味厚薄阴阳特性，以及调节人体脏腑气机升降出入的功能而概括形成的。

类似升降浮沉的概念，早在《黄帝内经》已有论述。《素问·六微旨大论篇》在论述自然界"生化极变"时云："物之生从于化，物之极由乎变，变化之相薄，成败之所由也。"并进一步指出："出入废则神机化灭，升降息则气立孤危。故非出入，则无以生、长、壮、老、已；非升降，则无以生、长、化、收、藏。是以升降出入，无器不有。故器者，生化之宇。……故无不出入，无不升降。……四者之有，而贵常守，反常则灾害至矣。"这里既指出了"升降出入"是宇宙间各种事物运动变化的普遍形式，而且强调这种运动变化必须保持正常，否则就会产生灾害。对于人体的气机来说，也必须保持机体正常的"升降出入"。如果出现失常，就会产生疾病。从某种意义上来说，人体病变的产生，与人体脏腑气机升降出入的紊乱（失和）是密切相关的。故《素问·阴阳应象大论篇》曰："清阳出上窍，浊阴出下窍；清阳发腠理，浊阴走五脏，清阳实四肢，浊阴归六腑。"这里论述人体内清阳、浊阴之气的正常运动规律，如果这种运动规律失常，就会产生疾病。故该论中还指出："清气在下，则生飧泄，浊气在上，则生䐜胀。"当阴阳清浊之气升降失常，就必须采用相对应的方法来调节以治疗之。故曰："其高者，因而越之；其下者，引而竭之；中满者，泻之于内。其有邪者，渍形以为汗；其在皮者，汗而发之，其慓悍者，按而收之，其实者，散而泻之。"其中的"越之""竭之""泻之于内""汗而发之""按而收之""散而泻之"，这些治法已经包含了调理病机和药物趋向性能的初步概念。该篇在论述"气味阴阳"在人体气机的运行规律和作用时说："阴味出下窍，阳气出上窍。味厚者为阴，薄为阴之阳。气厚者为阳，薄为阳之阴。味厚则泄，薄则通。气薄则发泄，厚则发热。"这里的气味，是指药物的气味，用气味厚薄来概括其对机体的气化作用，其中已含有升降浮沉（出入）性能的含义。

早期的本草学专著，如《神农本草经》《名医别录》《本草经集注》诸家本草，虽然初步建立了药性理论体系，但对升降浮沉未有进一步的探讨。随着临床医学的进步，促进了升降浮沉药性理论的发展。如张仲景在《伤寒论》中，总结了汗、吐、下、温、清等治法，其中汗法、吐法、温法多是运用升浮药物组成的方剂；下法、清法，则多是运用沉降药物组成的方剂，充分体现并应用了药物的升降浮沉药性。唐代陈藏器《本草拾遗》创建了"十剂"的药性分类体系，其中宣、补、轻等剂具有升浮药性；通、泻、重等剂具有沉降药性。"十剂"一说，对后世药物、方剂分类影响较大，无疑对脏腑气机升降浮沉药性理论的形成起了一定的促进作用。

进入宋代，哲学思想活跃，理学盛极一时，哲学家们从天地昼夜等宇宙的运动变化，论证了脏腑气机升降运动无处不有，与《黄帝内经》中有关脏腑气机升降出入的论述遥相呼应。药性理论的发展，深受其影响。如《圣济经·致用协宜章》指出："况人气周流，通于昼夜，膻中医使，归于权衡，一或升降不平，冲气离隔，必资在物，气体以抑扬损益。"说明了人体气机一旦出现升降失调，则须靠药物的升降浮沉不同药性抑扬损益，调节平衡，才能维持正常的生命活动。《太平惠民和剂局方》在论述病机中多处提到"气不升降"，在论述方药功效时多处提到"升降诸气""升降阴阳"等。可见升降理论在宋代的医籍、方书中得到了广泛的应用。

金、元医家正是以这些论述作为理论依据，而创立升降浮沉的药性理论。从上可见，虽然在《黄帝内经》中没有明确提出升降浮沉的药性，但它的基本概念已经形成。汉、唐期间，对有关气机及升降浮沉药性的理论认识没有重大发展。宋代理学盛极一时，周敦颐、张载、程颢、程颐、朱熹等哲学大师，都对《周易》有深入的研究和阐发，这些对中医药理论的发展影响甚大，其中关于升降理论颇多论述，如张载《正蒙·太和》提出："太和所谓道，中涵浮沉、升降、动静、相感之性，是生纲缊、相荡、胜负、屈伸之始。"太和是一个古代哲学术语，简单说，即是阴阳运行的正常规律，以浮沉、升降、动静作为基本方式。又云"气块然太虚，升降飞扬，未尝止息……此虚实、动静之机，阴阳、刚柔之始。浮而上者阳之清，降而下者阴之浊"。把升降恒动不息作为太虚（宇宙）的根本属性。他还说"地有升降，日有修短，地虽凝聚不散之物，然二气升降其间，相从不已也"（《正蒙·参两》）。从天地、昼夜等宇宙的运动变化，进一步论证了升降浮沉无处不有。与《黄帝内经》中有关升降出入的论述遥相呼应。这些理论对于金、元医家影响甚大。

上述哲学理论直接影响了当时的医药学理论，在《太平惠民和剂局方》的有关太和，即大和，出《易》乾卦象辞："乾道变化，各正性命，保合太和，乃利贞。"朱熹注："太和，阴阳会合冲和之气也。""利，宜也；贞，正而固也。"孔颖达疏："利，和也；贞，正也。"所谓"阴阳会合"，当有阴阳动静的关系。张介宾《医易》："以动静言之，则阳主乎动，阴主乎静；天圆而动，地方而静；静者，动之基；动者，静之机。刚柔推荡，易之动静也；阴阳升降，气之动静也；形气消息，物之动静也；昼夜兴寝，身之动静也。"方药病证中，升降理论得到较普遍的应用，如在《太平惠民和剂局方》论述病证中多处提到"气不升降"，在论述方药功效中多处提到"升降诸气""升降阴阳"。可见升降学说已在医药实践中得到了广泛应用。升降理论在医药学中得到系统概括，与金、元医家的贡献是分不开的。刘河间阐述了心、肾、水、火既济的理论，在临床上注意泻火、降火等特点。这些理论对于升降浮沉药性理论的创立和发展打下了坚实的基础。张子和继承了这一理论，临床尤擅长于升肾水降心火。朱丹溪除了以滋阴降火理论作为他的学术思想代表外，还对金、元医家的升降理论进行了全面总结，大大地推广了升降理论的临床应用。

升降浮沉作为药性理论的系统论述，当推张元素，在他的《珍珠囊》中，尤其是经后人整理的《医学启源》中，对升降浮沉的药性论述较多。在张元素《医学启源·用药备旨》中，他首先以《黄帝内经》有关气味阴阳理论为依据，论述了"气味厚薄寒热阴阳升降之图""药性要旨""用药升降浮沉补泻法"。这些论述都正式以升降浮沉来概括药性，同时还阐述了升降浮沉药性与其他药性之间的关系。在其中的"药性生熟用法""药用根梢法"等节中，又具体谈到了升降浮沉理论的应用。尤其在"药类法象"一节中，更系统地将105种临床常用药物，用"升浮化降沉"五类来论述其功效与应用，从而全面系统地总结确立了中药升降浮沉药性理论。李东垣、王好古全面地继承了张氏理论，在王好古的《汤液本草》中，更进一步使之趋于完善。可见升降浮沉药性理论到了张元素时期，已经比较完整，而且已为当时医家普遍承认，在临床上也得到了具体应用。

张元素的这一理论，首先得到了李东垣、王好古等人的进一步完善和发展。李东垣进一步用五行理论把升降浮沉与四时相配，以之来推进其理论的发展，谓"药有升降浮沉化，生长化收藏，以配四时，春升夏浮，秋收冬藏，土居中化。是以味薄者升而生，气薄者降而收，气厚者浮而长，味厚者沉而藏，气味平者化而成"（李时珍《本草纲目·序例》）。接着他又用这种理论来阐述其与脏腑补泻的关系，并指出其在临床上应用的重要性，谓"用药者，循此则生，逆此则死，纵令不死，亦危困矣"。

金、元医家对气机升降理论的突出贡献，在于把气机的升降落实到脏腑层次之中，用来阐明脏腑气机、气化的整体关系。朱丹溪不仅继承了刘河间的心肾升降，李东垣的脾胃升降等理论，而且对肝肾、脾肺以及肺与胃、肺与大肠、膀胱等脏与脏、脏与腑之间的气机升降关系与气化过程均做了重要阐发。王好古在气味厚薄的基础上，进一步论证了具体气味的升降浮沉性能。

明清时期升降浮沉理论得到不断补充与发展。如刘文泰的《本草品汇精要》中每味药都专列了"气"一项，用以注明药物"厚薄阴阳升降之能"。陈嘉谟的《本草蒙筌》指出药物炮制方法不同及采用昼夜、晴阴不同时期服用方法，均可影响药物升降浮沉作用趋向的改变。

李时珍对张元素的升降浮沉等理论十分推崇，从其对《珍珠囊》的评价可见："元素字洁古……自成家法，辨药性之气味、阴阳、厚薄、升降浮沉、补泻、六气、十二经及随证用药之法，立为主治秘诀、心法要旨，谓之《珍珠囊》，大扬医理，《灵》《素》之下，一人而已。"（李时珍《本草纲目·序例》）另在《本草纲目·四时用药例》中还说："必先岁气，毋伐天和……升降浮沉则顺之，寒热温凉则逆之。故春月宜加辛温之药，薄荷、荆芥之类，以顺春升之气；夏月宜加辛热之药，香薷、生姜之类，以顺夏浮之气；长夏宜加甘苦辛温之药，人参、白术、苍术、黄柏之类，以顺化成之气；秋月宜加酸温之药，芍药、乌梅之类，以顺秋降之气；冬月宜加苦寒之药，黄柏、知母之类，以顺冬沉之气。所谓顺时气，而养天和也。"

显而易见，上述医药家论述的升降浮沉理论的出发点，是人体脏腑气机的升降出入，与自然界四时的寒热变化、阴阳消长的规律性变化息息相关，具有春升、夏浮、秋收、冬藏的固定特点。因此，用药防病治病，尤其是养生保健之时，必须顺应脏腑的生理特点，顺应气机生长收藏的节律变化，否则危害极大。

明代缪希雍在讨论"十剂"时，提出了增加升、降二剂的主张，他在《神农本草经疏》中说："升降者，治法之大机……病升者用降剂，病降者用升剂。"已明显将药物升降性质改作针对病势趋向之用，完全有别于张元素、李东垣等人的论述。

清代汪昂著《本草备要》，除系统总结元明以来各家论述外，还认为药物的质地轻重也是影响其升降浮沉的因素之一，又做了新的补充，使升降浮沉药性理论更趋完备。

清代周学海著《读医随笔》，于"升降出入论"和"敛散升降四治说略"中用"敛散"取代了"浮沉"，并举药物和相应的病症加以论述。此两篇中的有关论述，已与现代对"升降浮沉"的认识基本一致了。

现代药性理论中的升降浮沉性能，主要用以调理脏腑气机失常，同时也反映药物作用的趋向性，是与疾病的病势趋向相对而言的。这种对药物升降浮沉的认识，产生于金、元年代，经明、清年代的发展而定型。

第三节 升降浮沉的理论依据

药物的趋向性作用，也是通过药物作用于机体后所产生的功效而概括出来的。在机体方面，主要以脏腑气机升降出入的理论和病机中病势的上下内外逆顺理论作为依据。而在论述药物的升降浮沉药性上，历代医家主要以其气味厚薄阴阳、四气、五味，以及用药部位、药物质地等特性作为论证的依据。有关这些方面的论述颇多，现综合概括如下。

一、气味厚薄阴阳

气味厚薄之说，最早见之于《黄帝内经》，在《素问·阴阳应象大论篇》中说：

"味厚者为阴，薄为阴之阳，气厚者为阳，薄为阳之阴。味厚则泄，薄则通，气薄则发泄，厚则发热。"这里以气味定阴阳，以气味之厚薄进一步分阳中之阴与阴中之阳，进而又以泄、通、发泄、发热来概括它们的性能，这就是升降浮沉药性的滥觞。张元素在其"药类法象"中进一步概括为：风升生，"味之薄者，阴中之阳，味薄则通"；热浮长，"气之浓者，阳中之阳，气浓则发热"；燥降收，"气之薄者，阳中之阴，气薄则发泄"；寒沉藏，"味之浓者，阴中之阴，味浓则泄"。（张元素，《医学启源·卷之下·用药备旨》）李东垣又在张氏概括的基础上，结合四时的"生化极变"加以衍生，谓曰："但言补之以辛、甘、温、热及气味之薄者，即助春夏之升浮，便是泻秋冬收藏之药也。……但言补之以酸、苦、咸、寒及气味之厚者，即是助秋冬之沉降，便是泻春夏生长之药也。"进一步结合气味的综合作用来认识药物的升降浮沉。由于药物是气与味同具其中的，故李东垣曰："一物之内，气味兼有，一药之中，性理具焉。或气一而味殊，或味同而气异。"（李时珍，《本草纲目·气味阴阳》）因此，王好古对气味厚薄与升降浮沉，归纳如下（李时珍，《本草纲目·升降浮沉》）：

"味薄者升：甘平、辛平、辛微温、微苦平之药是也。

"气薄者降：甘寒、甘凉、甘淡寒凉、微温，酸平、咸平之药是也。

"气浓者浮：甘热、辛酸之药是也。

"味浓者沉：苦寒、咸寒之药是也。

"气味平者，兼四气四味：甘平、甘温、甘凉、甘辛平、甘微苦平之药是也。"

这些概括，大多是以《黄帝内经》中气味阴阳厚薄理论推论的。明清多数医家论证药物的升降浮沉多宗此说。清代汪昂又在张洁古、王好古论述的基础上加以发挥，谓："气厚味薄者浮而升，味厚气薄者沉而降，气味俱厚者能浮能沉，气味俱薄者可升可降。"（汪昂，《本草备要·总义》）进一步论证了气味厚薄与升降浮沉药性的关系。

二、寒热温凉四气

药物的升降浮沉特性，本身就是根据生物在一年四季中的生长变化现象而形象地概括出来的，而生物四时生长规律又与四时气候密切相关。因此，药物的升降浮沉与药物的四气也有密切联系。李东垣在综述药性时这样说："夫药有温凉寒热之气，辛甘酸苦咸之味，升降浮沉之相互……气象天，温热者天之阳，寒凉者天之阴，天有阴阳，风寒暑湿燥火，三阴三阳上奉之也。"这里论证了四气、五味与升降浮沉等药性，都与四时六气密切相关。王好古在他的基础上进一步发挥，曰："夫气者天也，温热，天之阳；寒凉，天之阴。阳则升，阴则降。"（李时珍，《本草纲目·气味阴阳》）指出四气阴阳与升降浮沉的关系。李时珍曰："寒无浮，热无沉。"（李时珍，《本草纲目·升降浮沉》）从反面论证了四气与升降浮沉的关系。概括起来，就四气与升降浮沉的关系而言，即温升、热浮、凉降、寒沉。　.

三、辛甘酸苦咸五味

随着升降浮沉药性研究的深入，药物的不同滋味也成了升降浮沉药性的重要依据。李东垣曰："味象地，辛甘淡者地之阳，酸苦咸者地之阴，地有阴阳，金木水火土，生长化收藏，下应之也。"王好古则进一步概括为："味者地也，辛甘淡地之阳；酸苦咸地之阴。阳则浮，阴则沉。"（李时珍，《本草纲目·气味阴阳》）李时珍则用反证之法概括了五味与升降浮沉的关系，他说："酸咸无升，甘辛无降。"五味与升降浮沉的联系可概括如下：即辛、甘、淡味主升浮，酸、苦、咸味主沉降（李时珍《本草纲目·升降浮沉》）。

四、药用部位

药性的升降浮沉，与药性应用部位也有一定的联系。在此方面，张元素、李东垣、李时珍等都有论述，如李东垣在其"用药根梢身例"中说："病在中焦与上焦者用根，在下焦者用梢，根升而梢降，大凡药根有上、中、下，人身半以上，天之阳也，用头；在中焦用身；在身半以下，地之阴也，用梢。"（王好古，《汤液本草》）后世还有"诸花皆升""诸子皆降"等说法，然而都只有部分药物如此，都存在例外，尚非普遍性规律。

五、药物质地

药物的质地，也是升降浮沉的依据之一，如张元素在"药类法象"中论述各药功效之时，常以药物的质地来论证其升降浮沉，如麻黄"体轻清而浮升"，桂枝"体轻而上行，浮而升"，石膏"体重而沉降"，厚朴"体重浊而微降"。（张元素，《医学启源·卷之下·用药备旨》）清代汪昂《本草纲要·总义》则进而概括为"轻清升浮为阳，重浊沉降为阴"；"凡药轻虚者浮而升，重实者沉而降"。近世更有扩大的概括，谓凡花、叶及轻虚的藤茎之类皆主升浮；而种子、鳞介、矿石之类质地坚实重者皆主沉降。把药物的质地作为升降浮沉的依据，应用比较普遍。药物的生、热（包括通过炮制的生、熟）也常作为药性升降浮沉的依据，但多只用于解释少数药物的药性，也非普遍规律。

六、药品生熟

药品有生、熟之性，首见于《神农本草经·序例》之中，而以生、熟来论证药性的升降则始于张元素。在"药性生熟用法"中，他谓："黄连、黄芩、知母、黄柏，治病在头面及手梢皮肤者，须酒炒之，借酒力上升也。咽之下，脐之上者，须酒洗之，在下者，生用。凡熟升、生降也。"（张元素，《医学启源·卷之下·用药备旨》）具体地论证了药物炮制生熟的升降关系。

从上可见，药物的升降浮沉，是由多种因素形成的。下面我们以李时珍在讨论人参的药性时说的一段话为例，他谓"人参生用气凉，熟用气温，味甘补阳，微苦补阴，气主生物，本乎天；味主成物，本乎地。气味生成，阴阳之造化也。凉者，高秋清肃之气，天之阴也，其性降；温者，阳春生发之气，天之阳也，其性升；甘者，湿土化成之味，地之阳也，其性浮；微苦者，火土相生之味，地之阴也，其性沉。人参气味俱薄，气之薄者，生降熟升；味之薄者，生升熟降"。（李时珍，《本草纲目·草部·人参》）在这段话里他充分地运用了天地、阴阳、气味厚薄、四气、五味、生熟等多种因素来综合诠释其升降浮沉作用。

综上所述，药物升降浮沉性能理论的依据，以其气味厚薄阴阳、四气、五味为主，而其他如用药部位、药物质地、药品生熟等特性比较复杂，作为升降浮沉理论的依据，和五味、五色等作为归经理论依据一样，不能互相引申，也没有普遍性的意义。因此，常常是综合药物的各种特性来概括其升降浮沉。应当指出，药物的这些特性都必须通过调节人体功能才能显现其升降浮沉的性能。药物的治疗功效才是药物升降浮沉性能的根本依据。

第四节　升降沉浮的作用

药物的趋向性能，是通过药物的功效而形象化地用升降浮沉的形式概括出来的。

在其理论形成之初，并未论及它们的具体药性作用，只是对各种药物功效的一种抽象概括。虽然在引证《黄帝内经》原文作为升降浮沉的依据时，有"味厚则泄，薄则通；气厚则发热，气薄则发泄"的简单概括。但"泄""通""发热""发泄"的作用，本身也是非常抽象的，把它作为升降浮沉理论的药性作用未免太简单了。但是，后世医家对升降浮沉药性的总结，大多停留在这一论述之上。虽然在解释各种药物功能时每多应用升降浮沉的理论，但对其具体药性作用亦未有新的归纳总结。而且在论述升降浮沉药性时，大多只重升、降之性，或把升与浮，沉与降合而论之，鲜有单言浮、沉之性者，如在张元素的《医学启源·药类法象》中论述了54种药物的升降浮沉之性，其中为浮而升者19种，沉而降者16种（其中两种为沉降），单言升者4种，单言微降者3种，可升可降者6种，半浮半沉者、升而微降、浮而降者各2种，无单言浮、沉之性者。陈嘉谟的《本草蒙筌》中论述升降浮沉之药品渐多，亦只少数药物单言浮沉之性，如地黄、天门冬单言性沉，肉桂、附子单言性浮，其余多数均为升、降或可升可降等记述。而沈金鳌的《要药分剂》中所言之升降浮沉之性，则几乎全以升降概之。缪希雍亦只重升降之性，故在论述十剂时，增"升降二剂为十二剂"。（缪希雍，《本草经疏·序例十剂补遗》）这些记述都是对具体药物的论述，并没有对升降浮沉药性作用做总的概括。直到近代学者在总结整理升降浮沉理论时，才对其进行了初步概括。由于历代医家都是升浮、沉降并提，或只重升降之性，故近代医学者亦把药物的趋向性能分成升浮与沉降两大类来归纳，如20世纪50年代出版的南京中医学院编写的《中医学概论》第十一章中所述："升浮的药物，都主上行、向外，如发汗、催吐、升阳等；沉降的药物，都主向下、向内，如降气、平喘、止吐，敛汗，泻下等。"稍后的成都中医学院编写的高等中医院校教材《中药学》中，对升降浮沉药性作用的内容略有所增，谓"凡升浮的药，都主上行而向外，有升阳、发表、散寒等作用；沉降的药，都主下行而向内，有潜阳、降逆、收敛、清热、渗湿、泻下等作用"。现综述历代有关论述及近年有关研究文献，对其药性作用归纳如下。

一、升浮药性

具有升浮药性的药物，其性主温热，味多辛甘淡，多为气厚、味薄之品，总的属性为阳。故有"阳为升"之谓。其质地多为轻清空虚之品。就其作用特点而言，为上行、向外。就其具体功效而言，分别具有疏风、散寒、宣肺、透疹、升阳、通痹、催吐、开窍等作用，故解表药、祛风湿药、温里药、开窍药、补气药、补阳药等类药物，大多具有升浮性质，总之多为阳热气分的药物。

二、沉降药性

具沉降药性的药物，其性主寒凉、味多酸苦咸，多为气薄、味厚之品，总的属性为阴，故有"阴为降"之谓。该类药物质地多重浊坚实。就其作用特点而言，多主下行、向内。此类药物的具体功效，分别具有通便、泻火、利水、镇静与安神、平肝潜阳、平喘、降逆、固精、涩肠、止带等作用。在泻下药、清热药、利水渗湿药、安神药、平肝息风药、补阴药、收涩药等类药物中，大多具有沉降性质。此类药物多为阴寒血分之品。

药物的升降浮沉性能，就其总体而言，升可以概括浮，降可以概括沉，到具体药物的药性，二者又不可以互代，如升阳不可用浮阳，降火不可作沉火。但在具体药性中用浮沉来概括其功效者甚少，故仍以升浮与沉降来作总的概括。在众多药物中，大多数药物都具有升降浮沉的趋向性能，这就是升降浮沉性能在药物中的普遍性。但就某些类别的药物，或就某些具体药物而言，它们的升降浮沉作用又不是那么单纯的。有些药物的功效对于调整脏腑的气机、阻遏病势的发展等方面作用不太明显。因此，它的趋向性能也不太显著，如芳香化湿药、活血化瘀药、杀虫药、外用药，以及化痰药等，很难看出其升降浮沉的趋向性能，不便把它划归哪一类中，历代医家在记述药物的药性中，不少药物亦不言其升降浮沉之性，这就是升降浮沉的不显性。还有一些药物，它们的趋向性能有两个方面的作用，如张元素谓甘草"气薄味厚，可升可降"，当归"气厚味薄，可升可降"。（张元素，《医学启源·卷之下·用药备旨》）还有附子、黄芪、干姜、黄连等都属于此类。再如麻黄，上能宣通肺气，外能发汗解表，内能止咳平喘，下能利水消肿。川芎既可上行头目，又可下行血海。这些药物的作用趋向都是双向性的，故谓之能升能降。这就是升降浮沉性能的双向性。

此外，药物的升降浮沉性能，还可以随着配伍与炮制而改变其趋向性能，尤其是具有双向性能的药物更为明显，如麻黄的可升可降，配伍桂枝能发汗解表，性显升浮，而配伍杏仁则能止咳平喘，性显沉降。药物通过配伍还有先升后降，先降后升等特殊现象，如有人用八珍汤加大黄以治虚火眩晕，就是先升后降的具体实例。

李时珍曰："升者引之以咸寒，则沉而直达下焦，沉者引之以酒，则浮而上至巅顶。"更说明了配伍对升降浮沉影响的奥秘。炮制可以改变药物的作用趋向也是显然的，历代医家多有论述，尤以陈嘉谟的论点对后世影响最广："酒制升提，姜制发散，入盐走肾脏……用醋注肝经……童便制，除劣性降下；米泔制，去燥性和中。"（陈嘉谟，《本草蒙筌·总论》）这些虽然不是炮制对升降浮沉性能影响的全部，但足以说明药物经过炮制是可以改变其趋向性能的。李时珍对此亦有简洁的概括，谓"一物之中，有根升梢降，生升熟降，是升降在物亦在人也"。（李时珍，《本草纲目·升降浮沉》）以上这些都说明药物的升降浮沉还具有可变性。

第五节　升降浮沉的临床意义

药物的升降浮沉药性，本身就是从临床实践中概括总结出来的。因此，在升降浮沉理论建立以前，实际已为医家所应用。如《伤寒论》中的汗、吐、下、清、温等治法及方剂，都是应用药物的升降浮沉性能来调节脏腑气机，遏制病势发展和因势利导以祛邪外出，只不过没有把这些治法提到药性理论的高度来加以全面认识。

金、元以来，医家对于六气为病与脏腑气机调节方面有较深入的认识。刘河间重视心肾水火既济理论，在泻火、降火方面颇多发明；张子和在临床上主张以汗、吐、下攻邪为主，尤擅长于升肾水，降心火之法；李东垣对脾胃升降之说阐述尤精，极为重视补气、升阳诸法；朱丹溪虽以滋阴降火为其学术特长，但对升降理论的阐述和应用是最为全面的。他不仅在理论上把五脏六腑相生相益的关系归于一气之升降，而且在临床上注重气、血、痰、郁亦归于一气之升降。因此，他的许多治法都是立足于调节脏腑气机。升提、吐提、滋阴、提壶揭盖等法的创立与应用，都是以升降浮沉药性作为立法的依据。

明代缪希雍在《本草经疏》"十剂补遗"中增入升、降二剂。书中指出："升降者，治法之大机也。《经》曰：'高者抑之'，即降之义也；'下者举之'，即升之义也。是以病升者用降剂，病降者用升剂。火空则发，降气则火自下矣。火下是阳交于阴也，此法所宜降者也。劳伤则阳气下陷于阴分……法当升阳益气……此法所宜升者也。"他在"论制方和剂治疗大法"一节中还总结了升降诸法：如升阳益气、升阳益胃、升阳散火、升阳解毒、升阳除湿、升阳调气，"此病宜升之类也"；又谓降气、滋水、添精，"此病宜降之类也"。

清代景日昣在其《嵩厓尊生书》卷三进而总结概括，谓："补阳宜升，升有散之义，凡散剂皆升也。""补阴宜降，降有敛之义，凡敛剂皆降也。"升降浮沉理论对药物作用的趋向性能做了形象的概括，不仅有利于对药物功效的全面认识，而且在临床用药上也有一定的指导意义。在临床的疾病辨证中，对脏腑气机的逆顺，病势的外浮内传、上逆下陷，病位的上下表里等情况的辨别是非常重要的。在治疗上，利用药物的升浮沉性能，来调节脏腑气机的升降、遏制病势的逆传和发展，因势利导地祛邪外出，也是许多治疗大法的立法依据。因此，升降浮沉药性对于指导临床用药具有重要意义，概括起来主要有以下几方面。

一、调整脏腑气机紊乱

人体脏腑气机的升降出入通畅，是机体气化活动正常的表现。《素问·六微旨大论篇》曰："出入废则神机化灭，升降息则气立孤危。"说明气机的升降出入是生命活动气化作用的最基本方式，伴随人生的全过程和生命的始终。如果升降出入失常，则脏腑气机出现紊乱。机体气化的一般规律是：阴升阳降，下升上降，升中有降，降中有升。五脏主升，但心肺在上主降，肝肾在下则主升，六腑主降，但大肠、小肠参与输布津液故亦兼升，而胆与膀胱则主降泄。脾、胃在中，脾升胃降。这是脏腑气机运化的正常规律。如果脏腑气化偏胜偏衰，就会出现升降失调，为三焦气化之枢纽，如三焦脏腑气机气化紊乱，当升不升，当降不降。临床治疗当以具有升降浮沉性能的药物来进行治疗。如心火上炎，肝阳上亢，当用沉降的泻火、平肝之品以治之。而脾虚气少、肾虚遗泄，又当以补中益气、固肾益精之升浮药物治疗。临床上的益气升阳、滋阴降火、平肝潜阳、升清降浊、疏肝解郁、引火归元等治法，都是以升降浮沉药性来调节脏腑气机的具体运用。

二、遏制病势逆传发展

所谓病势，包括两层含义。一是指疾病发展过程的趋势，是外感疾病传变的转归，它是针对整个病程而言的，有一定的阶段性，在临床上属于辨证的范围；二是指临床上病症所表现的形势，是症状的具体表现，针对某一特定症状的形势而言，在治疗中属于对症治疗范围。升降浮沉药性无论是对病势与症势都有一定的调节作用，如病势的内传、外脱，症势的上逆、下陷，这些也是气机顺逆的表现。如病邪由外传里，用升浮的解表发散之药以阻止其由表入里，久病气虚外脱，用补气救脱收敛之品以挽其式微之元气。又如肺胃气逆，咳喘、呕呃，当用降气平逆的沉降之品以治之；如中气下陷、少气脱肛，又当用补中益气的升提之品以治之。这些都得以具有升降浮沉药性的药物来遏制其病势的发展。

三、因势利导，祛邪外出

病邪侵犯人体，有在上在下、在表在里的不同，攻邪之法亦当随病位与病情的不同而有异。《素问·阴阳应象大论篇》曰："其高者，因而越之；其下者，引而竭之；中满者泻之于内。……其在皮者，汗而发之。"这里明显地指出了病邪在上在表者，当用升浮之类的药物以吐之、汗之，病邪在中在下者，当用沉降的药物以泻之、导之。临床上的汗、吐、下等法，就是升降浮沉药性在祛邪外出方面的具体应用。然而由于病邪的性质不同，祛邪之品还须结合其他药性而综合应用。如热邪内结，当用清热降火之品；寒邪内侵，当用温中散寒之品。这些治法虽然在于突出四气寒热的药性作用，但也含有以升降药性调整气机之意。

四、奉养四时，调和脏气

人体脏腑气机、气化的升降出入变化，与自然界生长化收藏的变化规律也是息息相关的。为了适应外界的自然环境变化，人体必须顺应四时之气。药物的升降浮沉之性，在调养生机方面也具有重要意义。一般来说，春夏之季，万物生长繁荣，调养的药物亦宜酌施升浮之品以助其升发成长之气；秋冬季节，万物成熟收藏，在药物调养方面，亦宜稍佐沉降之品以适应其收敛潜藏之性。故李时珍曰："《经》云：'必先岁气，无伐天和。'又云：'升降浮沉则顺之。'……故春三月宜加辛温之品，薄荷、荆芥之类，以应春升之气；夏三月宜加辛热之药，香薷、生姜之类，以顺夏浮之气；长夏宜加甘苦辛温之药，人参、白术、苍术、黄柏之类，以顺化成之气；秋三月宜加酸温之药，芍药、乌梅之类，以顺秋降之气；冬三月宜加苦寒之药，黄芩、知母之类，以顺冬沉之气。所谓顺时气而养天和也。"（李时珍，《本草纲目·序例·四时用药例》）这种顺养四时之气的方法，不仅用于调养脏气方面，而且在疾病的治疗中也常于方剂中加上一些时令药品，如景日昣在《嵩厓尊生书》中所总结的四季十二月的时令用药，就是一例。究其原理亦在于协调人体气机与自然界的关系。

五、脏腑气机失和，升降同施

在脏腑气机中，脾气运化水谷之气主升，肺吸纳天之清气主降，因此在调理脏气中最为重要。如果脾肺气机壅滞，升降失常，更需借助于升降浮沉药性功能，以调理气机，恢复正常。如苏子降气汤治虚阳上攻，气不升降，以紫苏子、前胡、厚朴、陈皮、半夏降逆、行气、疏内壅；生姜发表、散外寒；肉桂引火归元，或加沉香升降诸气。再如木香顺气汤治阴阳壅滞，气不宣通，方中升麻、柴胡之轻以升阳，茯苓、泽泻之淡以泄阴，配合诸药，使脾枢运转，清升浊降，上下宣通，阴阳复位。

应当指出，升降浮沉药性，主要在于调节机体气机的升降出入，增强机体气化代谢功能。

药物的升降浮沉性能和其他药物性能一样，只是药物作用的一个方面，药物特性的一种，仅能作为临床辨证用药的依据之一，而不是唯一依据。因此，立法处方之际，在注意药物的趋向性能作用的同时，还必须结合中药的其他性能，如气味、补泻、归经等理论，予以综合考虑，方能做到切合病情，恰到好处。

第六节　关于"升降出入"的讨论

升降浮沉作为一种药性理论，最早由张元素在他的《医学启源》中总结而成。他在"用药备旨"章的"气味厚薄寒热阴阳升降之图"中提到"升降"两字；而在其同章还有"用药升降浮沉补泻法"；在其同章"药类法象"中，进一步提到"药有气味厚薄，升降浮沉补泻主治之法"。这里虽然是"主治之法"，但实际"气味厚薄，升降浮沉补泻"都是讲的药性。而后面接着又按"风升生""热浮长""湿化成""燥降收""寒沉藏"，将一百多种常用药物进行编写。从这些论述可见他的依据，主要是两点：一是《素问·阴阳应象大论篇》的"阴阳、气味厚薄"论；二是《素问·六微旨大论篇》中的"非升降，则无以生、长、化、收、藏"的论点建立起来的。

《素问·六微旨大论篇》的要旨，主要是论述自然界"生化极变"的。故谓"物之生从于化，物之极由乎变，变化之相薄，成败之所由也"。并进一步指出："出入废则神机化灭，升降息则气立孤危。故非出入，则无以生、长、壮、老、已；非升降，则无以生、长、化、收、藏。是以升降出入，无器不有。"这里是把"升降"
与"出入"联合起来探讨的。我们在"沿革"中，论述更强调"故器者，生化之宇。……
故无不出入，无不升降。……四者之有，而贵常守，反常则灾害至矣"。这里既指
出了"升降出入"是宇宙间各种事物运动变化的普遍形式，而且强调这种运动变化
必须保持正常，否则就会产生灾害。对于人体的气机来说，也必须保持机体正常的
"升降出入"。如果出现失常，就会产生疾病。从某种意义上来说，人体病变的产生，
与人体脏腑气机升降出入的紊乱是密切相关的。

从上面这些论述中来看，在《素问》的这两篇大论，只有"升降出入"之论，而无"升
降浮沉"之说。经文献检查，升降浮沉之说，首见于张载的哲学著作《蒙正·太和篇》，
在论述气的状态时提出"太和所谓道，中涵浮沉、升降、动静、相感之性，是生细缊、
相荡、胜负、屈伸之始"。但他也还是把"浮沉"置于"升降"之前。但由于他为
北宋理学大家，他的学术观点对于大众影响很大，而且对于医家也是影响很深的。
所以张元素、李东垣辈把四时气候的温热凉寒与生长收藏、升降浮沉联系起来，用
以探讨药性，把它统称为升降浮沉。

但张元素把《黄帝内经》的升降出入的气机运化，改成升降浮沉药性理论，实
为不当。"升降出入"理论，无论从脏腑气机、病机、药性哪个方面来看，其内容
都要深刻丰富得多。

在临床辨证中，有两大机枢。一是三焦为上下升降之枢纽；一是少阳内外出入
之枢纽。在临床论治中，一般来说内伤病证，以脏腑气机升降为主；而外感病，则
以少阳表里出入为主。总之，气机之升、降、出、入，是人体生命活动的基本形式。
所以《素问·六微旨大论篇》曰："出入废则神机化灭，升降息则气立孤危。故非出入，
则无以生长壮老已；非升降，则无以生长化收藏。是以升降出入，无器不有。故器者，
生化之宇，器散则分之，生化息矣。故无不出入，无不升降。化有大小，期有近远，
四者之有，而贵常守，反常则灾害至矣。"因此，将药性之"升降浮沉"改称"升
降出入"很有必要。

李钟文　李卫真

—•第十二章•—

归经学说

归经、引经药性与引子药物，它们在性质和作用方面，有密切的联系，共同组成一个小体系，因此把它们放在一起讨论，并将其称为归经学说。但在概念上和范围上又各有不同的内涵。归经药性是所有药物都具有的，具有普遍意义；而引经和引子药，只有部分特定的药物所具有，且各有特点，又当分别论述。

第一节　归经学说的概念

归经药性理论，主要论述药物作用的部位，亦包含一些趋向性作用，包括归经、引经、引子等项内容，其含义和内容，既有联系，又有差异，故概称之为归经学说。归是药物作用的归属，经是机体脏腑、经络等的概称，即一种药物主要对某经或某几经产生明显作用，而对其他经则作用甚少或无作用。归经药性的概念，在其形成的初期，并没有统一的名称，在长期的演变过程中，曾有过多种提法。在历代本草文献中，有归某经、入某经、走某经、行某经药、通行某经的说法（张元素，《洁古珍珠囊》），也有径称为某经药、某经本药、某经的药、某经行经药等的说法（王好古，《汤液本草》）。在其归属部位上，有用经络名称的，有用脏腑名称的，也有以经络脏腑名称相连的，还有直接用它的部位来作为名称的。这里的归、入、走、行，主要为归属的意义，是药物的作用部位。现代通称为药物对机体某部位或区域的选择作用。

引经药，又称为引经报使药，是指某些药物具有将其他不归本经的药物引导至本经发挥治疗作用。引经药的概念，在金、元时期也有多种称谓，如"通经以为使"

（张元素，《洁古珍珠囊》）、"报使"（王好古，《汤液本草》）、"各经引用"（张元素，《医学启源·用药备旨》）等，后世有称为"主治引使"（陈嘉谟，《本草蒙筌·总论》）、"引经报使"（李时珍，《本草纲目·序例》）者。还有把"响导药"亦作为引经药者（李时珍《本草纲目》）。一般解释为"引诸药直达病所"，即可将不归该经的药物接引到该经病所。即沈石顽在其《本草洞诠》的"引经报使"节中所称"剂中用为响导，则能接引众药，直入本经"。从广义角度来看，引经药还包括部分引子药。引经药与归经药不同的地方，是引经药除有归经作用之外，还有趋向性和吸引性作用。然而，它的最终作用还落在部位上，故引经作用实际上是一种特殊的归经作用。

引子药，也称为"引子"或"药引"，它包括了除引经药以外的其他具有引导药物发挥或加强和扩大疗效的药物。严格说来，引经药也属引药。但在理论指导上，引经药比较严格地受经络学说及归经理论的影响，而引子药则多不受经络理论的限制，其引导作用更为广泛。在应用形式上也有不同，引经药多直接加入方剂或成方之中，有的甚至是方中的主要组成部分，而引子药类虽然也是方中的组成部分，但大多为随症或随时加减应用的药物，而且尤多应用于成药的服用之中。

第二节　归经学说的历史沿革

归经药性理论的起源，早在先秦的一些文献中，已有药物定位、定向的概念。《左传·成公十年》中，记述了医缓的一段话，他说："疾不可为也，在肓之上，膏之下，攻之不可，达之不及，药不至焉。"在《韩非子·喻老》中记述了扁鹊的一段话，他说："疾在腠理，汤熨之所及；在肌肤，针石之所及也；在肠胃，火齐之所及也；在骨髓，司命之所属，无可奈何也。"这些论述都反映了疾病和药性定位的初步概念。

在《黄帝内经》中，疾病的定位概念更为明确，药性定位的论述也更多。如《素问·至真要大论篇》："五味入胃，各归所喜。"《素问·宣明五气篇》中有"五味所入""五味所禁"的论述。《灵枢·五味》："五味各有所走，各有所病。"《灵枢·九针》中也有"五味"所入、"五走""五藏"等论述。这些论述都比较明确地谈到了味的选择性定向定位作用，而且用了入、走、归等动词作为术语，其中的入、归都具有较明确的方向性含义，走亦有趋向性的含义，也有明确的方向性。

从上述可见，早在春秋战国时期，随着疾病的定位，药物作用的定向、定位的概念也就逐步产生了。

在本草著作中，我国现存最早的本草专著《神农本草经》对药物功效的记述，虽然大多数是以主治病症为主的，但也有不少药物功效是把药物的功能与脏腑生理、病理相结合而概括出来的，如大黄"荡涤肠胃"，沙参"补中益肺气"，地肤子"主膀胱热，利小便"，赤芝"益心气，补中"等。这些记述，虽然没有明确地提到归、走、入等定向、定位的概念，但也包含了药物对机体各脏腑的选择作用，实际上包含了定向、定位的意义。

在《名医别录》中，有芥气归鼻，韭归心，葱归目，薤归骨，蒜归脾、肾等记述，这是最早明确指出药物定向、定位的记载。这些内容在《千金方·食治》中有进一步的发展，更多地与味相联系，例如：芥子，辛，归鼻；葱实，辛，归头；其叶青，辛，归目。在它的序论中，对五味所入、五味所走、五味各有所病等内容，还有较详细的理论阐述。

汉代的医学，有了长足的进步，疾病定位的概念，也越来越明确。张仲景的《伤寒杂病论》就是明证，他所总结和创立的六经辨证与脏腑辨证体系，对于后世药物功效范围的总结和归纳，起了很大的促进作用。尤其是他的分经论治的理论和方药的总结，常是后世医家辨认药物归经的理论依据。《伤寒杂病论》分经论治的经，并不限于经络的循行路线，而是方位、区域与功能，结合经络理论综合判断，其中谈到的脏腑也基本是功能单元，而不是现代的解剖器官。类似的情况在后世的《中藏经》《千金方》《外台秘要》《太平圣惠方》《小儿药证直诀》《三因极一病证方论》等医籍中也多见到。这种分经和辨脏腑施治的思维方法，是药物归经的重要理论基础。

在唐、宋的医药文献中，药物的这种选择性定向、定位作用，已不是像《黄帝内经》《神农本草经》那样，多依附于色、味、形、性等五行关系与五脏的联系来解释，而是把它作为独立的药性，如陈藏器《本草拾遗》所说："赤铜屑主折伤，能焊人骨及六畜有损伤者，取细研，酒中温服之，直入骨损处。六畜死后取骨视之，犹有焊痕。"《朝野金载》记有"崔务坠马折足，医者令取铜末和温酒服之，遂痊平。及亡后十余年改葬，视其骨折处有铜束之"。沈括《梦溪笔谈》卷二十六药义中也有："古方言云母粗服则着人肝、肺不可去，如枇杷、狗脊毛不可食，皆云射入肝、肺，世俗似此之论甚多。"这说明北宋时期，药物可以直达内脏的观点已经广泛流传，沈括更进一步认识道："所谓某物入肝，某物入肾之类，但气味到彼耳，凡质岂能至彼哉！"苏轼的《苏沈良方·子瞻杂记》有"凉药为诃子所涩于肺上"（自《苏沈内翰良方》转引）；《指南方》有"下凉药通大腑，则药随水道只行于小肠""渐次使药通其肝、心"的说法。这些记述都说明在医疗实践中已经应用了药物作用定向、定位，只是还没有明确地与经络理论相结合。

药物作用选择性定向、定位概念与经络理论相结合是一个逐渐形成的过程。这与疾病的脏腑辨证逐步转为六经辨证或十二经辨证有密切关系。虽然在《神农本草经》中就有大枣"助十二经"的说法，但还是比较笼统。唐代孟诜已有菉豆"行十二经脉，此为最良"的记述，也还属孤证（唐慎微，《重修政和经史证类备用本草》转引）。到了宋代此类论述渐多，如苏颂所说"瞿麦古今方通心经，利小肠为最要""苏，其叶通心经"。（唐慎微，《重修政和经史证类备用本草》转引）寇宗奭的《本草衍义》中所称天竺黄"凉心经"，史堪的《史载之方·为医总论》所称"以清凉之药解利肺经""宜行其肾经"等（《史载之方·寒气客于夹脊之脉》），都已包含了近似归经的概念，但还没有作为正式的药性提出。

现存本草中第一部把归经内容作为药性记载的，当推张元素的《洁古珍珠囊》，它所论述的 113 种药物中，有 30 余种谈到了归经或类似归经的药性。其次是王好古的《汤液本草》和徐彦纯的《本草发挥》，他们比较全面地集中了金、元各医家的学术见解，并且正式把归经与气味、阴阳、毒性等列在一起，作为药性提出来了。可见，金末元初期间，归经药性的认识已经比较成熟，系统的归经理论实际已经形成。但用"归经"作为一个药性名词正式提出，则是清代沈金鳌的《要药分剂》。为什么把它称之为归经呢？"经"作为部位的代称是没有问题的。那为什么用"归"来作功能呢？因为早在《素问·至真要大论篇》就有："五味入胃，各归所喜。"而在《名医别录》中，又有芥气归鼻，韭归心，葱归目，薤归骨，蒜归脾、肾等所述。这些都是用"归"说明其作用。所以虽然金元以来有用入、走、行、归等多种说法，但以"归经"作为药性名称还是比较合适。

归经理论的产生与形成体系，都是以临床实践为依据。随着临床实践的积累和丰富，归经药性理论也必然得到不断的丰富和发展。明、清以来，不仅归经理论本身得到不断的丰富而臻于完善，而且由于它与多种药性的综合应用，推动了整个药性理论的发展。

首先，随着医学的进步，临床经验的进一步积累，对机体部位和发病部位的认识不断深入，经络理论的应用也不断深入，并且与脏腑理论相结合，已经发展成为可以概括全身各个部位和各种功能的理论。但疾病并不都表现为整个经脉涉及的范围，常表现一定的局限性。因此，出于治疗的需要，归经理论也要求有比经脉循行更具体的内容。元末明初，最先出现归经分气、血；明代中期，又有了"本病""经病""窍病"的划分；在此期间逐渐产生了命门、募原、心包、膻中以及卫、气、营、血、三焦等新病位的概念。它们虽然脱胎于前人术语，但多赋予新的含义或增添了新的内容。它们既与经络理论、脏腑理论有密切联系，但又有所不同，在辨证用药上往往各具特点，有相当清晰的界限。药物选择性归趋于这些新方位的药性认识，是归经理论的新发展。即使以经络理论而论也有新的发展，如金、元时期，归经理论基本没有涉及奇经八脉，而清代姚澜的《本草分经》中专列了奇经八脉药类。严西亭的《得配本草》更分别考订了入各奇经的药物，从而发展了归经向位的类别。

明代程玠的《松崖医径》以六脏作统领，分别列举了十二经归经药物与引经药，何本立的《务中药性》的药性总义中提出"十二经中，惟手厥阴心包、手少阳三焦经无所主，其经通于足厥阴、少阳，厥阴主血，诸入肝经血分者，并入心包；少阳主气，诸入胆经气分者，并入三焦。命门相火散行于胆、三焦、心包络，故入命门者，并入三焦"。进一步完善了归经体系。

姚澜的《本草分经》另设通行经络和不行经络杂品两类药物；祁坤的《外科大成》另设散品、走品两类药物。不行经络或通行经络，或通行十二经络的提法，散见于明、清间许多本草著作，说明当时人们已经认识到药物归经情况不一。有的专一性、选择性较强，有的则影响范围较广，选择性较差；也有的作用性广泛，不表现明显的选择性，没有具体的归经。这对归经理论是一个很重要的补充。

归经理论原是以单味药为主体，大多集中于本草书籍中论述。但是，药物的应用是以方剂为主要方式，故方剂在归经理论的形成和发展中也起了很大的作用。早在宋代修订的《太平惠民和剂局方》中，已在有关方剂的主治及用法项下提到了类似归经的认识。如四斤圆（通"丸"。后同）的"肾经不足"，木瓜圆"肾经虚弱"，镇肝圆的"肝经不足"，钟乳泽兰圆的"冲任虚损"，白薇圆的"补调冲任"等，这些主治内容都含有归经之意。在左经圆的主治项下，明言"此药尤能通行荣卫，导经络。专治心、肾、肝三经"；在无比山药圆的用法下，说"此药通中入脑，鼻必酸疼，勿怪"。这些更明显地记述了方剂发挥作用的方位性。金、元医家论述药物的归经，大多是以《伤寒论》中各经主方和方中主药为其依据的。明末清初，对方剂归经的认识更有新的发展。如汪昂的《医方集解》，书中97.9％的方剂都有归经的论述。方剂的归经，不是组方各药归经作用的简单相加，而是通过配伍关系和各种药性的综合分析而概括出来的。尽管方剂的归经未被医家普遍接受，但仍为一个很有意义的理论探讨。

在药性综合应用中，李东垣的"用药法象"，王好古的《汤液本草》"五脏苦欲补泻药味"，陈嘉谟的《本草蒙筌》"用药法象"，景日昣的《嵩厓尊生书》"五脏苦欲宜恶谱"等，虽然没有明确提到归经，但都包含着定向、定位的药性。清代药队理论的出现，承袭了前述综合药性的发展，又接受了李时珍"脏腑虚实标本用药式"与张景岳的"药阵"的思想，以归经为纲，综合性味、功能等药性，对药物的治疗性能以部队、猛将、次将，温、凉、补、泻等综合概括。这一理论先后见于《笔花医镜》《医医偶录》《药性摘要》《本草害利》等著作中。其他综合药性最多见的则是以功能与归经综合归类。一般以归经为纲，以寒、热、劳瘵、风、湿、燥、气、血，或虚、实、寒、热，或补、和、攻、散、寒、热为目。《本草集要》称"各经主治药"，《本草发明》称"主治各经药"，《万病回春》称"各经补泻温凉药"，《外科大成》称"十二经补泻药"，《本草分经》则作为全书的体例，《十剂表》则以归经为纲，十剂为纬，列举药物功能纲要。这些药物的综合药性，虽然内容各有不同，见解不一，但都说明在单纯定向、定位的药性的基础上，发展为各类药性综合作用的总趋势。

第三节　归经学说的理论依据

药物的归经理论，是在中医基础理论指导下，通过历代医家长期医疗实践，结合药物固有的特性归纳总结而成的。所谓"归"即是药物作用的一种趋势特性；"经"则是指机体结构或功能的某些单位。药物的归经性能，主要通过临床实践，药物作用于机体而被人们所认识。因此归经药性的理论依据主要是机体因素、药物特性和临床疗效三方面。其中又以临床疗效为其主要依据。

一、药物特性

各种药物都具有形、色、气、味等特性。这些特性往往是古代人们赖以说明药物作用的依据，同时也是药物归经的依据之一。早在《黄帝内经》中已把药物的五味、五色、五气，通过五行学说与五脏理论相联系，用来说明药物与五脏生理、病理的关系。故药物的气味与颜色在归经理论的形成中起了重要作用，后世对药物归经的论证，也往往应用这些药物的特性。它们与归经的关系，根据《黄帝内经》有关篇章的内容可归纳如表2。

表2　与归经相关的五行所属

五色	五味	五气（嗅）	五行	五脏
青	酸	臊	木	肝
赤	苦	焦	火	心
黄	甘	香	土	脾
白	辛	腥	金	肺
黑	咸	腐	水	肾

药物的这些特性，虽然都可用作归经的依据，但以五味理论应用较多，相对来说它的理论对归经的覆盖面较宽，具有一定的规律性，如辛入肺，陈皮、紫苏、麻黄皆味辛而归肺经；甘入脾，黄芪、党参、甘草皆味甘而归脾经；酸入肝，山茱萸、乌梅、酸枣仁皆味酸而归肝经；苦入心，黄连、莲子心、栀子皆味苦而归心经等。至于五色、五气等，仅在古籍中偶尔用以说理，规律性不强。此外，药物的性状有时也用来解释归经，如汪昂的《本草备要》所说："其入诸经，有因形相类者，如连翘似心而入心；荔枝核似睾丸而入肾之类；""质之轻者，上入心、肺；重者，下入肝、肾；……枯燥者，入气分；润泽者，入血分。"这些说理，可重复性不强，可供参考。

药物的形、色、气、味用作归经理论依据，存在较大的局限性。第一，不能重复引申，如味酸入肝，但入肝经的药不都是酸味，味酸的药物也不尽都归入肝经。青入肝，但入肝经的药物不都是青色，而色青的药物也未必尽入肝经。第二，色与味或色与形方面存在一些矛盾，如酸味的药物也不一定就色青，甘味的药物也不一定是色黄，反之亦然。色、味与形态方面也存在这些矛盾。因此应用这些理论时，存在着实用主义。同一书中，甲药以味为据，乙药以色解释，丙药以形态论证，这也是各家本草对同一药物存在多种归经不同说法的原因之一。

二、机体依据

机体是由许多局部单位构成的，主要包括脏象系统和经络系统。脏象系统又包括五脏六腑、奇恒之腑、卫气营血、三焦以及肢体五官等结构和功能单位；经络系统也包括十二正经、奇经八脉，以及其所主、所合、所属、所循行的脏腑区域等。这些都是机体单位，又包含其生理功能与病理变化。

药物的定向、定位作用，首先是与脏腑相联系的，如《黄帝内经》中的"五入""五走"，都是药物或食物作用与五脏、五体相联系的。又《黄帝内经》及后世医家对五脏苦欲补泻的论述，也是把药物五味的补泻作用与五脏相联系。《神农本草经》对于许多药物的具体功效的记述，也多与脏腑等功能单位相连。如谓甘草"主五脏六腑寒热邪气"，柴胡"去肠胃中积气"等。这些记述对后世归经理论的形成起到了推进作用。随着医学的进步，病变部位的辨别越来越受到重视，《金匮要略》中脏腑辨证体系得到了唐、宋医家的不断补充。因此，结合脏腑或机体局部的功能和病理变化来讨论药物功效的记述越来越多。前面所引述《本草拾遗》《朝野佥载》《梦溪笔谈》等有关归经的记述就是明证。李时珍所总结的《脏腑虚实标本用药式》，更是脏腑理论结合寒热、补泻等药性综合应用的一个典型例子。其中所谓的"标本"，主要指"经脉病"与"脏腑病"，但也是突出以脏腑理论为主，故每一脏腑又有"气""血"之分。可见其定位的针对性更为详细。明、清以来所出现的卫、气、营、血与三焦学说，这些理论也成为归经的理论依据，但这些理论也是建立在脏腑理论之上的。因此，明、清以来论及药物的归经，多以脏腑名称为依据，而较少以经络名称作为归经的依据，有的则于脏腑后加上"经"字，把经络作为脏腑的组成部分，故现代的归经则多径称脏腑之名。

经络系统也是机体的重要组成单位，早在《黄帝内经》中已经把它作为辨证的依据。十二经都有主病，而且还分为"是动"和"所生"病，这些疾病以经络名称定位的方法通过《伤寒论》的充实和发展，经唐、宋医家的进一步综合，总结出脏腑经络结合的辨证体系，以统领外感和内伤诸病的辨证，如《医学启源》等医籍就是其代表。经络既是辨认疾病部位的所在，自然也是药物作用的归宿。凡能治疗某经疾病的药物，就把它归为某经。因此，经络系统就成为药物归经的重要依据之一。

故在《洁古珍珠囊》，王好古的《汤液本草》中，多以手足三阴、手足三阳十二经为其依据。如谓桂枝"入足太阳经"，桔梗"入足少阴、手太阳"，柴胡"入手少阳"等。都是用手、足六经来概括药物的归经，有的则是在六经的名称下加上其所络属的脏腑名称。随着奇经八脉理论研究的深入，以奇经八脉理论作为记述药物归经的依据也应运而生。明末清初，不仅以经络理论作为归经的基础得以普遍应用，而且进一步发展到以穴位来对药物作用进行定位。

三、临床疗效

药物的一切性能，都来源于临床实践的总结，药物的功效与药物归经性能是极为密切的。归经理论尽管与药物的形、色、气、味等特性和机体因素关系密切，但是它的建立仍有赖于药物的临床疗效的总结。金、元以来，药物归经的论定，主要是以药物的效用为其依据。无论是以脏腑理论，还是以经络进行归经的论述，都是建立在药物治疗作用的基础之上的，如麻黄、桂枝归足太阳经，就是因为麻黄、桂枝为麻黄汤、桂枝汤的主药，是治疗太阳表证的主方而论定的。又如石膏、知母归足阳明经，柴胡归足少阳经等，都属此类。在脏腑辨证论治中，大黄能泻胃家实热，故归胃经。当归为补血活血要药，故归心、肝二经；人参、黄芪能补益脾、肺之气，主治脾、肺气虚，故归脾、肺二经；鹿茸、巴戟天能补益肝、肾，用治肝、肾不足之证，故归肝、肾二经。

药物的疗效与性味结合，不仅是归经的重要依据，而且对归经的范围和主次也起决定作用。一般来说，药效简单，性味单纯，其归经的范围也小，多专归一经，如白前、前胡均以辛味为主，功能降气祛痰，故单入肺经。这类药物多称某经专药。若药味复杂，作用多样，其归经范围也较广，多在两经以上，如桂枝辛甘性温，既能散寒解表，又能温经止痛、温阳化气，故归心、肺、膀胱三经。有些药物性峻烈，通行之性甚强，如附子、防己、威灵仙等，由于这些药物其性走窜，故通行十二经脉。在能归几经的药物之中，又有主次之分，这也是根据药物对各经治疗作用的强弱进行论定的。如《本草求真》谓人参、黄芪"崇入肺，兼入脾"即是。

总之，药物归经的认定，都是以脏象、经络理论为基础，以临床疗效为主要依据。至于其他形、色、气、味，虽然也偶尔引入说理讨论，却都以临床疗效为终结，为判断的最后依据。无论其色青（益母草）、色紫（生地黄）、色黑（何首乌）、色白（白芍），因其治疗肝病，而均归肝经；无论其味咸（龟甲）、味甘（枸杞子）、味苦（杜仲）、味辛（补骨脂），因其主治肾病，故都归肾经。通行十二经的药物，也不通具五脏之形、色、气、味特点。临床经验的不断积累和发展，是归经理论发展、丰富的根本原因。

第四节　归经药物的分类和特性

一、归经药物的分类

历代医家有关药物归经的论述，在方法上与名称上各有不同，在性质上与范围上也各有所别。不同类型的归经药物有着不同的临床意义。为了准确地掌握和运用药物的归经学说，现根据归经药物的不同作用部位和不同作用性质，归纳分类，介绍如下。

（一）按不同作用部位归经药物可分以下几类

1. 经络归经药　主要作用于经络系统。大多对经络病证或六经病证起主要治疗作用。如麻黄、桂枝，可发太阳之表，故归于足太阳经；石膏、知母，能清阳明之经热，故归于足阳明经；细辛能发少阴之表，故归于足少阴经。这些药物把它称为归膀胱、胃、肾等脏腑是不当的，即使把它们称为归膀胱经、胃经、肾经，亦属勉强。故《汤液本草》等书籍将其称为归足太阳经、足阳明经……是比较确切的。

2. 脏腑归经药　主要作用于五脏六腑系统。大多以调整脏腑功能或治理脏腑病变为其主要作用。如麻黄、杏仁，具有止咳平喘作用，可治肺经病变，故归肺经；夏枯草、青葙子，能清肝明目，可治肝热目赤，故归肝经；柏子仁、远志，能养心安神，以治心烦不眠，故归心经。

3. 部位归经药　主要作用于机体的某一局部，大多对机体某一部位的病证起主要治疗作用。这类药物具有特殊的针对性，临证之际，往往选择加用。如桔梗为舟楫之剂，可引药上行；牛膝能引药下行，为强壮腰膝之剂；瓜蒌、青皮，为宽利胸胁之药；狗脊、杜仲，为强健腰脊之品；桂枝、桑枝，能横行肩臂；海桐皮、五加皮，可下走脚胫。此类药物多用于四肢躯干的病症，尤以风湿痹痛、跌打损伤等局部性病症应用较多。

4. 组织归经药　主要作用于机体的某些组织，如卫、气、营、血、筋骨皮肉等。

这些组织与脏腑经络有密切联系，故大多通过脏腑而起作用，其中部分是直接作用于组织，如入皮、肉之品。其中又以归"气分""血分"论述较多。如桃仁、红花归肝经血分；天麻、荆芥归肝经气分。桔梗、紫苏归肺经气分；紫菀、侧柏叶归肺经血分等。有些药物归诸经气分，有些药物归诸经血分，还有一些药物既归气分，又归血分。如延胡索、乳香、没药均可兼入气血。至于归入营卫者，诸家论述较少。陈士良谓"荆芥能引诸药入营卫"，李东垣谓"麻黄、桂枝，虽为太阳经药，其实营卫药也"。后世温病学家间有论述，有待进一步总结。归于筋骨皮肉者，多以所治部位作为归纳的名称。如竹茹专入经络皮里膜外；自然铜专入骨；轻粉专入筋骨；象皮专入肌肉；蝉蜕兼入皮肤等，这些药物对于临床对症用药具有一定的指导意义。

（二）按不同作用性质归经药物可分以下几类

1.效用药类　同归一经的药物，其效用性质各有不同。历代本草论述归经药物时，除指出其所归经络、脏腑外，进一步指明为何类效用的药物。如十二经泻火药、脏腑补泻药，以及某经风药、某经湿药等均属此类。这些都是脏腑、经络病证治疗用药，绝大部分归经药物属于此类。

2.响导药类　在同归一经的药物中，又有主次之分，有的对本经病证起主导作用，有的仅为辅助之品。李东垣的"响导药"即是治疗本经病证的首选药物。虽有"响导"之名，实为主导之意。大多作为方剂中的主药，或称君药。李氏在"用药心法"中，归纳了87种，即是当时用以治疗各经病证的主药。熟练地掌握这些药物，对于临证处方用药是很有帮助的。

3.引经药类　也称为引经报使药，是具有特别作用的归经药。它除了对本经病证具有治疗作用外，还可通过配伍形式，把不归本经的药物引归本经，发挥药效，达到治疗本经病证的目的。如十二经引经药即属此类。此外还有一些特殊病证和某些局部也有"引经药"。这些药物对于治疗经络和某经局部的病证，是具有特殊针对作用的。

4.引子药类　此类药物作用类似引经药，也有引药作用，但主要作用于脏腑系统。在方剂的配伍中，亦作佐使药。临床上又有病情引子药与时令引子药之分。如调理脾胃之剂常加枣；发表散寒方中每加姜葱；中风痰壅之剂常加竹沥、姜汁；妇人产后之症，多用童便为引。这些多属病情药引。有些中医根据不同季节加用有关的药物，如春加荆芥、薄荷；夏加香薷、生姜；秋加芍药、乌梅；冬加黄芩、知母，以顺四时生长收藏之气，这些都是时令引子药。此外，炮制药物时，入肝之品多用醋炒；润肺之药常用蜜炙；补脾之品常用土、米炒黄。这些辅料的加用，亦有引子之意。

二、归经药物的特性

历代医家对归经学说的认识存在差异。不仅定位的方法不一，而且概括的范围、探讨的深度也不尽相同。因此，药物的归经至今尚未形成一个统一的、公认的系统。

首先，在药物归经定位的方法上缺乏一致性。历代医家在论述药物归经时，有的以六经或十二经作为定位单位，有的以五脏六腑作为归纳对象，有的则兼而用之。如早期的药物归经多以六经辨证用药为据，《汤液本草》中谈到的归经，多用手足太阳、阳明、少阳、少阴、太阴、厥阴等经络之名来确定。而明代的《本草品汇精要》则单用手、足六经名称。明、清间其他本草，或以经络名加脏腑名称，如《本草纲目》《本草经解》《本草备要》；有以脏腑名加"经"字者，如《本草蒙筌》《药品化义》《要药分剂》；有两种方式混用者，如《药鉴》《本草正》；有直用脏腑名称者，《本草求真》《本草分经》；亦有脏腑经与脏腑名混称者，如《本草害利》。但有些药物的定位，不便以经络、脏腑来命名，则又直接以机体部位或组织来定位，如《本草求真》谓斑蝥"专入下部"，轻粉"专入筋骨"，象牙、蟾酥"专入肌肉"，樟脑"专入关窍"，丝瓜"专入经络"，自然铜"专入骨"等。然而这些机体部位或组织又可通过脏象学说把它们概括起来，如肝主筋、肾主骨、脾主肌肉等，凡入筋者可归于肝，入骨者可归于肾，入肌肉者可归于脾，所以还是以经络、脏象作为定位的单位。尤其脏象理论概括广泛，故以脏腑作为定位单位更为人们所普遍接受，如现代的《中华人民共和国药典》《中药学》教材，都直接用脏腑之名作为归经的单位。

其次，药物归经的层次与归经的性质在认识上也存在差异。归于某一经的药物，多与该经的生理功能和病理变化产生直接或相关的作用，或改善该经的生理功能，或调节该经的病理变化，或可祛除侵入该经的外邪，或可治疗该经络属部位或器官的病变。因此，同归一经的药物存在多种性质，如《医学启源》中，在有关归经药物上进一步标明为该经的"本药""的药""风药""湿药""寒药"等。陈嘉谟的《本草蒙筌·各经主治引使》一节中进而分列了治寒、治热、治劳瘵热、治风、治湿、治燥等类不同的性质，而且在治寒、治热两类中还有气分、血分之分。江涵暾花的《笔花医镜》所总结的各脏腑"药队"，则每部之下又分别以补、泻、凉、温四类进行归纳，而且每一类中又分猛将、次将，对其作用的强弱加以区别。沈金鳌的《要药分剂》则于每药归经项下"必着为如何之品句""或括是药全性，或专及是药最重之用"。这些对归经药物的进一步定性，如果能获得统一认识，则更能加强归经理论在临床用药上的指导作用。

最后，各书所载药物有归经论述的品种也不一致，药物归经的认定是不断发展的。金元时期的本草著作，记载归经的药物数量较少，如《珍珠囊补遗药性赋》（简称《珍珠囊》）只有 30 多种有归经的记述，到了明代的官修本草《本草品汇精要》则已经扩展到 82 种之多。清代的《要药分剂》载药达 400 余种，《本草求真》收药 520 余种，全部都有归经的记述。现代的《中华人民共和国药典》《中药学》教材，绝大多数药物均有归经的概括。可见药物的归经品种是不断增加而完善的，药效的定位也是在不断完善的。归于每一经的药物，各家本草记述也有多少的不同。以归肺（手太阴）经的药物数目为例，《汤液本草》为 25 种，《要药分剂》为 97 种，《十剂表》收有 67 种，而《笔花医镜》《本草害利》（凌奂著）的肺部药队则分别为 49 种、50 种，《本草分经》则为 127 种。可见各家对归肺经药物的概括相差甚大。不仅归于各经的药物数量不同，而且各书所载归于某经的药物品名也有很大的差异。一种药物，常有甲书归肝，乙书归心的不同概括。

药物归经范围的大小，一种药物归经的多少以及所归脏腑的名称，各家本草论述也不尽相同，有些药物甚至完全不同。现以辛温解表药为例，将三部本草著作的归经记述，归纳为下表 3。

表3 14 种辛温解表药在三部本草中的归经记述

药名	书名		
	《要药分剂》	《本草求真》	《本草分经》
麻黄	肺、膀胱、心、大肠	膀胱、肺	肺、心、大肠、膀胱
桂枝	肺、膀胱	心、肝、肌表	肺、膀胱、
紫苏	心、肺、胃	肺、心、脾	肺
生姜	肺、心、脾、胃	肺	胃、肺
香薷	心、脾、胃	脾、胃、心	肺
荆芥	肝、胆、胃	肝	肝
防风	肝、大肠、三焦	膀胱、肺、脾	膀胱、肺、脾、胃、三焦、肝

续表

药名	书名		
	《要药分剂》	《本草求真》	《本草分经》
羌活	膀胱、肝、肾、小肠	膀胱、肝、肾	膀胱、肝、肾、奇经
白芷	肺、胃、大肠	胃、肺、大肠	肺、大肠、胃
藁本	膀胱	膀胱、督	膀胱、奇经
苍耳子	肺	肺、脾	通行经络
辛夷	肺、胃	肺	肺、胃
葱白	肺、肝、胃	肺、肝	通行经络
胡荽	肺、脾	心、脾	不循经络杂品

从上表可见，各家所记述的归经大体上相同，但也存在一些差异，如防风，三部本草所载差异甚大，其中《本草求真》与《要药分剂》就完全不同。一些作用复杂的常用药物，其归经之差别更大，如高晓山对大黄的归经综合了 40 种本草文献进行统计（高晓山，《常用中药现代研究丛书·大黄》），有 16 种说法，涉及 10 经之多。但以胃经（39 种）、大肠经（37 种）、脾经（28 种）、肝经（22 种）四经比较集中，其次是心包（17 种），而以心经（4 种）、三焦经（3 种）、小肠经（3 种）较少，膀胱经与肺经分别只一种文献记载。在一本文献中记述最多的达六经，最少的为一经。其中以胃、大肠、脾、肝、心包经的说法最多，有 14 种文献。现代的《中药学》教材认为归脾、胃、大肠、心经，也与历代本草文献基本一致。

一种药物的归经为什么会有多种说法，是由于影响归经的因素比较复杂。首先是归经的理论依据不同，有的以脏象学说为据，有的以经络学说为据，有的突出药物特性，有的突出临床疗效。其次是概括的程度不同，有的只突出其主要的归经，而有的则有主有兼。多数只概括其所归的经络、脏腑，而有的则进一步落实到气血、官窍等。同时归经还受到配伍、炮制的影响。同一药物配伍的药物不同，其归经就有改变。故《汤液本草》谓缩砂"与白檀、豆蔻为使则入肺，与人参、益智为使则入脾……与白石脂为使则入大小肠"。炮制所用的辅料及方法不同，它的归经也受到相应的影响，《汤液本草》谓大黄"入手足阳明经，酒浸入太阳经，酒洗入阳明经"。此外，药物的剂型、用量、服用方法等也可以影响它的归经。

综上所述，药物的归经必须加以整理。首先，对历代本草的药物归经进行归纳；其次，结合临床实践，并制定客观指标，开展实验研究；最后，实行统一的归经指标，确定各药的归经范围，从而增强其对临床用药的指导意义。

第五节　归经理论的临床意义

归经理论的形成和发展，丰富了中药基本理论，同时也推动了中医的辨证论治和制方遣药的发展。尤其是分经论治的理论，得到了更大的发展。如李东垣曰："凡一经受病，当求责其一经，不可干扰余经，苟滥投克伐之剂，则诸经被戕，宁无危乎！"王好古在论述胡洽治痰癖，饮用五物相反之药时说："治之大略，水者，肺、肾、脾三经所主，有五脏六腑十二经之分……不可轻泻，当知病在何经何脏，误用则害深矣。"（王好古，《汤液本草》）朱丹溪在论述疮疡的治疗时亦说："疮疡所发，有痈、疽、疖、疬，轻、重、浅、深不同，或止发一经，或兼二经者，止当求责于一、二经，不可干扰余经也。"王肯堂在《证治准绳·疡医》中专列了"分经络"一节，首云："人身之有经络，犹地理之有界分。治病不知经络，犹捕贼不知界分，其能无诛伐无过之咎乎！"徐大椿也在《医学源流论》中说过："故治病者，必先分经络脏腑之所在，而又知七情六淫所受何因，然后择何经何脏对病之药，……而后治之，自然一剂而即见效矣。"可见历代医家都比较重视治病的分经和药物的归经。

归经理论在药性理论和中医临床应用上，主要有以下几方面的意义。

一、完善了药性理论，加深了对药性的认识

古人总结药性理论，主要是以阴阳、气味、补泻、良毒为基础，偏重药物作用性质的辨别；而药物作用的发挥，必须通过与机体脏腑、经络各种功能的结合。为了弄清药物疗效的所在，这就需要对药物作用进行定位，归经理论的建立和完善，正好实现了药物作用定位的需要，从而进一步完善了药性理论，加深了药物作用的了解。同时，由于归经理论主要以脏象、经络理论为其理论依据，从而加强了药性理论与中医基本理论的联系。归经理论不仅丰富了药性理论，而且是在实践应用中，它与其他药性理论（如温、凉、补、泻、气、血等）相结合，以之讨论药物的全面作用，进一步推动了药性理论的研究。

二、归经理论实现了药物作用的定位，推动了中医基本理论的发展

前已述及，药物作用定位，起源于疾病的定位。病位的辨别，经历了由经络系统到脏腑系统，进而经络、脏腑相结合，再过渡到以脏腑体系为主的过程。在这一历史过程中，药物的归经理论无疑起了推动作用。归经理论的建立，药物作用的定位，使六经辨证和脏腑辨证等体系得到了不断完善和发展；归经药性和寒热、补泻等药性理论的综合，使中医临床上的八纲辨证纲领更加具体，至于温病学中的卫、气、营、血与三焦辨证体系的创立，更与药物的归经理论中的入气分、血分的划分等内容有密切的联系。归经药性的深入发展，也促进了中医脏腑、经络等基本理论的发展；药物归经作用的概括，加深了对脏腑经络生理功能和病理变化的认识。

三、归经理论指明了药物作用的部位，增强了辨证用药的针对性

在临床辨证之中，病位的辨别是极为重要的，如八纲辨证中的表里，其他如脏腑、六经、三焦、卫气营血等辨证体系，都是直接以病位作为辨证的纲领。临床上同一病症，由于发病的部位不同，在治法方药上则迥然不同。药物的归经，着重在于指出了药物作用的部位所在。因此，在临床上选用针对性较强的药物进行治疗，有利于疗效的提高，如同一伤寒病，初犯太阳，则宜以麻黄、桂枝等发表之品以治之；若传入少阳，则当以柴胡、黄芩等药以和解表里；若进而邪热结于阳明，在经则宜用石膏、知母等药以清经，入腑则宜用大黄、芒硝等药以泻腑；病传三阴，则又当归三阴各经之品以调治之。又如同一热证，也有肺热、心火、胃火、肝火等的不同。若肺热咳喘，当用桑白皮、地骨皮等肺经药；若胃火牙痛当用石膏、黄连等胃经药；若心火亢盛心悸失眠，当用朱砂、丹参等心经药；若肝热目赤，当用夏枯草、龙胆等肝经药。再如外感热病，热在卫分，当用金银花、连翘等卫分之药；若热入气分，则当用石膏、知母等气分药。还有热邪入营、入血之不同，更有热在上焦、中焦、下焦之异。临床治疗上也应根据药物的归经进行制方遣药，才能收到预期的效果。掌握药物的归经，还可帮助同类药物功效的区别应用，如羌活、白芷、柴胡、吴茱萸等药，均可治疗头痛，但由于归经范围不同，而分别用于太阳头痛、阳明头痛、少阳头痛、厥阴头痛等不同病症。又如麻黄、黄芪、附子、猪苓，都有利水消肿的功效，但麻黄为宣肺利水、黄芪为健脾利水、附子

为温阳利水、猪苓为通利膀胱之水湿，其作用机制各不相同，其应用也各有别。因此，在熟悉药物功效的同时，掌握药物的归经对同类药物的鉴别应用有十分重要的意义。

四、归经指出了药物作用的范围和主次，对临床配伍制方有重要指导作用

药物的归经范围，决定其临床应用范围；而归经的主次划分，决定其在处方应用中的主次地位。中医处方用药，强调君臣佐使。一般来说，专归某经或主归某经的药物，大多为治疗该经病证方剂的主药；而兼入之经，则多为治疗该经病症方剂中的辅助药物，如专治眼病的青葙子、密蒙花等，皆为专归肝经，而以二药为君的青葙子散、密蒙花散（《太平惠民和剂局方》），皆为治疗眼病的专方。又如六味地黄丸中的熟地黄，七宝美髯丹中的何首乌，二药都入肝、肾，但六味地黄丸以滋阴补肾为主，而七宝美髯丹则功专补肝坚肾，故黄宫绣的《本草求真》谓熟地黄"专入肾，兼入肝"，而何首乌为"专入肝，兼入肾"。再如麻仁苁蓉汤中的肉苁蓉，在方中主要是增强麻仁的作用，故《本草求真》谓其"专入肝，兼入大肠"。因此，通过归经理论指出了药物作用的主次，是临床处方用药决定君臣佐使的重要依据。同时对于初学者来说，有利于掌握药物的功效重点。

五、归经理论有利于全面了解药物的作用机制和准确掌握药物功能

归经理论把脏腑经络的生理功能、病理变化与药物作用紧密联系起来，既加强了中医药理论的结合，同时加深了对药物作用机制的认识，如麻黄归肺与膀胱经，功能发汗解表、宣肺平喘、利水消肿。麻黄的这些作用与肺和膀胱的生理功能、病理变化紧密相关。肺主皮毛，司呼吸，又为水之上源；膀胱为足太阳经之腑，主一身之表，又为州都之官，是水液排泄的通道。风寒犯表，肺与膀胱首当其冲，发为风寒表证；肺气失宣，肃降无权则出现咳嗽气喘；水之上源不清，而水道不利，则不能下输膀胱，或膀胱气化不行，致使水液内停，与在表之风邪相搏而发为风水之证。这些病症都可以通过麻黄来改善肺与膀胱的生理功能及病理变化，而起到发散表邪，宣降肺气，通利州都的作用。麻黄的上述功效和作用机制，通过归经理论得以全面认识。同时也加深了对中医基本理论肺与膀胱生理功能的理解，使中医的理法方药体系更加完善。

六、归经理论是一种综合药性，结合其他药性能全面指导临床用药

前述归经理论的形成和发展与药物的四气、五味有着密切联系，因此在指导药物临床应用时，还必须与四气五味以及升降浮沉等药性理论结合起来，才能做到全面准确。如同归肺经的药物，由于有四气的不同，其治疗作用也异。如紫苏性温散肺经风寒、薄荷性凉散肺经风热、干姜性热温肺化饮、黄芩性寒清肺泻火。同归肺经的药物，由于五味的不同，作用亦殊。如乌梅酸收固涩、敛肺止咳，麻黄辛以发表、宣肺平喘，党参甘以补虚、补肺益气，陈皮苦以下气、止咳化痰，蛤蚧咸以补肾、益肺平喘。同归肺经的药物，因其升降浮沉之性不同，作用迥异。如桔梗、麻黄药性升浮，故能开宣肺气、止咳平喘；杏仁、紫苏子药性降沉，故能泻肺止咳平喘。四气、五味、升降浮沉与归经同是药性理论的重要组成部分，在应用时必须结合起来，全面分析，才能准确地指导临床用药。运用归经理论指导临床用药，还要依据脏腑经络相关学说，注意脏腑病变的相互影响，恰当选择用药。如肾阴不足，水不涵木，肝火上炎，目赤头晕，治疗时当选用黄柏、知母、枸杞子、菊花、地黄等归肝、肾两经的药物来治疗，以益阴降火、滋水涵木；而肺病久咳，痰湿稽留，损伤脾气，肺病及脾，脾肺两虚，治疗时则要肺脾兼顾，采用党参、白术、茯苓、陈皮、半夏等归肺、脾两经的药物来治疗，以补脾益肺，培土生金。而不能拘泥于见肝治肝、见肺治肺的单纯分经用药之法。

药物的归经性能，实现了药物作用与病变所在的脏腑、经络的定位。事实证明，掌握好归经理论对于指导临床用药意义很大。然而，由于历代医家对一些药物功效的观察，认识上所存在的差异，对归经理论也存在一些不同的看法，如明代的赵敬斋谓："药之功效，有治病之多者，有治病之少者。《汤液》《集要》，分某药为太阴经，某药为少阴经，层见而叠出。其如谓黄芪、人参，皆言补五脏；川牛膝、鼠粘子，皆助十二经，如此治病位之多者，不可计数。若拘系经脉，分定阴阳，则治一不能治二，治此而不能治彼。刻舟胶柱，性无变通，又岂能治人之病哉。"（丹波元坚，《药治通义》卷十一转引）清代徐大椿《医学源流论》卷上也说："盖治病之法多端，有必求经络脏腑者，有不必求经络脏腑者，盖人之气血无所不通，而药性之寒热温凉，有毒无毒，其性亦一定不移，入于人身，其功能亦无所不到，岂有其药止入某经之理。即如参、芪之类，无所不补，砒、

鸩之类，无所不毒，并不专于某一处也。……盖通气者，无所不通；解毒者，无毒不解；消痰者，无痰不消，其中不过略有专宜耳。至张洁古辈，则每药注定云独入某经，皆属附会之谈，不足征也。"这些论述往往被引为归经理论的反对者，但详审其意，并非完全反对归经理论。赵氏在于指出"治病位之多者""若拘系经脉"，则会出现"治一不能治二，治此而不能治彼。刻舟胶柱，性无变通"。徐氏则说得更为明白，他首言"治病之法多端，有必求经络脏腑者，有不必求经络脏腑者"。接着论述了不必求经络脏腑者的理由。但就在同篇中他接着中肯地指出："以某药为能治之病则可，以某药独为治某经则不可；谓某经之病位，当用某药则可，谓某药不复入他经则不可。故不知经络而用药，其失也泛，必无捷效；执经络而用药，其失也泥，反能致害。总之变化不一，神而明之，存乎其人也。"他这样辩证地看待归经理论是比较客观的。

归经理论和其他药性理论一样，存在一些不足之处。首先，在了解药物性能时，必须与其他药性相结合才能达到准确全面。在临床应用上，必须与四气、五味、升降浮沉、补泻等理论结合起来，才能达到准确应用。因为同归一经的药物，由于其寒热、补泻性质不同，其适用范围也各有异，如麻黄、杏仁，黄芩、石膏，桑白皮、葶苈子，人参、蛤蚧，都归肺经，可治咳喘之病。但麻黄、杏仁，性味辛温，有宣肺解表之效，故主治风寒外袭，肺气不宣的咳喘；黄芩、石膏，苦甘性寒，能清泻肺热，主治肺热咳喘；桑白皮、葶苈子，亦苦甘性寒，但功在泻肺行水，故主治水饮停肺的咳喘；人参、蛤蚧，甘咸性温，功能补肺益肾，故用于肺、肾两虚的喘咳。

其次，分经用药还须注意机体的整体性，人体各脏腑经络，无论从生理功能或病理变化都是密切相关的。药物的归经也不是一成不变的，如汪昂说："人之五脏应五行，金木水火土，子母相生。经曰：'虚则补其母，实则泻其子。'又曰：'子能令母实。'如肾为肝母，心为肝子，故入肝者，并入肾与心；……肺为肾母，肝为肾子，故入肾者，并入肺与肝。此五行相生，子母相应之义也。"（汪昂，《医方集解》）因此，不能拘泥于肝病治肝，肺病治肺，还应根据脏腑，经络相关的理论，辩证地对待药物的归经性能。前述徐大椿所论："不知经络用药，其失也泛，必无捷效；执经络而用药，其失也泥，反能致害。"（徐大椿，《医学源流论》卷上）这是很有见地的。

最后，归经固然是药物的一种特性，但并非所有药物都具有这种特性。故历代医家又提出了"不行经络杂品"与"散品"之类的名称，如《十剂表》中归入十二经的药品为 494 种，而不归经的药物也达 272 种之多（江涵暾，《笔花医镜》卷二）。姚澜的《本草分经》不循经络杂品种有补品 46 种、和品 139 种、攻品 37 种、散品 7 种、寒品 63 种、热品 4 种，共 296 种，为全书 814 种的 36.4%。现代凌一揆主编的《中药学》教材，虽大多数药物皆有归经的药性记载，但亦有少数未有，如有些外用药物，由于多直接起作用，故多不具归经的特性。

此外，鉴于历史的原因，历代医家对归经理论的认识存在不同看法；对于具体药物的归经，存在混乱情况就更多。因此，在应用归经理论的时候，必须全面地掌握归经理论；对具体药物的归经亦应辩证地看待，才能达到正确地应用。

第六节　引经药类

药物的引导作用，早在《神农本草经》中已有论述，但引经药的系统归纳，乃是归经理论与药物的君臣佐使理论相结合而形成的，而主要是复方中引使药物与经络理论的结合。它的理论依据是以归经理论为基础的，但从历代医家所归纳的引经药物来看，多强调以药物的特殊疗效为其依据，故引经药主要是以经络理论与药物疗效作为依据。

一、引经药的沿革

引经概念的萌发与形成，经历了一个漫长的过程。它萌发于药物作用趋向的认识与复方配伍关系的分析。早在《神农本草经》对药物配伍的论述方面，就有"药有君臣佐使"和"相使"等概括，其中的"使"药、"相使"都已包含了引使的意义。在药物的作用概括方面，也有菌桂"为诸药先聘通使"的记述。这些都含有某些药物可以影响其他药物作用的趋势。《名医别录》中也有桂能"宣导百药"，酒"主行药势"的记述（唐慎微，《重修政和经史证类备用本草》转引）。关于引使药物的应用，在《伤寒论》中，许多方剂都有引使药物的配伍。如桂枝汤中的生姜、大枣，白虎汤中的粳米，十枣汤中的大枣等，都属此类。唐、宋医家，关于此类药性的认识逐渐增多，如陈士良所说：酒"引石药气入四肢，滞血化为痈疽"，吴菝（薄荷）"引诸药入营血"（唐慎微，《重修政和经史证类备用本草》转引），已提出了类似引导或接引的概念。到了宋代寇宗奭，称泽泻在肾气丸中"不过引接桂、附等归就肾经"，桑白皮"接螵蛸就肾经"（寇宗奭，《本草衍义》），则明确地把引导或接引的概念与经络、脏腑理论结合起来，引经理论已经初步形成。宋代以来，由于局方的推广，引药的应用得到了很大的发展。不少方中都开列了引药，少则两三味，多则十余味。作使药应用的药品也大大地超过了《蜀本草》所谓的"相使者90种"（唐慎微《重修政和经史证类备用本草》转），而且许多君药、臣药也作为成方的引使应用，如人参、柴胡、黄芪、黄连、吴茱萸等均被列入"助使"之用。金、元以来，在医家所制的方剂中，引使的应用更为普遍，如张元素的九味羌活汤中加生姜、葱白，王海藏的神术散中亦加葱、姜，人参败毒散中加生姜、薄荷少许煎服；陶节庵柴葛解肌汤中加姜、枣、石膏等，都属于引药。在本草中，论述药物引导作用的内容也逐渐增多，如《汤液本草》谓牵牛："以气药引之则入气，入大黄引之则入血。"谓附子"通行诸经引用药"；王不留行"下乳，引导用之"；牡蛎"以柴胡引之，故能去胁下之硬；以茶引之，能消结核；以大黄引之，能除股间肿"等。

现存本草中最早系统收载引经药的当推《洁古珍珠囊》，但只是作为疮肿治疗规范，谓"苦寒以为君，甘寒以为佐，大辛以解结为臣，通经以为使"。后来所谓洁古引经报使，即"通经以为使"的具体用药。王好古的《汤液本草》中记载李东垣引经药有三种说法，反映了当时对引经药作用的认识尚未统一。有针对病症部位而用的引经药，如"气刺痛用枳壳，看何部位，以引经药导使之行，则可"；有为增强疗效而用的引经药，如"头痛须用川芎，如不愈，各加引经药"，有作为配方中的佐使药应用的，如"凡疟，柴胡为君，随所发时所属经分，用引经药佐之"。

李东垣总结的具有普遍适用性的"东垣报使药"，对后世的影响很广，明、清时期的本草著作中所列举的引经药，大多以此作为基础。但也有不同的认识，特别是在方书中，常可见到两类不同于普遍适用的情况。一类是针对辨证，参照药性，选择引经药；一类是引入经脉或病所极其局限，其所用的引经药多不同于一般引经药。前者多见于方剂的加减中；后者则随着医学派别而异。针对性强的，对疗效的直接影响较明显，而普遍适用的则影响其他药物归经的能力较明显。但这两方面并无原则性的差别，客观上都表现为疗效上的提高。因此，无论《汤液本草》中的不同说法，还是后世的不同认识，都没有本质上的分歧，临床上也常交互应用。

引经理论的发展，最突出的是与宋代以来盛行的药引或引子的应用相结合。引子药与引经药在其含义与临床应用方面，有许多相近之处，但引子药类与经络理论没有直接的联系。然而，归经和引经的经络概念，本来也不是很严谨的，它广泛包括经络、脏腑及其所主、所合、所流注的区域。所以，药引也并不是不能与经络理论结合。因此，引经理论形成后，与药引的应用相融合的趋势很快产生，药引在临床上的广泛应用，虽然是宋代以后，但类似的应用，早在汉、唐方书中已有不少记述，只是没有明确指出其为药引。由于宋代成药渐多，药引的应用得到较大的发展，其中既包含一些随症加减药，也包含一些引经药的应用，而且引经药作为药引的组成，又有助于加强或改变主方治疗的针对性，有时药引本身就是引经药。这些在明、清的方剂解释中屡见不鲜，如在《医方集解》中，对复元活血汤中的柴胡，解释为"肝胆之经，行于胁下……故以柴胡引用为君"。小续命汤后所引的"易老六经加减法"，就是加用不同的引经药而更换方名，分别适用于不同的中风病证。

明代以来，引经药物进一步增多，如《本草蒙筌》的"主治引使"药，不仅有寒、热、风、湿等不同性质的引经药概括；而且各经的寒、热引经药还有气分、血分之分。王肯堂则进一步把李东垣的响导药也作为引经药看待，如在王肯堂的《证治准绳·疡医》中"经络"篇所列的引经药，即是李东垣的响导药。在明代的本草中，对药物的引导作用的概括，也有了进一步的增加，如李时珍的《本草纲目》中谓桂枝"引诸药横行手臂"，牛膝"能引诸药下行"，穿山甲"引经通窍"，鹚鹕油、羊脂治风湿或痛风，能"引药气入内（指皮肤以内）"等。引经药与药引的应用融合以后，其所引导的方位有局限的倾向，也有超越经络理论的情况。在明、清的一些医籍中，出现了按部位、穴位应用引经药的情况，如毛世洪的《济世养生集》论青龙丸，按部位用引经药煎汤送下。罗国纲的《罗氏会约医镜》论祛邪立效散，附各经引经药16组，包括血虚头痛、气虚头痛，气血诸虚、痰厥头痛等，这种情况在伤科用药中尤其突出，如赵廷海的《救伤秘旨》中，依部位、穴位、症状总结了伤科中的108种引经药。这些引经药都超出了引经药的原始含义，也超出了经络理论的范围。实际上与宋代成方加用引药的情况相似。明、清以来，在以经络为基础的引经药也有了发展，出现了奇经的引经药，如傅青主的《傅青主女科》易黄汤，谓"白果引入任脉之中，最为便捷"。

金、元时期，引经药基本是单味药物，历来本草学家所总结的引经药或引经报使药，也都是单味药，只是在某些方剂分析时，可能指认成组、成队的引经药，但在组、队的内部并不存在有机配合。明、清以后，具有引经作用的药引往往不只是单味药，也不仅仅是成组、成队，而是药性配合的多种药，有的自成一个方剂，这类药引，特别是配合成药运用的，有时专称为药引。这种药引运用形式，实际为宋代药引运用的发展。同时，这种药味配合引经，也是引经理论的一个发展。

综上所述，可见引经药的发展过程，始终与引使药相联系。药物的复方配伍，产生了使药概念，使药发展形成引使或药引，引使药与归经理论相结合，产生了引经或引经报使药的理论，引经药与引使药融合，相互应用，进而推进了引经药的发展。但是由于引经药受到归经理论的局限，始终没有，实际也不可能把所有引使药或药引全部纳入引经药之内。相反，引使药由于不受经络理论的限制，其在临床上的实际应用远比引经药更为普遍。

二、引经药的分类

历代医家论述的引经药物甚多，根据其引使的范围和性质的不同，大体可以分为以下三类。

（一）十二经引经药

十二经引经药是本草医籍中论述较多而应用较普遍的引经药。由于它是不断发展的，因此不同时期的本草著作所载十二经引经药的具体药物及数量各有不同。

现将流传较广的几种摘录于下。

1.《医学启源·各经引用》（《汤液本草·东垣报使》略同）

太阳经，羌活；在下者黄柏，小肠、膀胱也。

少阳经，柴胡；在下者青皮，胆、三焦也。

阳明经，升麻、白芷；在下者石膏，胃、大肠也。

太阴经，白芍药，脾、肺也。

少阴经，知母也，心、肾也。

厥阴经，青皮；在下者柴胡，肝、包络也。

2.《珍珠囊补遗药性赋·手足三阳表里引经主治例》（李东垣）

太阳：足膀胱，手小肠。上羌活，下黄柏。

少阴：足肾，手心。上黄连，下知母。

少阳：足胆，手三焦。上柴胡，下青皮。

厥阴：足肝，手心包络。上青皮，下柴胡。

阳明：足胃，手大肠。上升麻，白芷，下石膏。

太阴：足脾，手肺。上白芍，下桔梗。

3.《本草纲目·引经报使》（原注引自《洁古珍珠囊》）

手少阴心：黄连、细辛。

手太阳小肠：藁本、黄柏。

足少阴肾：独活、桂、知母、细辛。

足太阳膀胱：羌活。

手太阴肺：桔梗、升麻、葱白、白芷。

手阳明大肠：白芷、升麻、石膏。

足太阴脾：升麻、苍术、葛根、白芍。

足阳明胃：白芷、升麻、石膏、葛根。

手厥阴心包：柴胡、牡丹皮。

手少阳三焦：连翘、柴胡，上地骨皮，中青皮，下附子。

足厥阴肝：青皮、吴茱萸、川芎、柴胡。

足少阳胆：柴胡、青皮。

各家对引经药的记述出入较大，但以李时珍所总结的最为全面。此外，《本草蒙筌·主治引使》及《证治准绳·诸经响导药》所论述的药物都当作引经药看待，但实际已超出了引经药的范畴，故暂不录入十二经引经药之内。

（二）病症引经药

在《汤液本草》中还记述了一类病症引经药，这些与十二经引经药既有联系，也有区别，其作用类似引子药，但又往往与经络理论相联系，主要是加强药物的疗效，如"东垣先生用药心法·随证治病药品"（王好古《汤液本草》）中有："如头痛，须用川芎，如不愈，各加引经药，太阳川芎、阳明白芷、少阳柴胡、太阴苍术、少阴细辛、厥阴吴茱萸。""如气刺痛，只用枳壳，看何部分，以引经导使之行则可。""如疮痛不可忍者，用苦寒药，如黄柏、黄芩，详上下，用根梢及引经药则可。"还有"十二经皆用连翘""自腰以上至头者，加枳壳引至疮所""加肉桂，入心引血化脓""引药入疮用皂角针"等记述。这些都是病症引经药。此外，《医学启源·用药备旨》中的"去脏腑之火药"（亦见于《汤液本草》卷上）亦寓有病症引经药之意。又东垣报使：各经只有太阳，阳明等名，而无经字，各经也无脏腑名称，但各经所载药物与"各经引药"同。又东垣报使之后附有一歌诀，其中概括的各经引经药与正文所载有些区别。歌曰：

"小肠膀胱属太阳，藁本羌活是本方。

三焦胆与肝包络，少阳厥阴柴胡强。

阳明大肠兼足胃，葛根白芷升麻当。

太阴肺脉中焦起，白芷升麻葱白乡。

脾经少与肺经异，升麻芍药白者详。

少阴心经独活主，肾经独活加桂良。

通经用此药为主，更有何病到膏肓。"

歌诀中与"各经引用""东垣报使"相同的药物为羌活、白芷、升麻、柴胡、白芍药；歌诀中多者为藁本、葛根、独活、桂、葱白。而"各经引用"多者为黄柏、石膏、青皮、知母。又《汤液本草》正文中所载药物，明言为引经药的只有五味，即葛根、细辛、白芷、黄柏、青皮。而《医学启源·用药备旨》中所载药物中，明言引经者，亦只六味，即羌活、升麻、柴胡、独活、白芷、川芎。可见金、元时期，对十二经引经药的认识并不一致。《本草蒙筌·各经引使》分别治寒、热，劳瘵、风、湿、燥，收集各经的引使药物，多数是病症引经药。所述药物达58种之多。在医方中，《罗氏会约医镜》的祛邪立效散中所附16组引经药，亦属病症引经药。后世一些医方也相继记述了一些病症引经药，如《救伤秘旨》的少林秘传内外损伤主方，按症加减的引经各药，共记载了75则之多，其中有49则属症状引经药，多半为加强原方疗效而设，有关此类论述，其他本草方书中甚多，在此就不一一列举。

（三）局部穴位引经药

引经药的进一步发展，它与药引的应用相融合，它的引导范围进一步倾向于机体的某一局部，如毛世洪《济世养生集》论"青龙丸"，治疗肿按部位用引经药煎汤送下，列举了头面、肩背、两臂、胸腹、两胁、腰间、两足膝、咽喉八个部位。马培之《外科传薪集》金龙丸、青龙丸治疗肿，引经部位各七个。江考卿《伤科方书》鸡鸣散治跌打瘀血攻心，列举脑头、咽喉、胸前、腰上、手上、脚上、脚背八个部位引药。赵廷海《救伤秘旨》少林寺秘传内外损伤主方的引经药中，26个为所伤部位。这些虽然与经络理论有一定联系，但实际已超出了经络理论的限制，而是以机体局部来定位。其所用的引经药，亦类似引子药。随着伤科用药的发展，机体局部的进一步深化，出现了以穴位或称为"穴道"应用引经药的情况，如江考卿的《伤科方书》中，在"十三味总方"中论述了十二主穴的引经药。每穴所用引经药，有 2 ~ 5 味。现将所列穴位引经药录于下。

心窝穴：砂仁、淡豆豉、丁香、蒲黄。

井泉穴：杏仁、桔梗、枳壳、薤白、阿胶。

井口穴：鳖甲、辛夷、白芷。

山根穴：草决明、辛夷、苍耳、菊花。

天心穴：藁本、白芷、独活、地龙。

风头穴：羌活、藁本、白芷。

中原穴：破故纸、杜仲、栀子。

蟾宫穴：独活、延胡索、肉桂。

凤尾穴：黄连、黄芪、枳壳、升麻。

屈井穴：厚朴、大黄。

丹肾穴：延胡索、小茴香、良姜。

六宫穴：延胡索、丁香、急性子。

以上共有引经药 32 味，其中有 8 味为十二经引经药，其余 24 味都是新增的。赵廷海的《救伤秘旨》更扩大到 36 大穴，每穴加用引经药为 1 ~ 4 味，而多数为 2 ~ 3 味，但都加服了"七厘散"，所用药物品种也有增加，达 40 多味，而多与江氏所用药物不同。这些药物虽谓之引经药，但实际上多为对症之品，与改善穴位所在的脏腑、器官功能有密切联系，尤以理气活血之品为多，体现了伤科用药的特点。引经药由单味应用发展成组、成队，与单味药物的归经发展成为方剂的归经意义是一致的。这些药物与其称之为引经药，不如称其为引子药更妥。

三、引经药的应用

引经药类品种繁多，从早期零散的桂、酒、薄荷、泽泻等单味药物的论述，到十二经引经报使的形成体系，已有 24 味之多，加上明、清时期发展的病症引经药与局部穴位引经药，所用药品达 100 余种。就这些药物而言，本身作用甚为复杂。对于其引经的作用机制，尚无医家从理论上加以概括，现只能从其在复方中的作用加以认识。概括起来，引经药物随着其在方中的地位不同而分别具有不同作用。一般引经药多作佐使药应用，可以引导诸药直达病变部位，以增强临床用药的针对性；其次作辅助药用，可以增强方中主药的疗效；还有一些引经药兼作方剂的主药，在方剂中发挥主导作用，如小柴胡汤中的柴胡，九味羌活汤中的羌活等。此外，有些引经药可以调节所在脏腑经络的功能活动，有利于药物疗效的充分发挥。

关于引经药在临床上的应用，历来受到医家的重视，正如尤在泾《医学读书记》说："兵无向导，则不达贼境；药无引使，则不通病所。"虽然在大量医方中应用了引经药物，但是明确指出其为引经药者则甚少，尤其是在大量的内科杂症中较少提到，而在外感病症和外伤科病症的方剂中应用较多。其中各类引经药物的应用情况又各具特点。

（一）十二经引经药

此类药物多为临床所常用，多为外感六经病证各方的主要药物，如桂枝、白芍、细辛、葛根、柴胡、附子、吴茱萸、黄连、黄柏、石膏、知母等，都是六经辨证中六经主方的主药。其他如羌活、独活、白芷、藁本、葱白、升麻、苍术、川芎、青皮等，也是金、元以来医家治疗外感表证常用方剂中的主药。可见这些引经药既有引药入经之效，又能在方中发挥其主要治疗作用。但在治疗内科杂症的方剂中应用这些药物时，则多为引经报使之用，如李东垣在论述治疗时疟、头痛、肩臂痛、腿痛时所用的六经引经药即属此类。

（二）病症引经药

这类药物大多分散记载于本草、医方之中，多为临床用药经验之总结，没有理论阐述，更未形成体系。多数病症引经药是以对某些病证或某些方剂具有特殊作用的药物。有些药物是以对该病症有显著疗效，如前述李东垣《用药心法·随证治病药品》中的"治疮痛不可忍"等项即属此类。有些药是以增强或扩大某一方剂的治疗作用，如《救伤秘旨》中"少林寺秘传内外损伤主方"，按症加减引经各药中的症状引经药即属此类。这类药物除了增强主方疗效外，还有引药至病所之意。应该指出，这类药物虽然称之为引经药，但实际上与临床上辨证论治中随症加减药是相似的。由于这些药物都是直接从临床上总结出来的，故这类药物在临床上的应用，比十二经引经药的针对性与实用性更强。

（三）局部穴位引经药

局部引经药与穴位引经药的应用，多见于外科与伤科病证中的方剂，尤多见于伤科方剂中，如前述的"十三味总方""少林寺秘传内外损伤主方"等，都是伤科常用方。这些方剂总结的一些局部、穴位引经药，受到临床医家的重视，而且在穴位引经药的基础上，进一步发展成方剂，每个部位、穴位均制定了主治方，这样使药物引经发展成方剂引经，推广了局部穴位引经药的应用。在外科疮疡的治疗上，亦常根据所发生部位及经络加用局部引经药，如仙方活命饮，为治疗痈疽初起之方。常根据不同部位选加不同的引经药物，在王肯堂的《证治准绳·疡医》中论述颇多，如额疽，属阳明胃积热，宜加升麻、桔梗、羌活；太阳疽，属于阳明胃经，宜加升麻、桔梗；鼻疽，属手太阴肺经风热及上焦郁火所致，宜加栀子、木通、薄荷、桔梗；发颐，属阳明风热所致，宜加玄参、黄芩、黄连等。这些引经药，多已超出了十二经引经药的范围，应属于部位引经药。内科病症中亦有分部引经之药，如桔梗为舟楫之剂，牛膝引药下行，桂枝横行肢臂之属；以及前述的青龙丸，按部位用药煎汤送下的引经药，都属此类。至于穴位（穴道）引经药的应用，多局限在伤科临床上，其他方书则未见记载。

以上各类引经药的应用，仅就其引经作用而言，这些药物除引经作用之外，尚有其本能的作用。因此，在应用引经药时，还应结合其本身固有的寒热、升降浮沉等性能加以选择，方可达到合理应用。再者，一般认为引经药就只起引经报使的作用，似乎只是复方中的佐使药，其实不然，很多引经药都可作为一些方剂中的主药，既是君药，也是使药。如白虎汤中的石膏，葛根芩连汤中的葛根等。其次，各经的引经药还可通过手足同名经络的表里关系而互通，尤其是十二经引经药，其中不少药具有这种特性，如柴胡一药，就可同为手足厥阴与手足少阳四经的引经药。又如手足太阴、阳明经的引经药，其中的升麻通入四经，白芷则兼入三经，石膏、葛根也兼入二经。因此，在辨证选用引经药时，即可根据病情的需要，从表里同名经的引经药中来选择应用。

引经药的应用，并不像归经理论那样被人重视。因此，不是所有的病症和方剂都用引经药，而且即使方中应用了引经药类，有的也并未意识到它的存在，故还有待深入研究整理，加以推广应用。

第七节　引子药类

引子药，也称为药引或引药，它包括了除引经药以外其他具有引导药物发挥或加强和扩大疗效的药物。严格说来，引经药也属引药。但在理论指导上，引经药比较严格地受经络学说及归经理论的影响，而引子药则多不受经络理论的限制，其引导作用更为广泛。在应用形式上也有不同，引经药多直接加入方剂或成方之中，有的甚至是方中的主要组成部分，而引子药类虽然也是方中的组成部分，但大多为随症或随时加减应用的药物，而且尤多应用于成药的服用之中。

一、引子药的特点

唐代以前，医家用药配方，虽有君臣佐使之论，亦有"使药"之分，然就医方而言，并无引药之名。古方之中亦有佐使、引药的用法，亦未明确指出何者为引药。引药的明确划分，实起于宋代局方成药的推广。宋代开设和剂局，大力推广丸药、散药，许多古代汤剂亦改成煮散，如桂枝汤、小柴胡汤等。为了适应不同病情，或扩大成方的适用范围，或加强成方药物功效，每于方后开出许多临时所加药引，谓某症以某某药煎汤送服之类是也，这些引药少则一二味，多则十余味。局方所列引药，贵而参、芪、桂、麝，贱而茶、酒、童便，皆可为药引，故宋代所谓药引，多为随症加减之药。但自金、元以来，医家比较推崇汤剂，所谓引药，多为煎煮时所加之品，如生姜、葱白、梨汁、大枣之类，或为饮用时所加之药，如酒、醋、茶、蜜之类。从后世所用引药观之，则多为药房所不贮配，而系病家自备，临用之时加入煎煮之品。故多于煮法之内适加一二品以为引导。然而随着引药的运用渐广，故有些引药亦为专门药品，而有"古今汤方莫尽，药引无穷，灵机取用，各有所宜"（程文囿，《医述·药略》）。概而言之，所谓引药一般具有如下特点：①为成药随症加减之药；②为汤方煎煮时临时加用之品或饮用时所加之品；③多为药房所不贮配，病家自备之品。

二、引子药的分类

根据引子药作用性质的不同，可以分为两类。

（一）病情引子药

大多数的引子药都为病情引子药，也即成方的随症加减药，如《太平惠民和剂局方》中所开列的药引，以及金、元以来汤方煎煮法中所列的药引，都是根据方剂的性质，选用不同的引子，如发表用姜、葱，调理脾胃用姜、枣，祛风活血之剂用醇酒，补肾之剂以盐汤送服，此类皆属病情引子。

（二）时令引子药

自宋代以来，对一些时令病症，往往根据不同的发病季节而加用不同的引子药，如《太平惠民和剂局方》中的桂枝汤（桂枝、芍药、甘草）："右为粗末，每服二钱，以水一盏，入生姜三片、枣三枚擘破，同煎取七分，去滓温服，不计时候，惟春初可行，自春末及夏至以前可加黄芩半两。夏至后加知母半两，石膏二两或升麻半两。"这里的黄芩、石膏、知母、升麻，也就是根据四时所加的时令引子药。该书的"神仙百解散"根据立春、立夏、立秋、立冬后加用不同的引药；"上丹"亦分春、夏、秋、冬加用不同的药物，这些都属于时令引子药。金、元医家对此论述渐多，如李东垣《医学发明》中专列了"四时用药加减法"一节，论述了噎塞、咳嗽等病症用药的四时加减之法，而且在治疗中风方"四白丹"后，注明"常服之药，不可失四时之辅"，接着详述望春大寒之后、望夏之月半、季夏之月、初秋大暑之后、霜降之后望冬、得春等四时加减药物之法。李东垣《兰室秘藏》的有关方剂中，如卷上的"调中益气汤""宽中喜食无厌丸"等方中，均有不同时节加减时令药的论述，李时珍的《本草纲目》总结了金、元四时用药之法，并结合药物的升降浮沉之性，总结了"四时用药例"，谓春加荆芥、薄荷；夏加香薷、生姜；秋加芍药、乌梅；冬加黄芩、知母等，把它作为统一的时令引子药。

根据药物的来源，引子药亦可分成多类。现以清代张叡的《医学阶梯》"引药"一节为例，至少可以归纳为以下几类：

（1）家庭常用食品：如生姜、葱白、酒、醋、盐、红曲、粳米、扁豆、小麦、鸡子、蜂蜜、饴糖等。

（2）农家日用果菜：如大枣、梨汁、桂圆、莲藕、石榴、白果、柿蒂、莲子、瓜蒂等。

（3）田园所莳之品：如青竹叶、淡竹叶、橘叶、桑叶、竹沥、荆沥、芦根、薄荷、枇杷叶、荷叶等。

（4）日用器物及其残品：如金银器物、陈棕、败扇、铁落、灶心土、灯心、京墨等。

此外，还有一些为专用药品，如侧柏叶、艾叶、雄黄之类。杨长胜将药引分作药物类、食物类、其他类三类,药物类又依作用分为引经报使类和调和诸药类(杨长胜,《中药通报》),可参考。

三、引子药的作用

引子药的应用虽然历史悠久,但对于它的药性作用,历代医家甚少论述,缺乏全面总结。现从引子药物的应用实况进行分析,可以归纳为以下几个方面。

(一)引药直达病所

在《医学阶梯》中有"汤之有引,如舟之有楫"之谓;尤在泾则认为"兵无向导,则不达贼境;药无引使,则不通病所"(丹波元坚,《药治通义》卷十一转引)。这种作用与十二经引经药的作用同类。如酒、醋、盐水等作引,以及桔梗载药上行,牛膝引药下行,桂枝横行肢臂等,皆属此类。

(二)调和药性

有些方剂中应用了一些药性峻猛的药物,每于方中加用一些药性缓和的药物作引,以收缓和剧烈药物的药性作用。如十枣汤中的大枣、白虎汤中的粳米等,即属此类。

(三)增强主方的疗效

有些方剂中所加的引药,是以其固有的药性功能来增强该方的疗效的。如桂枝汤中的生姜、大枣;九味羌活汤中的生姜、葱白等。龙之章的《蠢子医》卷二中所称:"引子便是先锋官。先锋如硬实,他自打敌前。……好似乌骓马,全在霸王去着鞭,又如青龙刀,全在关帝去传宣。"应是指此类作用。

(四)扩大成方应用范围和加强针对性

如《太平惠民合剂局方》的乌鸡煎圆、对金饮子等方,用引18法,引药达二十余种;《医垒元戎》方万病紫菀丸用引41证,引药29种,都在于扩大方剂适应证。又如刘常彦的《医学全书》列举的63种汤引,如止汗用浮小麦、消瘀用藕节等,引药本身的功能就是引药主证,随方加用当属加强针对性。

四、引子药的临床应用

引子药在临床上的应用,比起引经药更为普遍。引子药虽然不像引经药那样,在方剂中既可作为佐使药,又可作为君药应用;它一般只能作为使药。但历代医家都普遍重视引药的应用。不仅宋代推广局方运用时,引药的应用较普遍,金、元以后医家所制的方剂，常列有引药。后世医家更为重视引使药物的应用，单秘验方中尤其多见。

引子药的应用，和其他药物的应用一样，首先必须辨证选药，《医学阶梯》"药引"一节所列举的七十余症的引药，皆为随症所选的加减药物。赵竹泉的《医门补要》还专撰"不先辨症乱用药引"一节，指出不辨证乱用药引的危害："奈世俗不究病之阴阳，即遇阳症，犹投阳药，更喜常用青葱、生姜为引。不知葱性温散伤阴，姜味辛热耗气，使人药甫入腹，旋增烦躁昏蒙。譬如抱薪救火，竟变轻病为重，重病入危。"可见，引药还应结合其他药性，并在辨证论治的原则指导下应用。其次，药引也应注意剂量。古方对药引的记述，常写生姜几片、大枣几枚、葱管几寸等。然而片有厚薄，枚有大小，茎有粗细，故唐笠山的《吴医汇讲》指出："皆须以分两为准。"这说明药引应与方中其他药物一样看待，必须根据病情与药引所用药物的性质，确定其准确的用量，不能把它看作方中的陪衬。

五、引子药的使用方法

概括起来主要有以下几种方式：

1.同方中其他药物共煎服用，如一般的汤剂和宋代的多数煮散中的引子药，多用此法。

2.引子药单煎取汁，作为送服主药或成药的饮料，如一般丸、散剂中的汤引。

3.引子药煎汁作为溶剂，用其煎煮其他药物，如宋代的有些煮散。

4.液体药引直接以汁兑服，如酒、醋、茶、盐水等，即可直接作为丸散剂送服的饮料或兑入其他药剂之中服用。这些使用方法，也是引子药的特点。

李钟文　李卫真

—— • 第十三章 • ——

润燥药性

在一年中，有风、热、湿、燥、寒的变化，运化正常，谓之五气；运化失常，或非其时而有其气，则谓之五邪，或称为五淫。加上火邪，谓之六淫。在六淫中，尤以寒、热、燥、湿四邪为患甚多，发为寒、热、燥、湿之证。寒热之证以四气药性调之。燥湿之证则赖以润燥药性治疗。

第一节　润燥药性的概念

润燥药性是指能祛除燥邪或湿邪，治疗燥证或湿证的药物之作用性质的概括。这两类药性既能对因，又能对证。燥、湿之邪，属六淫之二邪，燥证用湿性药治，湿证用燥性药治，原则上本应如此。但燥证往往以脏腑内伤为主，多见于五脏及手足阳明，且多为伤津阴虚所致，所以湿性药物多兼有补养之性，而在称谓上也根据燥证所在的脏腑而有所不同，在心曰"养心"，在肝曰"柔肝"，在肾曰"滋肾"，在肺、脾、胃、大肠则统称为"润"。可见没有一个称为"湿"的，而以称"润"者最多，故把湿性统称为"润"性了。燥性药物则多有伤正之嫌，但湿邪为患，病情复杂，又非单用燥性药物可疗，常须佐以其他药物同治。因此，润燥药性，也是药性理论中重要的组成部分，是说明药物作用的理论依据之一，对认识各种药物的共性和个性以及临床用药亦有着一定的指导意义。

值得一提的是，润、燥药性，按六气论属于"气"；但按质地论，其应属于"味"，且分别指药物质地的柔软和干脆，故与刚柔药性在一段历史时期兼而论之。清代医家更有"刚者燥，柔者润"的说法。因此，润燥药性，有些医家也把它称之为"刚柔"，但是刚柔药性范围更为广泛。

第二节　润燥药性的历史沿革

润燥是针对"五运六气"中的"燥、湿"二气起作用的一对药性，且其中的"润"，在相当一段历史时期以"湿"称之。作为与燥邪、湿邪相对应的药性理论，其形成与发展经历了漫长的历史时期。由于药物是性润或性燥，往往是依据其能祛除燥邪或湿邪，治疗燥证或湿证而确立的。因此，润燥理论的产生与中医的病因病机理论有着不可分割的关系。

六气之中，"燥"与"湿"分属其二，往往与"风""寒""暑""火"合称，用来指代自然界中六种不同的气候。如《素问·阴阳应象大论篇》云："天有四时五行，以生长收藏，以生寒暑燥湿风。"但当此"六气"发生异常改变超出了人体的耐受，或人体正气不足，对其适应力下降时，"六气"即可成为致病之因，导致人体发生疾病，此时便称为"六淫""六邪"。《素问·阴阳应象大论篇》云"燥胜则干……湿胜则濡泻"，指出了燥邪与湿邪致病的基本特点，并进一步提出了针对燥、湿二邪的治疗原则，即"燥则濡之""湿淫于内……以苦燥之，以淡泄之"（《素问·至真要大论篇》）。《黄帝内经》中关于燥湿二邪致病特点及治疗原则的论述，为后世润燥药性的形成和发展奠定了理论基础。

《神农本草经》至唐以前的本草中，仅有某药主"燥渴"，某药主"湿痹"，某药"润泽人面"等涉及润燥药物功用特点的零星记载，而将润燥作为一种药性理论正式提出，最早见于唐代陈藏器的《本草拾遗》。《本草拾遗》云："诸药有宣、通、补、泻、轻、重、滑、涩、燥、湿，此十种是药之大体，而《神农本草经》不言，后人未述，凡用药者审而详之，则靡所遗失矣。"其中首次提到"药有燥、湿"，并将"燥""湿"与"补、泻、宣、通"等一起作为药物的分类方法。这一论述标志着润燥药性的正式形成，为后世润燥理论的发展和成熟奠定了基础。不仅如此，陈氏还提出"燥可去湿，即桑白皮、赤小豆之属是也；湿可去枯，即紫石英、白石英之属是也"。其中的"燥可去湿""湿可去枯"，精辟地阐述了润燥药性所代表的药物功用特点，并为后世一些医药学家所认同。

宋代至明代这一历史时期，是润燥药性不断丰富和充实的阶段，其间众多医药学家对该理论进行了进一步的补充和修订，使该理论日臻完善。宋代赵佶《圣济经·审剂篇》在以上10种"药之大体"之后，各添一"剂"字，提出"燥剂""湿剂"之说，并指出"湿气淫胜，重满，脾湿，燥剂所以除之；津液为枯，五脏痿弱，荣卫涸流，湿剂所以润之"。赵佶将以"燥、湿"来进行药物分类的方法进一步应用到方剂中，并对润性药和燥性药的临床应用做了初步论述。其后的医药学家，对这两部分内容展开了进一步的论述和发挥。如明代张从正《儒门事亲》云："所谓燥剂者，积寒久冷，食已不饥，吐利腥秽，屈伸不便，上、下所出水液澄沏清冷，此为大寒之故，宜用干姜、良姜、附子、胡椒辈以燥之。非积寒之病不可用也。……若病湿者，则白术、陈皮、木香、防己、苍术等，皆能除湿，亦燥之平剂也。若黄连、黄柏、栀子、大黄，其味皆苦，苦属火，能燥湿，此《内经》之本旨也，而世相违久矣！""所谓湿剂者，润湿之所谓也，虽与滑相类，其间少有不同……"

还有医家认识到，由于临证中燥证和湿证有不同的类别，故燥性药和润性药也应进一步细分，这些论述为润燥药性的进一步细化和完善做出了一定的贡献。如明代陈嘉谟在《本草蒙筌》总论十剂中则谈道："燥，可去湿，桑根白皮、赤小豆之属是也（绿豆亦可）。故湿则为重，宜燥剂以除之。有湿在上，有湿在中，有湿在下，有湿在经，有湿在皮，有湿在里。（燥，除湿之剂也。如夹食致泻，停饮成痰，宜白术、苍术、茯苓、半夏之属。肢体浮肿，胸腹胀满，宜桑白皮、大腹皮、赤小豆之属。又沉寒痼冷，吐利腥秽，宜高良姜、附子、川椒之属。非积寒冷之症，不可用也。）湿，可去枯，紫石英、白石英之属是也。故枯则为燥，宜湿剂以润之。有减气而枯，有减血而枯。（湿，润燥之剂也。与滑虽类，略有不同。经曰：辛以润之，盖辛能散气，能化液故也。若夫硝石性虽咸，本属真阴之水，诚润燥之要药。人有枯涸皴揭之病，匪独金化为然，亦有火化乘之，非湿剂莫能愈也）。"

至明代中后期，本草中有关润燥药性的论述逐渐趋于成熟，其代表著作当推《本草纲目》。《本草纲目》曰："湿有外感，有内伤。外感之湿，雨露岚雾，地气水湿，袭于皮肉、筋骨、经络之间；内伤之湿，生于水饮、酒食及脾弱、肾强，固不可一例言也。故风药可以胜湿，燥药可以除湿，淡药可以渗湿，泄小便可以引湿，利大便可以逐湿，吐痰涎可以祛湿。湿而有热，苦寒之剂燥之；湿而有寒，辛热之剂燥之，不独桑皮、小豆为燥剂也。湿去则燥，故谓之燥。""湿剂当作润剂。枯者，燥也，阳明燥金之化，秋令也。风热怫甚，则血液枯涸而为燥病。上燥则渴，下燥则结，筋燥则强，皮燥则揭，内燥则裂，骨燥则枯，肺燥则痿，肾燥则消。凡麻仁、阿胶膏润之属，皆润剂也。养血当归、地黄之属；生津则麦门冬、栝楼根之属；益精则苁蓉、枸杞之属，若但以石英为润剂则偏矣，古人以服石为滋补故尔。"在《本草纲目》中，李时珍将古人沿用的"湿剂"改为"润剂"，又言润可去燥，尤为妥帖。由此润燥药性的提法正式确立，并一直沿用至今。

其后的医药学家在此基础上进一步对润燥药性进行了发挥，提出了很多独到的见解，极大地丰富了这一药性理论的内涵。清代陈士铎《本草新编·十剂论》曰："九论燥剂。……在上之湿，苦以燥之；在中之湿，淡以燥之；在下之湿，热以燥之；在经之湿，风以燥之；在皮之湿，薰以燥之；在里之湿，攻以燥之。燥不同，审虚实而燥之，则无不宜也。……十论湿剂。……然燥有在气、在血、在脏、在腑之殊，有在内、在外、在久、在近之别，未可一概用也。气燥，辛以湿之；血燥，甘以湿之；脏燥，咸以湿之；腑燥，凉以湿之。内燥，寒以湿之；外燥，苦以湿之；久燥，温以湿之；近燥，酸以湿之。燥不同，审虚实而湿之，则无不宜也。"清代医家石寿棠对润燥药性更是十分推崇，在其所著的《医原·用药大要》中，他以润燥为总纲，将药物分为两大类，且对润燥药性的临床意义颇有发挥，他认为："病有燥湿，药有燥润，凡体质柔软，有汁有油者皆润；体质干脆，无汁无油者皆燥。然润有辛润、温润、平润、凉润、寒润之殊；燥有辛燥、温燥、热燥、平燥、凉燥、寒燥之异。又有微润、甚润，微燥、甚燥之不同。大抵润药得春秋冬三气者多，得夏气者少；燥药得夏秋冬三气者多，得春气者少。燥药得天气者多，故能治湿；润药得地气者多，故能治燥。""……六气之中，寒湿偏于合，燥火偏于开。风无定体，兼寒湿则合，兼燥火则开……燥病治以润，不妨佐以微苦，以微苦属火，火能胜金也。湿病治以燥，不如治以淡，以淡味得天之燥气，功专渗湿也……""燥病当用膏滋，湿病当用丸散。燥病挟湿，润药用炒，或用丸散；湿病化燥，燥药用蒸，或用蜜丸。"石寿棠谈到了润燥药性与药物质地的关系，且在运用润燥药性指导临床用药时，将其与四气、五味等性能理论相结合，综合分析考虑。不仅如此，石氏还指出，药性之润燥，可以通过剂型及炮制等人为手段，予以增强或减弱。这些见解进一步充实和丰富了润燥药性理论的内容，对该药性理论的发展起到了较好的促进作用，具有一定的代表性和指导意义。

近代以来，随着功效理论的提出，润燥药性进一步与通便、止咳、止渴、滋阴、除湿、健脾等功效相融合，用于突出部分药物的作用特点。与此同时，由于其可以用来反映药物对人体阴液变化的影响，在表述药物的证候禁忌方面润燥药性被广泛应用，用于提示药物潜在的不良反应，这一内容在各类药物或单味药物的使用注意这一条目中有具体体现。

综上所述，润燥药性，自唐代陈藏器首次提出后，经历代医药学家的不断补充和完善，最终在明代逐渐定型和成熟，并由清代及近代的医家不断丰富和延伸。但由于其概念较为宽泛，对临床的指导作用有限，且随着近代功效理论的发展，其相对于其他主流的药性理论来说，在当代的应用较为局限，目前主要用于提示药物潜在的不良反应，为药物的证候禁忌提供参考。

第三节　润燥药性的理论依据

如前所述，药物的性润或性燥，是相对于燥邪、湿邪或燥证、湿证而言的，并用来反映药物对人体阴液的影响。因此，对此性能的确定，应以中医的病因病机及辨证理论为基础，以药物作用于人体后对燥邪、湿邪的祛除效应或对燥证、湿证的治疗效应，及引起人体阴液的变化情况作为依据。其认定方式，与寒热药性、升降浮沉等性能基本一致。一般来说，能够祛除燥邪，具有生津止渴、养阴润燥、润肺止咳、润肠通便、滋补精血等功效，能够治疗津伤口渴、阴虚内燥、肺燥干咳、肠燥便秘、精血亏耗等燥证的药物，均具有濡润之性；反之，能够祛除湿邪，具有燥湿、化湿、利水渗湿、祛风湿、泻下逐水、化痰、祛风散寒、行气健脾等功效，能够治疗水湿痰饮内盛之湿证者，多具有燥性。如明代李时珍在《本草纲目》中针对燥性药和润性药的认定，提出了"湿去则燥""润可去燥""凡膏润之属，皆为润剂"等原则，指出凡能除湿的药物不论是胜湿药、渗湿药、引湿药、逐湿药、祛湿药，都具有燥性；凡膏润之属，如养血药、生津药、益精药、润燥药，都有润性"。李时珍对燥性和润性药物认定原则的论述，为后世医家确立药物的润燥药性提供了参考。

此外，历来还将药物的性味作为确定药物润燥性能的依据之一。如"辛能燥"（《医经秘旨》），"辛能润燥"（《汤液本草》），"苦入胃，其气燥"（《针灸甲乙经》），"苦……养血，补阴"（《药品化义》），"苦以生津液"（《注解伤寒论》），"苦以润燥"（同上），"甘润生阴"（《医学读书记》），"甘……润肠，补气，补阳"（《药品化义》），"甘能开、缓、渗"（《珍珠囊补遗药性赋》），"咸润下"（《本草备要》），"咸濡润"（《嵩厓尊生书》），"淡药可以渗湿……湿去则燥，故谓之燥"（《本草纲目》），"味淡……通气以润燥"（《推求师意》）。由历代医家的论述可见，凡芳香、辛温及味苦之药，其性多燥；而甘咸或寒凉之药，其性多润。但是以药物的性味作为确立药物润燥性能的依据，该方法存在一定的局限性。如《素问·藏气法时论篇》曰："肾苦燥，急食辛以润之。"此乃利用辛味药之行散作用，开通腠理，输布津液，间接达到"润肾"的效果，而并非辛味药的直接作用特点，故"辛能润燥"之说值得商榷。与此同时，"苦能燥"这一说法亦始于该论，但滋补及生津药中，亦有不少味苦之物，如沙参、麦冬、天冬、女贞子、生地黄、玄参、知母、天花粉等，因而又出现了"苦以生津液""苦以润燥"等与"苦燥"相互矛盾的说法。石寿棠《医原·用药大要论》所列辛润、温润药中，不乏辛温之品；其凉燥、寒燥药中，亦不少甘咸寒凉之品。由此可见，药物的性润或性燥，与其性味、气臭之间，只是或然的相关现象，并非本质的联系。前人在论述这种关系时，均是就事论事，出于实用的需要。由此证实，中药的各种性能，都是从某一特定角度，对药物作用的特点加以概括，相互之间是并列、平等的关系，属于同一层次，不能互相作为确立依据。

另外，药材质地的柔润或枯燥，也是前人认定药性润燥的依据之一。如《医原·用药大要论》所言："凡体质柔软，有汁有油者皆润，体质干脆，无汁无油者皆燥。"前人为了寻求药物奏效之理，立足于药材本身的特点，将质地与润燥之性相联系，其主导思想是积极的。实践也证明，润肠通便药之"润性"确与其有油相关。但将其作为确定药物性能润燥的依据，仅适用于部分药物，不具有普遍性。因为药材的"柔软"与"干脆"，"有汁无油"与"无汁无油"皆是相对的，难以截然区分。以植物和动物的鲜品入药，无不富有汁液，但绝不是都有润性。沙参、龟甲之类，其体干燥少汁，药性甚润；而巴豆、椒目、车前子之类，其体润而有汁有油，药性却偏于燥。再观石氏本人对具体药物的处理，亦未能真正按药材质地区分药性润燥，如将体质干燥，少汁少油之桑叶、菊花、红花、枇杷叶、海浮石等，归入性润之列；而燥性药中，如牵牛子、豆卷、葶苈子、椒目等，又并非无汁无油之物。《药品化义》将药物质地的润燥，归入辨药八法的"体"项中，以之与药材的轻重、滑腻等相并列，并完全区别于药性之"义理"。这种做法是十分可取和值得借鉴的。

值得一提的是，润与燥虽为相反之药性，但是也不绝对，同一药物之中，润燥相兼的情况也不鲜见。如防风，药性辛甘微温，但微温不燥，甘缓不峻，药力缓和，被称为"风中润剂"，它虽略有燥性，能祛风湿止痹痛，但也有甘润之性，可用于血虚风燥的皮肤瘙痒。

第四节　润燥的作用

正如明代陈嘉谟在《本草蒙筌》所言："燥者，除湿之剂也。""湿者，润燥之剂也。"所谓"润"，即指药物具有祛除燥邪、滋养阴液的作用特点；而"燥"，则指药物具有祛除湿邪、劫夺阴液的作用特点。阴液属阴，能够滋养阴液者属阴，能够劫夺阴液者则属阳。因此，润药属阴药，药性柔润、缓和，为柔药；燥药属阳药，药性刚急、峻猛，为刚药。

正所谓："阴药性柔而行缓，缓则相续而不绝；阳药性刚而行急，急则迅发而无余。"故属润药者，特点主要有四：其一，润药性味多甘咸寒凉，药材质地柔润，如枸杞子、南沙参、北沙参等；其二，润药药性纯净凝滞，大多能滋润濡养，但易滋腻碍胃；其三，润药药性柔和，性柔而行缓，故药物作用大多缓和而持久；其四，润药多以补益为主，能补脏腑之不足、精血阴液之亏损。而属燥药者的特点则相反：其一，燥药性味多辛苦温热，药材质地枯燥，如木香、香附、黄芩、黄连等。其二，燥药性质燥烈，善于走动，但易化燥伤阴；其三，燥药药性刚烈，性刚而行急，故药物作用大多迅猛而短暂；其四，燥药多以祛邪为主，能祛人体内外之燥邪、散气血痰湿之凝滞。

第五节　润燥药性的临床意义

润燥药性，是药性理论中的重要组成部分，它从一个新的角度反映了药物作用的特点，可以帮助人们更好地认识各种药物的共性和个性，正确地掌握和运用这种性能，可以提高临床用药的准确性，减少临床用药的偏差。

临床辨证用药时，利用药物的润燥之性，不仅可以纠正机体由于感受"燥邪"或"湿邪"而导致的病理状态，还可以用于纠正人体阴液的异常变化。正所谓"燥者润之，湿者燥之"，由燥邪引起的口鼻干燥、皮肤枯燥或皲裂、毛发不荣、小便短少、大便干结、燥咳痰黏等燥证，多用具有濡润作用的润药来治疗；而由湿邪引起的头重如裹、周身困重、湿痹、湿疹湿疮、泄泻、水肿、带下等湿证，则多用具有燥湿作用的燥药来治疗。与此同时，当由于各种原因导致人体阴液不足，产生了一系列阴虚燥热的征象时，往往使用滋润性质的润药来加以纠正；而当人体的阴液过多，在体内形成了水液停滞、痰湿内生等证时，往往使用性燥之品来加以治疗。

由于个人体质有区别，脏腑生理有差异，感受邪气有不同，就是罹患同一种疾病，往往有的兼湿，有的兼燥。而与此同时，治疗这些病证的药物，尽管主要功效一样，但其所具药性，或偏于燥，或偏于润，其适应证候也并不完全相同。临证用药时，充分考虑和利用这种药物润燥之偏向，可以兼顾病证的燥湿，使药证更加契合，临床疗效更加卓著。例如：同为解表药，有的燥性较强，可以胜湿，宜于外感夹湿之证；有的无明显燥性或略兼润性，则宜于外感之燥证。同为补气健脾药，因性有润燥，主治亦互异：白术补脾胃而苦温燥湿，与脾喜温燥之性相符，善治脾虚有湿者；山药补脾而养阴生津，可遂胃喜柔润之性，主治脾虚津亏之证。同为化痰药，亦有润燥化痰与燥湿化痰之别，临证时应辨清燥痰与湿痰而区分选择应用。如此用药，一举两得，可尽展药之所长。否则，不是风去湿留，助湿为害，就是愈伤其阴，其燥更甚。

因时因地制宜的治疗原则，也要求充分认识药性之润燥。干燥的季节、干燥的地区，性润之药较为常用，且用量宜稍大；即使可用燥药之证，亦多轻用、暂用。反之，在潮湿的季节、多雨的地区，性燥之品较为常用，其用量也可稍大；对于当用润药之证，亦多轻用、暂用。只有掌握了药物的性润性燥，才能使这一用药原则落到实处。

掌握药物性能的润燥，还可以使病证用药禁忌的内容更为充实。临床用药时，对于众多与治疗湿证或燥证无直接关系的药物，亦应了解其润燥之性，以避免因药性润燥不宜而带来不良后果。如温里药与补阳药，一般不直接用于治疗湿证，但其辛温香燥之性有伤阴之弊也是必须加以注意的。所以，在各类药物和单味药物的使用注意条目中，涉及其性滋腻或性燥之弊的论述者，为数尤多，其和寒热偏性一样，成为病证禁忌之首。应当指出的是，药物的润燥之性，和其他性能一样，只是众多药物特性中的一种，仅能反映药物作用特点的某一方面，作为临床辨证用药的依据之一，而非唯一证据。因此，立法处方之际，在考虑药物润燥的同时，还必须结合其他性能，如气味、补泻、升降浮沉、归经等，综合考量，方能做到切合病情、恰到好处。

附：李钟文有关润燥药性的几点讨论

1. 润燥与刚柔的关系

润燥两类药性，润性药物大多柔和性缓，而燥性药物大多刚烈性急，故也有把它称为刚柔药性的。但就药性而言，润燥所指范围较窄，而刚柔所指较广。润燥只属刚柔类型的药性。从哲理而言，刚柔类似阴阳。但与阴阳相比，阴阳是个多维的大概念，而刚柔则只属阴阳的一个维度。

2. 润燥是针对燥湿起作用的一对药性

一般来说，润性药物用治燥证针对性较强；但湿证不能单靠燥性药来解决。由于湿邪为患，多兼风、寒、热邪，加以不同部位的湿证，临床表现极为复杂，必须根据不同的兼邪、兼证，加以配伍施治。如湿在中焦者，滞中碍脾，运化失常，治宜健脾燥湿，行气和中，多以苦温之品以燥湿健脾，如白术、陈皮等；但脾为湿困，多易致气机阻滞，脾胃失和，此时多佐以芳香之品化湿行气，运脾和胃，如蔻仁、砂仁、草果等；若湿邪上蒙，必先伤肺，肺受邪则气化不利，肺失通调，治宜宣气化湿，助肺行水，宜用苦、辛、芳香之品，开宣肺气，芳香透散，宣化气机，通调水道，如桔梗、苦杏仁、藿香、厚朴等；湿在下焦者，则多水肿胀满、小便不利、黄疸、泻痢，治宜利水渗湿，因势利导，多以甘淡渗利之品通利水道，多选茯苓、猪苓、泽泻等；若湿热相合，交织难解，则当在甘淡渗利之余，佐以黄芩、黄连、黄柏等苦寒之品以清热燥湿；若湿在四肢，流连肌肉、关节、筋骨、经脉，多形成痹证，可见肢体重着，关节肿痛、肌肤麻木、筋脉挛急等症。此时利湿、化湿很难奏效，宜采用疏风胜湿之法，多选用辛苦温燥且善行之品以祛风、胜湿，止痹痛，如羌活、藁本、川芎、独活、苍术、威灵仙等。

3. 建议"润燥药性"改为"风燥药性"

六淫为患，虽有"风、寒、暑、湿、燥、火"之称，但就临床实际而言，主要以风、湿、寒、热为主。就药性而言，除寒、热之邪，在"四气药性"中已经解决了；而除湿邪之药，放在"润燥药性"中论述，实不相称。虽然从阴阳和刚柔属性方面来论，也确实相配，但从药性的繁简方面来看，实不相配。而针对风邪的药性也没有论及。如果我们将祛风与除湿的药性组合成对，则无论从阴阳或从刚柔属性方面来论，都很相匹配。因此，希望将来探讨药性时，将"润燥药性"中的"润药"移到"补泻药性"中去，将祛风药与除湿药组成"风湿药性"，这样祛邪的药性就比较全面了。

周　婷

参考文献

[1] 陈藏器. 本草拾遗 [M]. 合肥：安徽科学技术出版社，2004.

[2] 赵佶，撰. 吴禔，注. 圣济经 [M]. 刘淑清，点校. 北京：人民卫生出版社，1990.

[3] 张从正. 儒门事亲 [M]. 邓铁涛，整理. 北京：人民卫生出版社，2005.

[4] 陈嘉谟. 本草蒙筌 [M]. 张印生，韩学杰，赵慧玲，校注. 北京：中医古籍出版社，2009.

[5] 柳长华. 李时珍医学全书 [M]. 北京：中国中医药出版社，1996：55.

[6] 柳长华. 陈士铎医学全书 [M]. 北京：中国中医药出版社，1999：96.

[7] 石寿棠. 医原 [M]. 王新华，点注. 南京：江苏科学技术出版社，1983.

—— • 第十四章 • ——

补泻药性

在中医临床上，以八纲辨证为主，而在八纲辨证中又以寒热虚实为要。一般外感病证，首重寒热；内伤病症，则重虚实。在论治中，外感寒热之证，以四气药性调之为主；内伤病症虚实之证，则当以补泻药性调之。现在临床上以内伤杂证居多，故掌握补泻药性显得更为重要。

第一节 补泻药性的概念

补泻是针对机体虚实状况起调整作用的一对药性，是从药物所治虚实病证的疗效中总结概括出来的。它反映了药物在影响人体正邪消长、虚实变化方面的作用倾向。

《说文解字》："补，完衣也。"《康熙字典》引《急就篇注》："修破谓之补。"《说文解字注》："完衣也。既袒则宜补之，故次之以补。引申为凡相益之称。"《说文解字》："写，置物也。谓去此注彼也。"通过以上字义考证，"补"的本义为修衣，补益之义为补字的引申义。"泻"字的意思是去除，是"去此注彼"，即除去此处而去到另处。"补、泻"两字在中医理论中，则衍生为"补益"虚损与"祛除"实邪。

疾病的过程，尽管是千变万化的，但总而概之，都是邪正斗争的反应过程。虽然疾病的症状表现非常复杂，也都可用"虚""实"加以概括。"虚"则体现为正气、精气、气血、功能等的不足，故能改善、减轻或消除虚证，偏于补益的药性作用，就称为"补"；"实"则表现为邪气的偏盛，或内生的病理产物，如多出的无用之物置于体内需去除，故能改善、减轻或消除实证的药性作用，就称其为"泻"。

因此在药性理论中，随着对疾病的虚实治疗的认识，补泻药性也成为重要的药性理论之一。

第二节　补泻药性的历史沿革

在不同的历史时期，补泻的概念发生过变化。《黄帝内经》中补泻主要是指通过药物调整人体的气机运行方式，调整气血阴阳偏颇，从而达到补虚泻实的目的。宋金元以后虚、实的概念发生了变化。如"实"，其所包含的内容不仅包括人体的内生六气的偏盛，亦包括外来邪气和瘀血、痰浊等产物；"虚"则为本脏气、血等的不足，故对补泻概念范畴的认识逐渐扩大。到近现代，由于受到西方医学及医家临床实践的影响，补与泻的概念又变化成主要是指补益脏腑的功能或者祛除病理产物。

补泻之说最早见于《黄帝内经》。如《素问·阴阳应象大论篇》："形不足者，温之以气，精不足者，补之以味。实者，散而泻之。""中满者，泻之于内。""血实者宜决之。"指出了"补"治疗虚损之证，"泻"治疗邪实之证。《素问·三部九候论篇》："实则泻之，虚则补之。"又在《素问·藏气法时论篇》中，对五脏之苦欲，提出了用五味补泻的治疗法则，以五味苦欲的方法来论述各脏腑的补泻之法。不同的味对不同的脏腑皆有补泻之性，而不单言某药主补，某药主泻。如谓"肝欲散，急食辛以散之，用辛补之，酸泻之。……心欲软，急食咸以软之。用咸补之，甘泻之。……脾欲缓，急食甘以缓之，用苦泻之，甘补之。……肺欲收，急食酸以收之，用酸补之，辛泻之。……肾欲坚，急食苦以坚之，以苦补之，咸泻之"。这是最早的医学典籍中对补泻理论的探讨，但并没有上升到药性理论，只针对疾病的治则治法来讨论补泻。

现存最早的药学专著《神农本草经》，将药物分为上、中、下三品："上药一百二十种为君，主养命以应天，无毒，多服久服不伤人，欲轻身益气、不老延年者，本《上经》。""中药一百二十种为臣，主养性以应人，无毒，有毒，斟酌其宜，欲遏病补虚羸者，本《中经》。""下药一百二十五种为佐使，主治病以应地，多毒，不可久服，欲除寒热邪气，破积聚愈疾者，本《下经》。"上药多为补益药，但所载药物补泻均有，下药为祛邪之品。"养命""养性""治病"等词，体现了补药具补虚扶正之功，而泻药具祛邪疗疾之用，以及因补药多无毒可久服，泻药多有毒不可久服，以此为分类依据。虽没有把"补泻"作为药性理论来探讨，描述也很笼统，但将其作为药物分类的依据，体现了对药物扶正祛邪药性特点的概括，这对后世补泻理论的发展影响很大。

唐代陈藏器《本草拾遗》曰："诸药有宣、通、补、泄（通泻）、轻、重、涩、滑、燥、湿，此十种者，是药之大体。"并释补泻为："补可去弱，即人参、羊肉之属是也。""泄可去闭，即葶苈、大黄之属是也。"陈藏器是首个把补泻作为药性提出的人，认为补、泻是十种药性之一，其中对"泄"（泻）的药性进行了进一步的划分，如"宣、通、滑"等药性也可以属于广义的"泻"的祛邪作用之一，狭义与广义的"泻"因此有了发端。之后，药物补泻之性成为反映药物作用特征的重要内容之一。

宋金元时期，医学理论蓬勃发展，呈现出百家争鸣的局面。随着宋徽宗《圣济经》的问世，宋代的药性理论得到了极大发展。在药物说理方式的推动下，金元时期的药性理论也得到了长足的发展，并形成了几大医学流派，即著名的金元四大家。这些医家流派，在疾病治疗中主张以"补"或"泻"为治法。有主张"人以胃气为本"的补土派、"阳常不足，阴常有余"的滋阴派，还有主张"治病应着重驱邪，邪去则正安"的攻下派、"六气皆从火化"的寒凉派。由此，补泻的概念范畴也进一步扩大和具体化，如刘完素认为脏腑的虚实与人体内生六气密切相关，指出每个脏腑皆有本气，如肺气清、肝气温、心气热、脾气湿、肾气寒，本气虚表现为不足之属性，本气实表现为过甚之属性，而脏腑的寒、热、温、清、燥、湿六气，并非外感之六淫邪气，而是与脏腑虚实密切相关的人体内生六气，它的变化是脏腑功能异常而产生的结果。虚实是脏腑本气的偏盛偏衰。如刘完素在分析脾胃病理变化时指出："脾胃土本湿也，湿气自甚，则为积饮痞隔，或为肿满，以药燥去其湿，是谓泻其脾胃土之本也。"可见，湿乃脾土本气，实则湿邪甚，虚则津液枯，从而产生以上诸症。在治疗上提出"夫补泻脾胃之本，燥其湿则泻，润其燥则为补"的原则，阐释了与《黄帝内经》时期不同的补泻治法观念。如"实"，其所包含的内容既包括人体的内生六气的偏盛，也包括外来邪气和瘀血、痰浊等邪气；"虚"则为本脏气、血等的不足。

金元时期补泻理论的发展，值得一提的还有对《黄帝内经》五脏苦欲补泻理论的进一步阐发。首先是《素问》提出了气味厚薄、寒热升降及五脏苦欲理论，然后是刘完素的《素问玄机原病式》对此进行了进一步的探讨，张元素的《医学启源》则又从补虚、泻实、温寒、清热等方面提出了代表性的药物和方剂。如"肝苦急，急食甘以缓之，甘草。心苦缓，急食酸以收之，五味子。脾苦湿，急食苦以燥之，白术。……心欲软，急食咸以软之，芒硝；以咸补之，泽泻；以甘泻之，黄芪、甘草、人参。脾欲缓，急食甘以缓之，甘草，以甘补之，人参；以苦泻之，黄连……"（详述内容见本章"附：五脏苦欲补泻"）。这是张元素对于《黄帝内经》五脏苦欲补泻理论的治则提出的具体的用药思路，是对该理论的进一步阐发和论述。又如《脏腑标本寒热虚实用药式》中论述到：以肺为例，"气实泻之，包含泻子、除湿、泻火、通滞四法；气虚补之，包含补母，润燥，敛肺三法"。可见因补泻的对象发生变化，其补泻的方法和作用也就有了更具体的补充。继张元素对五脏苦欲补泻提出标准药物后，元代王好古、明代李时珍等均将之收入所著本草，如《汤液本草》的"五脏苦欲补泻药味"或《本草纲目》的"五脏五味补泻"中。

以上可见，宋金元时期的"补泻"药性理论主要体现在关注脏腑自身产生的功能，通过对脏腑"本气"之虚实进行补泻，以及对五脏苦欲理论用药法的深入探讨，进一步扩大了补泻理论的影响。

明清医家对于药物的补泻性能，论述更多：如李时珍的"脏腑虚实标本用药式"更系统地论述了各脏腑的补泻药物。张景岳、黄宫绣等对于补泻功能也进一步细化与分类，丰富和深化了"补泻"功能的内涵。

明代张景岳《景岳全书·新方八阵》分为补、和、攻、散、寒、热、固、因八法。"补略"中将补分为补气、补精、补阳、补阴四类；在"攻略"中将攻分为攻气、攻血、攻积、攻痰等四类。曰："真实者，暂宜解标，多虚者，只宜求本。"其中攻即泻之意。

清代黄宫绣《本草求真》："药品补泻，或阳或阴，或气或血，或燥或润，原自有别，遍绎诸书，无有实载。"指出了历代本草药性论述之误会："既言桑白皮入肺泻火，是明于气无补，而又混引益气之说以相淆。"其在书中将补药分为温中、平补、补火、滋水、温肾五类，将泻药分为渗湿、泻湿、泻水、降痰、泻热、泻火、下气、平泻八类。明清时期"补泻"理论已通过分类将其作用进一步具化，不仅为后期的功效分类提供了理论基础，也促使笼统广义的概念逐步向具体狭义的概念发展。

由此可见，历代在补泻概念及具体药物补泻药性上的认识并不一致，但对药物"补性"的认识则相对比较统一，补药多指具有补养强壮功能，能纠正人体阴阳气血、精、津液之虚衰的一类中药，现《中药学》教材还将其分为补气、补阳、补血、补阴等类。"泻"则有广义与狭义之分，《素问·三部九候论篇》："实则泻之，虚则补之。"这里的"泻"是广义的泻，泛指一切祛邪的药物。在后世，"泻"的作用逐步发展出多种具体作用，现今狭义的"泻"主要指具有泻下通便的作用，排除肠胃积滞，荡涤阳明实热，攻逐水邪、冷积等里实证的一类药物，即现《中药学》教材的泻下药。这应该是从药性到具体功效的变化。但我们这里讨论的应该还是广义的"泻"，这才是一类药性的特点。

第三节　补泻药性的理论依据

疾病有寒热、虚实的不同，药性相应亦有四气、补泻之异。在八纲辨证中，疾病的虚实是重要的两大纲，"补泻"药性的作用就是扶正、祛邪，是针对虚实病证起作用的一对药性，因此也是临床应用最多的两大类药物。

疾病的"虚"是指精气不足而产生的虚弱、衰退等表现，而疾病的"实"是指邪气有余而产生的亢厉壮盛等现象。即《素问·通评虚实论篇》："邪气盛则实，精气夺则虚。"治疗上，常遵循《素问·三部九候论篇》"实则泻之，虚则补之"的原则。补泻性能是从药物作用于机体所发生的反应概括出来的，是与所治疾病的虚实性质相对应的，亦可从所治病证的虚实上归纳出来。凡能扶助正气，改善患者衰弱状态者为补。如人参、黄芪可用于脾气虚的倦怠乏力，食少便溏等虚证，有补中益气作用，表明这两种药物具有补的性能；反之，凡能祛除病邪，平其亢盛者为泻。如大黄可用于热结肠道，便秘、高热、神昏谵语等实证，有泻下攻积、清热泻火等作用，大青叶能用治热毒疮疡、温毒发斑，有清热泻火、凉血消斑之功，这表明大黄、大青叶具有泻的性能。

药性的补泻具体落实到药物，存在着多种情况：有性属补者，如人参、党参之类；有性属泻者，如大黄、葶苈之属；更有既补又泻者，如白术健脾益气性补，而其燥湿利水性泻。当归，其用于心肝血虚，有养血之功，其性属补，若用于治疗瘀血证，则发挥活血化瘀之力，其性属泻，但若用治血虚血滞者，因能养血活血，故又为补泻相兼。

此外，还有部分药物作用难以用补泻药性概括之。诸如"止咳平喘""止痛""止血"等对症功效，由于所针对的"咳喘""疼痛""出血"等症状与疾病的虚实不直接相关或均相关（虚证或实证均可出现以上症状），因此，这些药物功效与药性补泻不一定有直接联系。

第四节　补泻的作用

补泻的药性作用，甚为广泛复杂，但简而言之，仍可从两方面加以概括。

一、补性药物的作用

补性药物主要是补益人体的亏损，增强机体的功能，提高机体的抗病功能，改善虚弱症状。诸如益气、补血、滋阴、壮阳、生津、填精、益髓等类药物，都是属于补性的药物。补性药物可以分为三个层次，依次为补阴阳、补脏腑、补气血精津液。

（一）补阴阳

阴阳为八纲之总纲，寒热表里虚实都有阴阳属性，寒热表里的本质又不离阴阳虚实，因此阴或阳的虚证可以说是最高层次的虚证范畴。根据阴阳互补、阴阳消长等阴阳之间的关系，补阴阳又可以说是调理阴阳平衡的必要举措。

（二）补脏腑

虚证分阴阳，阴阳不离脏腑。脏腑是体现人体生理功能、病理变化的基本功能活动系统，脏腑辨证是八纲辨证进一步具化的基本辨证方法之一，阴阳虚衰均会体现在脏腑功能活动的降低，气血津液物质的损失等虚弱状态。补脏腑即是能达到提升脏腑功能，补益脏腑气血，改善虚弱状态的基本作用。

（三）补气血精津液

气血津液辨证是八纲辨证在气血津液不同层面的深化和具化，也是对病因辨证的不可或缺的补充。气血精津液是人体维持生命活动所必需的营养物质和动力，它们的不足和运行输布的失常是脏腑虚证的重要病机之一，它们的虚衰也是导致阴阳虚衰的直接原因。补气血精津液是能通过补充人体营养物质和动力，来促进各脏腑功能的正常运行，改善虚衰病理状态的重要药性作用。

二、泻性药物的作用

广义的泻，主要是祛除外邪与致病因子，如风寒暑湿燥火，痰饮瘀血、气滞等，使邪去正安，调整机体和脏腑功能，以制止病势的发展。诸如解表、祛风湿、泻下、行气、活血祛瘀、利水渗湿、祛痰、消导等类药物，都是属于泻性的药物。历代提到"泻"的说法有诸多变化，最初的变化源自唐代陈藏器的十剂中的"宣、通、泄、滑"等的不同，以及宋金元时期的"汗、吐、下"，明清时期的"攻、散"等，而这些作用应该都是对"泻"法具体作用的描述。历代关于"泻"的各种药性特点的说法，可主要归纳为发泻、涌泻、通泻、清泻、渗泻。

（一）发泻

发泻指药物具有发散或发汗等作用，可将邪气以发散或发汗等方式排出体外，历代本草中称"宣、散、泄"者属此类。

（二）涌泻

涌泻指药物具有涌吐的作用，可将偏上中焦的实邪以涌吐的方式，因势利导，从上部涌泻而出，历代本草中称"吐"者属此类。

（三）通泻

通泻指药物具有通降、疏通等作用，可将胃肠或血脉中的实邪以通降、疏通等方式祛除，历代本草中称"下"者属此类。

（四）清泻

清泻指药物具有清凉、清降、清泄等作用，可祛除体内火热实邪，历代本草中称"寒、泻热、泻火"者属此类。

（五）渗泻

渗泻指药物具有渗利、利湿等作用，可祛除体内水湿痰饮等实邪，历代称"滑、渗湿、泻湿"者属此类。

以上的"泻"仍属于广义的泻，虽作用方式不同，但均体现出以祛除体内各种实邪为主要作用的药性特点。

而狭义的泻，则单纯指荡涤脾胃积滞，泻下通便，或通过泻下逐饮，排出体内积水，主要是指泻下药具有的功效。

药物的补泻作用，并非单补单泻，往往是错综复杂的。一种药物往往有多种作用，其中有些作用属补性作用，而有些作用属泻性作用。随着不同的配伍应用，而显现不同的补泻作用。如桂枝，发汗解肌属于泻性作用，而温阳、通阳则属于补性作用。又如茯苓，利水渗湿属于泻性作用，而健脾安神则属于补性作用。

第五节　补泻药性的临床意义

在中医的治法中，补泻是两大治疗法则，也是具体的治疗方法。其运用规律，早在《黄帝内经》中就有论述，如《素问·三部九候论篇》："实则泻之，虚者补之。"

掌握药性的虚实补泻，是合理运用中药的重要部分。《医碥》："虚而不实者，止用补，虚而实者，必攻补兼施，若实而不虚，则直攻之而已。"即是说，若疾病属虚证时，当用具"补"性的药物以补之。《素问·阴阳应象大论篇》曰："形不足者，温之以气，精不足者，补之以味。"若疾病属实证时，当用具"泻"性的药物以攻之，此时不可再用"补"药，正如《类经》所言："盖补之则与正无与，而邪反盛，适足以藉寇兵，而资盗粮，故治实证者，当直去其邪，邪去则身安……此治实之道也。"若证属虚实夹杂，则又当"补""泻"并用，攻补兼施。正所谓"补正必兼泻邪，邪去则补自得力"并"酌其邪正之强弱"以定补药泻药之多寡，"多寡得宜，方为合法"（《医学心悟》）。

药物补泻作用在临床的应用，首先辨清病情的虚实，一般虚证用补性的药物，实证用泻性的药物。如气虚、血虚的虚证，当用补气、补血的补益药来治疗；而气滞、血瘀的实证，则当用理气、活血祛瘀等泻性的药物来治疗。同一寒证，有阴盛的实证和阳衰的虚证之别，阴盛的实证，当用祛散寒邪的泻性药物来治疗；而阳衰的虚证，则又当用扶助阳气的补性药物来治疗。同一热证，也有阳盛与阴虚的不同，阳盛的实热证，当用清热泻火的泻性药物治疗，而阴虚的虚热证，则当用养阴生津的补性药物来治疗。但是疾病的虚实并非单一的，往往虚中夹实，或实证兼虚，临床治疗又当虚实兼顾，补泻并用。或扶正兼以祛邪，或祛邪兼以扶正。总之，当根据邪正的消长，虚实的变化而酌情应用。此外，临床上又有"虚则补其母，实则泻其子"，以及"以泻为补"，或"以补为泻"的用法，这体现了补泻药性在临床应用中的灵活性。

但是，若只知药物的补泻，不明其他性能，亦不能很好地指导临床。如《景岳全书》曰："阳虚者，宜补而兼暖，桂附干姜之属。"因"阳虚多寒"，故"宜补以甘温，而清润之品非所宜""阴虚者，宜补而兼清，门冬芍药生地之属"。因"阴虚多热"，故"宜补以甘凉，而辛燥之类不可用"。再以具体病证为例，对中气虚弱下陷，脏器下垂者，仅知用补性药物远远不够，临床应选用甘温、升浮、归脾经、具补性的药物（如黄芪、人参）；而对寒湿中阻者，则宜选用苦温性燥、升浮、归脾经、具泻性的药物（如苍术、厚朴）。可见，药性的补泻要真正指导临床，必须与药物的其他性能合参。

附：五脏苦欲补泻

中药之"补泻"理论，除药性的虚实补泻外，在《素问·藏气法时论篇》中尚有五味补泻（或称五脏苦欲补泻），它对后世药学发展有一定影响，特别是在金元及明代，该理论有较大的发展，部分内容被当时医家用以指导临床用药。如泽泻"补阴不足"（《医经溯洄集》）、黄柏"补水润燥"（李杲语）、知母"润肾燥而滋阴"（《本草纲目》）等均是在这一理论指导下发展而来。因此，了解这一理论，对研究古代药性理论及药物功效均有一定意义。

五脏苦欲补泻的理论源于《素问·藏气法时论篇》。文中指出"肝欲散，急食辛以散之，用辛补之，酸泻之""心欲软，急食咸以软之，用咸补之，甘泻之""脾欲缓，急食甘以缓之，用苦泻之，甘补之""肺欲收，急食酸以收之，用酸补之，辛泻之""肾欲坚，急食苦以坚之，用苦补之，咸泻之""肝苦急，急食甘以缓之""心苦缓，急食酸以收之""脾苦湿，急食苦以燥之""肺苦气上逆，急食苦以泄之""肾苦燥，急食辛以润之"。后世医家在此基础上阐发了五脏的苦欲补泻，其中，最有成就及影响的当推张元素。他将《素问》中五脏苦欲补泻的理论与具体药物联系在一起，如《医学启源》谓："肝苦急，急食甘以缓之，甘草。心苦缓，急食酸以收之，五味子。脾苦湿，急食苦以燥之，白术。肺苦气上逆，急食苦以泄之，黄芩。肾苦燥，急食辛以润之，黄柏、知母。肝欲散，急食辛以散之，川芎；以辛补之，细辛；以酸泻之，白芍药。心欲软，急食咸以软之，芒硝；以咸补之，泽泻；以甘泻之，黄芪、甘草、人参。脾欲缓，急食甘以缓之，甘草，以甘补之，人参；以苦泻之，黄连。肺欲收，急食酸以收之，白芍药；以酸补之，五味子；以辛泻之，桑白皮。肾欲坚，急食苦以坚之，知母；以苦补之，黄柏；以咸泻之，泽泻。"

以上内容可以列表（表4、表5）归纳如下：

表 4　五脏苦欲补泻表（从五脏之所欲言补泻）

五脏	所欲	补味（药物举例）	泻味（药物举例）
肝	欲散	辛（川芎、细辛）	酸（白芍药）
心	欲软	咸（芒硝、泽泻）	甘（黄芪、甘草、人参）
脾	欲缓	甘（甘草、人参）	苦（黄连）
肺	欲收	酸（白芍药、五味子）	辛（桑白皮）
肾	欲坚	苦（知母、黄柏）	咸（泽泻）

注：括号中药物为张元素增补。

表 5　五脏苦欲表（从五脏所苦言其治疗）

五脏	所苦	治疗味	具体药物
肝	苦急	甘	甘草
心	苦缓	酸	五味子
脾	苦湿	苦	白术
肺	苦气上逆	苦	黄芩
肾	苦燥	辛	黄柏、知母

注：具体药物为张元素增补。

在以上两表中，尽管张元素所增补具体药物，如黄柏、知母、桑白皮之"辛"味，若以现今对药物性味的认识去审视，可能产生诸多疑虑。但若抛开这些具体药例，从一个更高的层次来理解五脏苦欲补泻，可以得出结论：同是辛散、酸收、苦坚、咸软、甘缓，针对不同的脏器，由于各脏生理、病理特点的不同，可分别发挥完全不同的作用，或为"补"，或为"泻"。即便如人参、甘草之类，在脾为"补"，在心则为"泻"。不同脏器对同一药物有不同的反应。

继张元素《医学启源》之后，王好古将"五脏苦欲补泻药味"收入《汤液本草》中，李时珍将"五脏五味补泻"收入《本草纲目》，进一步扩大了该理论的影响。明代医家张景岳《类经》、缪希雍《本草经疏》、李中梓《医宗必读》及清代景日昣《嵩厓尊生书》等，对五脏苦欲的缘由做了许多解释和补充。如张景岳《类经》释肝之苦欲补泻曰："肝为将军之官，其志怒，其气急，急则自伤，反为所苦，故宜食甘以缓之，则急者可平，柔能制刚也……木不宜郁，故欲以辛散之，顺其性者为补，逆其性者为写（通泻），肝喜散而恶收，故辛为补，酸为写。"与张氏同时代的缪希雍亦从

"苦欲者，犹言好恶也，违其性，故苦；遂其性，故欲。欲者，是本脏之神所好也，即补也。苦者，是本脏之神所恶也，即泻也，补泻系乎苦欲"（《本草经疏》）来释具体脏器之补泻。其后，李中梓《医宗必读》亦言："夫五脏者，违其性则苦，遂其性则欲。本脏所恶，即名为泻，本脏所喜，即名为补。"

总之，"顺其性者为补，违其性者为泻"成为后世理解、认识和研究五脏苦欲补泻的基础。应当承认，尽管金元以后诸家对"五脏苦欲补泻"理论阐释发挥颇多，但仍然没有解决该理论所存在的诸多问题。故丹波元坚《药治通义辑要》评曰："五脏苦欲补泻，见'藏气法时论'，而王海藏录以各药（按：实为张元素《医学启源》），殆不免牵执，今缪氏就其意，敷演为说，亦似不确切。"具体地说，该理论尚有很多问题亟待解决。如五味对五脏的补泻是否具有普遍意义？五味对脏器的补泻可出现何种有利或不利的效果？临床如何利用？再以张元素所列具体药物来说，因肾欲坚，以黄柏、知母之苦以坚之，补之；因肾苦燥又以黄柏、知母之辛以润之。黄柏、知母之辛味从何而来？其味的标定与五味理论是否一致？等等。正是由于以上诸多问题悬而未决，五脏苦欲补泻理论才没有在临床中起到应有的作用。清代以后，五脏苦欲补泻理论渐渐被医药著作所淡忘。但是抛开前人所列五脏苦欲补泻的具体药物，从总体上来评价这一用药理论，仍然是值得肯定的。该理论的核心是将药物的"补"与"泻"与具体的脏腑联系在一起，灵活看待，并从脏腑当时的生理、病理特点出发，进而制定相适宜的治疗原则，选择人体脏腑在该条件下"所欲"的药物，这种看待问题和解决问题的方式是值得借鉴的。并且该理论还以举例的方式告诫人们，任何药物，哪怕是名贵的补益之品，若不被脏腑所需要，往往会干扰和破坏人体生理功能，或加剧病理改变，导致不良反应，都是有害的，因而不能乱用。相反，只要为脏腑所需要，不论什么药物，哪怕是偏性强烈，甚至是有毒之品，只要使用得当，都是有利的，都是应当果断使用的。这对人们喜补益恶攻邪的不良心理进行了针砭。仅就这一点而言，缪希雍称"五脏苦欲补泻，乃用药第一义"是不无道理的。这对后人加深药物利与害的认识，区别药物治疗作用与副作用的关系，也是大有启迪的。

李卫真　肖锦仁

参考文献

[1] 雷载权，张廷模. 中华临床中药学 [M]. 北京：人民卫生出版社，1998.

［2］刘金涛.《黄帝内经》五脏苦欲补泻理论发展研究［D］. 北京：北京中医药大学，2019.

［3］李昊蓉. 中药药性理论名词术语规范化研究：补泻［C］// 中华中医药学会中药基础理论分会. 中华中医药学会 2008 临床中药学学术研讨会论文集. 北京：中华中医药学会，2008：95-98.

——• 第十五章 •——
良毒药性

第一节　良毒药性的概念

中药良毒药性理论与四气五味、升降浮沉、归经等共同形成中药的性能特征，是药性理论体系的重要组成部分，也是指导临床安全用药的重要理论依据。历代医家对良毒药性的认识发展，从毒性即指药物的偏性，认为毒药为一切防治疾病之药的总称，到逐步认识毒性是指药物的不良反应、毒副作用，将药性一分为二，开始有了药性"良毒"的认识发展和理论阐述。反映了历代医家对"药"与"毒"认识的逐步清晰与分化，随着药性理论的发展和临床经验的积累，古今对良毒药性的概念、认识逐步加深，同时也存在着很大差异。

古代常常把毒药看作是一切药物的总称，而把药物的毒性看作是药物的偏性。如《周礼·天官》云"医师掌医之政，聚毒药以供医事"，《素问·汤液醪醴论篇》中记载："当今之世，必齐毒药攻其中，镵石针艾治其外。"《圣济总录》云："若药无毒，则疾不瘳。"以上论述均表明凡能防治疾病之药皆为毒药。又如张景岳《类经·五脏病气法时》云："药以治病，因毒为能，所谓毒者，因气味之偏也。盖气味之正者，谷食之属是也，所以养人之正气，气味之偏者，药饵之属是也，所以去人之邪气，其为故也，正以人之为病，病在阴阳偏胜耳。欲救其偏，则唯气味之偏者能制，正者不及也。"《广雅·释诂》云"毒，苦也"，《神农本草经疏》云"气之毒者必热，味之毒者必辛"，李时珍的《本草纲目》也有记载"气之粹者为良，气之戾者为毒"，以上论述均表明毒性即指药物的偏性。

人类在生活实践中，也逐步认识到药物的毒副作用。如隋代巢元方《诸病源候论》中记载："凡药云有毒及大毒者，皆能变乱，于人为害，亦能杀人。"唐代苏敬《新修本草》云"巴豆辛温有大毒""水银味辛寒有毒"等，均指药物的毒副作用，用之不当会出现毒副作用或不良反应。《素问·五常政大论篇》把药物分成大毒、常毒、小毒、无毒，《神农本草经》中将药物分为上中下三品，下品药物一般多毒，不可久服，以上典籍还对药物良毒药性强弱进行了分级。

现代医学认为，毒性会导致机体发生化学或物理化学反应，可损害机体，引起功能障碍、疾病甚至死亡。毒性包括急性毒性、亚急性毒性、慢性毒性和特殊毒性，如致癌、致突变、致畸胎、成瘾等。药物的不良反应是指药物在常用剂量下，用于预防、诊断或治疗人类的疾病或用于调整人体生理功能时，产生的非预期反应，因此良性即产生的预期反应。不良反应的类型包括药物的副作用，毒性反应，依赖性、成瘾性、特异质反应，致畸作用，致癌作用和致突变作用等。副作用是指在常用剂量时出现的与治疗需要无关的不适反应。一般比较轻微，对机体危害不大，停药后能消失。副作用的产生一方面与药物的偏性有关，更重要的则是因为一味中药常具有多种功效，临床应用其一种或一部分作用，其他作用便可能成为副作用。例如，常山可用来涌吐痰饮，也可截疟，用于治疗疟疾时，截疟是良性作用，涌吐则是毒性反应。

第二节　良毒药性的历史沿革

《淮南子》记载："神农尝百草滋味，水泉之甘苦……一日而遇七十毒。"《鹖冠子·环流》"积毒成药，工以为医"等论述，表明在古代，古人通常将能治病之药称为毒药，《论语·乡党》中有"康子馈药，拜而受之，曰：丘未达，不敢尝"，表明当时人们已经认识到一些药物会对人体产生不良的影响，也反映出药物的治病作用常常与"毒性"相伴，逐步形成药物毒性的认知。而《尚书·说命篇》云："药弗瞑眩，厥疾弗瘳。"指出为了治病，就不能顾忌药物的毒副作用。现存最早的医方帛书《五十二病方》中，记载了有毒药物及减毒方法。

随着医药知识的日渐丰富，医学巨著《黄帝内经》及药物学专著《神农本草经》的问世，标志着中医药理论体系基本形成。《黄帝内经》中既指出毒药在治疗疾病中的重要性，也对毒药进行了大毒、常毒、小毒、无毒（即良药）的分级，如《素问·汤液醪醴论篇》记载"当今之世，齐毒药攻其中，镵石针艾治其外""针石不能治，良药不能及也"。《素问·五常政大论篇》曰："大毒治病，十去其六，常毒治病，十去其七，小毒治病，十去其八，无毒治病，十去其九。"《神农本草经》将365种药物分为上、中、下三品，"上药……主养命以应天，无毒。多服、久服不伤人；中药……主养性以应人，无毒、有毒，斟酌其宜；下药……主治病以应地。多毒，不可久服"。将药物分为有毒、无毒，书中有毒、无毒并不专指药物的伤人之性，也包括了药性的强弱、刚柔、急缓。本书不仅记载了有毒药物服用后的不良反应，还阐述了对毒药减毒的方法，奠定了中药毒性理论的基础。

东汉张仲景《伤寒杂病论》中记载了含有有毒中药的方剂高达119首，含24味有毒药物的临床应用，对有毒中药临床应用从辨证、组方、炮制、剂量、剂型、煎服方法、药物反应、后续调护等多方面做了详细记载。如书中记载的附子汤、乌头汤、十枣汤等名方一直沿用至今，具有很高的临床应用价值。王充《论衡》"言毒篇"则专论毒物，涉及毒物特性、毒性危害、地域特色和毒物文化等内容，是反映两汉期间对毒物、毒性认识的重要文献。

随着临证用药知识的不断积累，魏晋后对"毒性"的认知不断完善，增加了有毒药物及解毒方法的记载；如南北朝时期，雷敩著我国第一部炮制学专著《雷公炮炙论》，记载了对有毒中药的炮制，指出通过炮制不但能降低有毒中药的毒烈性，而且还可提高疗效。梁代陶弘景在《本草经集注》中收进了牵牛子、蜘蛛等63种有毒中药，并阐述了《神农本草经》所列上、中、下三品及有毒、无毒的内涵。《名医别录》也记载药物多有毒性描述及解毒方法。晋代葛洪在《肘后备急方》中记载用全蝎治疗"传尸鬼疰"，并具体介绍了诸药中毒的解救方法。

我国最早的一部药典——唐代《新修本草》沿袭《本草经集注》旧例，该书在前代本草基础上新增药物28种，将药物记为无毒、有微毒、小毒、有毒、大毒。孙思邈在《备急千金要方》中也收载了不少毒剧中药治病的方剂，如用水蛭治疗崩漏，敷蜘蛛于穴位治疗中风口㖞等。陈藏器著《本草拾遗》，新增有毒中药53种。《诸病源候论》云"凡药物云有毒及大毒者，皆能变乱，于人为害，亦能杀人"，指出有毒或大毒之药，对人体有伤害作用，在中毒特征、解毒方药及相似毒药中毒后的鉴别方面均有发展。

宋金元时期开始了有关药性良毒的论述，扩展了关于"毒性"的认识，丰富了药性理论的内涵。《证类本草》有关药性良毒的论述对后世影响深远，"苟知病之虚实，方之可否，若不能达药性之良毒，辨方宜之早晚，真伪相乱，新陈相错，则曷由去道人陈宿之蛊"。《本草图经》序记载"国初两诏近臣，总领上医兼集诸家之说，则有《开宝重定本草》，其言药之良毒，性之寒温，味之甘苦，可谓备且详矣"，明确良毒为药性之一；本草以外医著也将良毒作为药性，并进行阐述。《养老奉亲书》云："万物皆禀阴阳五行而生，有五色焉，有五味焉，有寒热焉，有良毒焉。圣人取其色味冷热良毒之性，归之五行，处以为药，以治诸疾。"此说良毒与五色、五味、寒热等同为药性，为医家用药组方的依据。

在诸多著述中也丰富了对减毒、避毒、解毒的方法。《本草衍义》记载巴豆生温、熟寒，用之"当避其大毒"；朱砂经炼丹火化而显现出杀人之毒性。《汤液本草》记载"川乌、附子须炮，以制毒也""大黄须煨，恐寒则损胃气"。《博济方》中记载"凡药有酸咸甘辛苦之五味，寒热温凉四气，有毒、无毒，阴干、曝干，收采各顺岁时，新陈别其真假，凡将修合，并须精细"。《太平惠民和剂局方》记载玉液丸中寒水石需"烧令赤，出大毒，水飞过"，用"治风壅，化痰涎，利咽膈，清头目，除咳嗽，止烦热"，以上论述均强调炮制减毒的作用。

明清时期，医家对毒的认识有了更进一步的完善，认为药之良毒者是为医家临证之攻守之资，更多地认为毒性的内涵包括药之效能、偏性、峻利以及危害等，对毒性的程度和特征的描述也比较详尽，重视应用减毒、解毒等方法；以及此时期对药害理论的认识和阐述，均显示了中药的毒性理论在明清时期具有集大成的发展。

李时珍本草巨著《本草纲目》载药 1892 种，其中有毒中药 381 种，大毒药物如侧子、格注草等 26 种；有毒药物如粉霜、曼陀罗花、皂荚蕈、漏篮子等 168 种；小毒 136 种；微毒 51 种。本书对中毒解毒也有炮制、配伍减毒等相关记载。陈实功《外科正宗·制炒诸药》记载："凡药必遵雷公炮炙，入药乃效。如未制，生药入煎，不为治病，反为无益。"《本草蒙筌》记载丹砂，味甘，气微寒"生饵无毒，炼服杀人"，张介宾《类经·论治类》对毒性分级有所阐述："大毒之性烈，其为伤也多。小毒之性和，其为伤也少。常毒之性，减大毒之性一等、加小毒之性一等，所伤可知也。"赵学敏著《本草纲目拾遗》，对《本草纲目》所遗载的有毒药物如鸦胆子等进行初次收载；吴其濬的《植物名实图考》对有毒中草药进行了有价值的研究。叶天士《临证指南医案》计 89 病，其中用附子者共 150 余案之多，积累了丰富的经验。

药物良毒是为攻守之资。《本草发挥》序云"性味之寒温、甘苦、良毒",《卫生易简方》云"药性有寒温良毒",均以毒作为药性记载。毒与良相互对立,大致描述良毒的特点与区别,《万氏家藏育婴秘诀》云:"良,谓气味平和,无毒之药也。毒,谓猛峻蚀利,瞑眩之药也。"《轩岐救正论》指出"药之良毒者攻守之资也"。药之良毒得自天地之气,与药物禀赋有关。《本草纲目》载:"得气之粹者为良,得气之戾者为毒。"如木耳"各木皆生,其良毒必随木性,不可不审。"《本草便读》论述了良毒与药物禀赋有关,"夫地之生石也,禀赋有良毒之不齐,出产有寒温之各异,昆虫草木皆然,不独石也"。

新中国成立后,党和政府十分重视中药良毒药性,尤其是对有毒中药的研究。在对中医药开发和利用的同时,积极采取了一系列措施,以减少有毒中药中毒、死亡事故的发生。原卫生部和国家医药管理局多次制定或修订《关于医药用毒药、限制性剧毒药管理规定》,并列出了毒性中药及中成药药品名单。《中华人民共和国药典》各版均对有毒中药进行了标注,这对于促进有毒中药的研究和发展,以及保障人民的生命安全均起了重要的作用。与此同时,医药界对有毒中药采用现代科学技术进行了炮制、药理及临床研究,提出了一系列具有重要意义的科学依据,从而使有毒中药的研究有了很大进展。

第三节　良毒药性的理论依据

中医药学从早期认为毒性即指药物的偏性,将毒药作为一切防治疾病之药的总称,到逐步认识毒性指药物的不良反应、毒副作用,将药性做良毒之分,逐步完善了药性良毒的认识和理论阐述。将中药良毒药性作为药性理论体系的重要组成部分,既反映了药物偏性、药力峻缓及由此产生的具有治疗作用的效能特性,也反映出药物的安全特征、一定条件下对机体的损害性。历代医家依据对良毒药性的认识,以及围绕毒性药物的用药原则和方法共同形成了中药毒性理论体系,对指导临床安全、有效地使用中药,具有重要的理论意义。其理论依据从历代医家对毒与毒性的阐述中,主要集中在以下几方面。

一、所治为主,对病为良

《周礼·天官》云"医师聚毒药以供医事",指出凡能防治疾病之药皆为毒药,张景岳亦云："毒药者，总括药饵而言，凡能治病，皆可称为毒药。""大凡可辟邪安正者，均可称之为毒药。"《素问·至真要大论篇》说："有毒无毒，所治为主。"《类经·五脏病气法时》云："药以治病，因毒为能。"《伤寒论条辨》中提道：盖谓对病为良，苟不对病，虽良亦毒也，然药不自对。又如张仲景乌头桂枝汤治疗寒疝腹痛正是因毒而效，以上论述表明药物良毒以对症所治为主要判断依据。药自身有"良毒善恶"，但于临床治病时要先对阴阳、表里、寒热、虚实进行辨证，用之得宜则病可愈，即便使用有毒之药也不会有毒副作用。如乌头有大毒，但却是祛寒之良药。若不论病、不问虚实，但以药品贵重、药性补益为虑，则无毒者亦毒。如清代名医郑钦安所说："病之当服，附子、大黄、砒霜是至宝；病之不当服，参芪、鹿茸、枸杞皆是砒霜。"

二、以偏纠偏，调身盛衰

《素问·五常政大论篇》中指出"治热以寒……治寒以热"，是利用药物之偏性来治疗人体之阴阳偏胜偏衰，后世医家对此多有发挥。明代张景岳《类经·五脏病气法时》阐述为："药以治病，因毒为能，所谓毒药，是以气味之有偏也。"清代景日昣《嵩厓尊生书·药性皆偏论》云："一药之生，其得寒、热、温、凉之气，各有偏至，以成其体质，故曰药。药者，毒之谓。设不偏，则不可以救病之偏也。"清代医家唐容川亦云："天地只此阴阳二气流行而成五运，对待而为六气。人生本天亲地，即秉天地之五运六气以生五脏六腑。凡物虽与人异，然莫不本天地之一气以生，待物得一气之偏，人得天地之全耳。设人身之气偏胜偏衰则生疾病，又借药物一气之偏，以调吾身之盛衰，而使归于和平，则无病矣。盖假物之阴阳以变化人身之阴阳也，故神农以药治病。"医家的论述阐明了毒性作为药物性能之一，是一种"偏性"，偏性越大、毒性益强。这些都进一步阐述了"以偏纠偏"的理论，对中医药治疗疾病的机制做出了总的概括。

《本草正》中亦载："热者有热毒，寒者有寒毒，若用之不当，凡能病人者，无非毒也。即如家常茶饭，本皆养人之正味，其或过用误用，亦能毒人，而况以偏味偏性之药乎？"《神农本草经读》载："凡物性之偏处则毒，偏而至无可加处则大毒。因大毒二字，知附子之温为至极，辛为至极也。"中药的偏性可以纠正人体生理失常之偏，即治疗作用，这种"偏性"若导致偏胜，也可以损害人体正常生理功能，有失常之偏，即不良反应和毒副作用，说明古代医家认为中药良毒药性具有治疗作用与毒副作用的相对性。

三、气粹为良，气戾为毒

医家通常用药物是否具有峻烈之性来区分良毒，《神农本草经疏》认为有毒的药物"气之毒者必热，味之毒者必辛"，明代李时珍《本草纲目》曰："草者，天地之所生也……得气之粹者为良，得气之戾者为毒，故同一物也，而各具五色五性五臭五味五气之偏。"《万氏家藏育婴秘诀》云："良，谓气味平和，无毒之药也。毒，谓猛峻蚀利，瞑眩之药也。"《本草求真》云："凡药冲淡和平，不寒不热，则非毒矣……至于阴寒之极，燥烈之甚，有失冲淡和平之气者，则皆为毒。"《类经·耐痛耐毒强弱不同》云："毒药，为药之峻利者。"《本草经集注》云："下品药性，专主攻击，毒烈之气，倾损中和，不可恒服，疾愈则止。"《本草蒙筌》云："有药毒治病之急方者，盖药有毒，攻击自速，服后上涌下泻，夺其病之大势者是也。"

四、酷烈之毒，败正伤生

在长期医疗实践中，医家对药物的良毒药性的认识，尤其对于药物的酷烈之毒在不断增补和完善。《冯氏锦囊秘录》云："毒药损人元气，元气既乏，则毒气愈炽……酷烈之毒，其势转烈，反为内攻矣。"《神农本草经百种录》云"毒者，败正伤生之谓"，指酷烈毒性之药物会损伤人体元气，产生毒副反应。如《神农本草经》记载莨菪"多食令人狂走"、麻蕡（fèi）"多食令人见鬼狂走"，隋代巢元方《诸病源候论》中指出"凡药物云有毒及大毒者，皆能变乱，于人为害，亦能杀人"，唐代独孤滔《丹房镜源》载"硇砂性有大毒，或沉冷之疾可服则愈，久服有痈肿"。《证类本草》记载独行根不可多服，吐痢不止；蜀椒多食令人乏气，口闭者，杀人；芫花不可近眼等。

中药的良毒药性作为一种药性认识，既概括反映了中药的偏性及由此产生的作用，又反映出药物在一定条件下对机体的损害性，诸多医家针对毒性药物对人体的伤害性能做了记载，但随着对药物的认识在不断发展，用药品种、部位等基源在变化与丰富，还有新品种、同名异物及各种伪品的出现，不同本草医籍对相同药物有毒、无毒有不同描述，也正是历史上不同医药学家在继承前人经验和理论基础上的不断探索，才推动了中药良毒药性理论逐步丰富与发展。

第四节　毒性的识别

一、甘药少毒，毒药多辛

在发现有毒中药的过程中，人类嗅觉和味觉的作用功不可没。鼻子具有嗅觉的功能，舌头具有味觉的功能，嗅觉和味觉除了给人类带来愉悦的享受，它们更重要的作用是"趋利避害"——它们都是人类在进化的过程中趋利避害适应生存的结果：当闻到某种污浊臭气的时候，人们常常会掩鼻而过，以避免有害气体的威胁；当进食某种有毒物质的时候，常常会出现"戟口"的感觉（如口苦、舌麻等），从而恶心呕吐，以避免有害物质对身体的损害。

在有毒中药的初步鉴别中，味觉的作用尤为重要。中国古人认识到，五味既是产生功效的物质基础，也是产生毒性的物质基础。在五味之中，甘味是人类最乐于接受的味道，所以具有甘味的物质常常含有最益于身体需求的营养成分。古人认为，甘"能补能和能缓"，即甘味具有补益、和中、调和药性和缓急止痛的作用，所以甘味药绝大多数是无毒的。甘味药多用于治疗正气虚弱、身体诸痛及调和药性、中毒解救等几个方面。而毒性的中药以辛味、苦味为多，所以古代医家有"毒药必辛""辛毒"的说法。

梁代陶弘景《本草经集注》"半夏"条下云："味辛，平，生微寒、熟温，有毒。……生令人吐，熟令人下。用之汤洗，令滑尽。……以肉白者为佳，不厌陈久，用之皆汤洗十许过，令滑尽，不尔戟人咽喉。方中有半夏，必须生姜者，亦以制其毒故也。"从记叙来看，半夏的毒性与其所含的涎滑之液有关，其涎滑之液有"戟人咽喉"的特点，"戟人咽喉"是"味辛"的一种具体描述。

《日华子本草》对味的判断以直接感受为主，故称天南星味辛烈，苎根味甘滑，紫葛味苦滑，特别是记载土附子、半夏味痫辛，白及甘痫、牵牛子苦痫。《集韵》释"痫（hàn）"："物毒喉中病"，是一种药物刺激咽喉的不适感，类似今天所说的"戟口""紧口""戟喉"。显然，记载"痫"味很接近药的实际味觉，但很难与五味功能相联系。后来医药学家提出"毒药必辛"的理念，无疑痫味被概括在"辛"味之中。

"瘾味"与前述的"戟人咽喉"的意义基本类同，都是属于"辛"味的范畴。

明代医药学家缪希雍在《神农本草经疏·原本药性气味生成指归》明确提出一个观点："气之毒者必热，味之毒者必辛。"从而把气、味与毒性联系起来。这一观点在《神农本草经疏》各论中反复提到。例如："山豆根得土之冲气，而兼感冬寒之令以生，故其味甘苦，其气寒，其性无毒。甘所以和毒，寒所以除热。凡毒必热、必辛，得清寒之味，甘苦之味，则诸毒自解。""（仙茅）凡味之毒者必辛，气之毒者必热。仙茅味辛，气大热，其为毒可知矣。虽能补命门，益阳道，助筋骨，除风痹，然而病因不同，寒热迥别，施之一误，祸如反掌。""（人屎）人之五谷入胃，津液上升为气血，糟粕下降而成粪。其本原以化过，但存极苦大寒之气味耳……凡毒必热、必辛，苦寒能除辛热，故又主解诸毒也。"

现代的一些研究证实了古人的"辛毒"观点。如有统计结果表明，在《中药学》所载药物中，甘味的无毒药最多，有毒药最少，辛、苦味的有毒药较多，尤以辛味更为明显；酸、咸味有毒、无毒药居中。另有学者通过对 55 种中药肝毒性文献资料的分析，认为中药的性味及其有效成分与肝毒性有一定的相关性：肝毒性主要集中于五味属性中苦、辛两类药物，有效成分在含碱及苷类成分的药物中。还有人通过对 102 种中药神经系统毒性文献资料的分析，认为中药的性味及其有效成分与神经系统毒性有一定的相关性：具苦、辛味的两类药物的神经系统毒性发生率明显偏高，含碱类及苷类成分的药物的神经系统毒性发生率明显高于含有其他成分的药物。

辛者，芳香辛辣之谓。为什么中药之中，"毒者必辛"？因为辛味除能解表、疏风、行气、活血外，还有通滞、横行、开窍、化湿、散寒、祛风湿、止痛、润燥、散结、燥而升、入脾、走气等作用。辛味入肺，气薄者能发散而行气行血，气厚者则力雄势峻，尤其是辛而至于麻者，作用更强烈，有散气耗气之弊，从而表现出毒性作用。如附子、细辛，味大辛而麻，故有毒。对此，清代徐大椿的论述十分全面。徐氏认为：

"凡有毒之药，性寒者少，性热者多。寒性和缓，热性峻速，入于血气之中，刚暴驳烈，性发不支，体益不支，脏腑娇柔之物，岂能无害，故须审慎用之。但热之有毒者，速而易见；而寒之有毒者，缓而难察，尤所当慎也。"

"惟大热大燥之药，则杀人为最烈。盖热性之药，往往有毒；又阳性急暴，一入脏腑，则血涌气升。若其人之阴气本虚，或当天时酷暑，或其人伤暑伤热，一投热剂，两火相争，目赤便闭，舌燥齿干，口渴心烦，肌裂神躁，种种恶候，一时俱发。医者及病家俱不察，或云更宜引火归元，或云此是阴症，当加重其热药，而佐以大补之品。其人七窍皆血，呼号宛转，状如服毒而死。病家全不以为咎，医者亦洋洋自得，以为病势当然。总之，愚人喜服补热，虽死不悔……夫大寒之药，亦能杀人，其势必缓，犹为可救；不若大热之药，断断不可救也。"

但徐大椿这段话中的"热药误人"，侧重于用药失当，而不是"气之毒者必热"的意思。对"毒药"的本质，徐大椿似乎并未完全归结于其性之热、其味之辛。他在论"藜芦"一药时指出："凡有毒之药，皆得五行刚暴偏杂之性以成。"但是人身的气血，却是"天地中和之气所结"，所以人受毒药之害，必伤气血。但是毒药能伤人，也能杀虫。所以毒药如果用之得法，"乃有利而无弊"。

二、综合判断，远离毒害

除了用嗅觉和味觉初步判断药物的毒性外，中国古人还综合运用多种方法来判断药物的毒性。

（一）气味鉴别

除了辛味外，苦味是人类所厌恶的滋味。在中医理论中，苦有降、泄的作用，即降气、泄真气的作用。所以对于苦味的药物也应警惕毒性的可能。比如，瓠瓜是一种常见的瓜茄类蔬菜，味淡微甘。但有一种苦瓠，其形态、习性与瓠瓜完全一致，唯一的不同就是苦味浓烈。由于苦瓠味苦，食后易出现呕吐、腹泻和痉挛等中毒症状，所以不能作为食物，应在烹饪之前先尝出来而弃之不要。再比如，有一种剧毒的中药"钩吻"，煮出的药汁不仅黑色混浊，而且它的药味就很苦，难以下咽。

气臭对鉴别药物和食物良毒也具有重要的参考意义。五臭之气过度，或某物发散出令人厌恶的气味，常常有害健康，应警惕它们具有毒性的可能。比如，芹分家芹（人工栽种食用芹菜）和野生芹菜两大类，有些野生芹有毒，不能食用，常见的是毒参和毒芹。它们散发一种鼠尿样特殊臭味，这种令人十分不爽的气味的存在，就是其毒性的一个反映。

在加工制作某些食物或药物的过程中，中国人十分注意它们气味的变化。比如制作豆豉，或制作酱瓣的过程中，如果豆豉或酱瓣散发出令人清爽的芳香，说明制作是成功的。如果散发出令人厌恶的霉气，那就说明豆豉或酱瓣很可能受到杂菌（有害菌）的污染，制作是失败的。

中国古人还认识到，食物腐败变质时不仅可发出恶臭，而且已味劣而不堪食用。中国先人很早就认识到这点，孔子曾立下的饮食规矩，云："鱼馁而肉败，不食。色恶，不食。臭恶，不食。失饪，不食。"（《论语·乡党》）《金匮要略·禽兽鱼虫禁忌并治第二十四》亦云："秽饭、馁肉、臭鱼，食之皆伤人。"

需要强调的是，过度的香气同样有害健康，存在毒性可能。香气过于浓烈，走窜之力强大，有散气耗气的弊端，实际上就是具有毒性。自然界的绿色开花植物，毒性剧烈的品种，大多花形艳丽，花香浓烈。为什么有毒的植物反而花香浓烈？这与自然界的生存竞争有关。许多绿色开花植物虽然有毒，但仍需要昆虫来传播花粉，但是许多种类的昆虫已能识别它的毒性，只有少数种类的昆虫能为它传播花粉，为了吸引到这些昆虫，它只能通过艳丽的色彩和花形，通过浓烈的香气来吸引它们。夹竹桃就因为有特殊的浓烈的香气和美丽的花形而作为园林植物培植。铃兰是一种味甜的高毒性植物，但它同时是一种名贵的香料植物，它的花可以提取高级芳香精油。同样，藏红花多用可出现恶心、呕吐及腹泻等中毒症状，严重者可致人死亡，它不仅有辛辣的滋味，也发散特异的浓郁芳香，是世界上最贵重的香料之一。曼陀罗花外表艳丽，叶有浓烈的麝香味，虽香但却极其难闻。

（二）动物试毒

中国古人很早就认识到，人同动物都是禀天地阴阳之气而生的，这样，人与其他动物就具有很多共性，所以被多种动物作为食物的，对于人类也常常是低毒或无毒的。与此相反，如果我们给动物喂食某种植物或药物，结果导致动物死亡，那么这种植物或药物对人的毒性也可想而知。宋代《本草别说》中就有借助于动物实验来认识药物毒性的方法："以砒石和饭毒鼠，死鼠，猫犬食之亦死，毒过于射周远矣。"李时珍《本草纲目》亦云"砒乃大热大毒之药，而砒霜之毒尤烈。鼠雀食之少许即死，猫犬食鼠雀亦殆"，"人服至一钱许，亦死"。

实际上，许多动物有一种本能，它们会自觉地进食对于它们无毒的植物，而避免进食有毒的植物。如宋代《开宝本草》就记载了以观察动物羊的食用与否来鉴别蓬莪茂（今称"莪术"）的好恶良毒。所以自然界中凡是有毒的物质，很少受到昆虫的蛀蚀，也很少被动物采食。例如，楝木和香樟木很少受到昆虫的蛀蚀，甚至蚊虫都避而远之，因此可以推测楝树和樟木有杀虫辟秽的作用。实际上，楝木和香樟都含有有毒的成分。再如，如果我们将几棵野生芹丢入粪坑，粪坑内蝇蛆尽死，就证明了野生芹具有很强的毒性。

　　一般来说，越是高等的动物（如哺乳动物），它们对药物的反应，越与人类接近，而昆虫等低等动物的可靠性就低得多。即使是在现代药理实验中，也常用小白鼠等哺乳动物而不是用昆虫等低等动物来作为实验动物，就是出于同样的原因。比如说，夹竹桃毒性很强，大部分的动物对于夹竹桃都有不良或死亡的反应，尽管它可以做成杀虫剂杀灭许多昆虫，但是，蚜虫可食夹竹桃的顶芽，介壳虫可危害夹竹桃的枝叶。如果见到夹竹桃上有介壳虫啃食，就认为夹竹桃无毒，那就很危险了。

　　（三）皮肤黏膜试毒

　　中医没有静脉用药的传统，中医的用药途径主要有两条：一是外用，一是内服。由于内服药物吸收较快，清除较难，如果发生毒性反应，处理比较棘手，而药物外用吸收较慢，清除简单，所以在内服之前，先将药物在皮肤黏膜上尝试其毒性反应是一个有效的方法。许多毒性较大的植物的根、干、枝、叶中含有较多的水液或乳汁，可以尝试将少量水液或乳汁涂于没有破损的皮肤上，如果局部出现灼热、麻木、红肿、瘙痒、疼痛，则证明该植物的毒性较大。比如，上面提到的夹竹桃，它的枝条中含较多水液，当折枝时水液沾于皮肤，可以造成皮肤麻痹，由此可以推测它很可能具有毒性。有一种桑科植物"见血封喉"，又名"毒箭木"，分布于海南、广西、云南等地，常绿乔木，高达 30 m。全株有乳汁，有麻醉的作用，外用治疗淋巴结结核，但有伤口即不能使用。云南及海南等地有用树汁作箭毒，射杀野兽；人畜受伤者，其毒液进入伤口，很快便会中毒死亡。

　　如果经皮肤测试没有出现明显的反应，继而可以用极少量口尝药物，口尝未知药物必须遵循先舌后咽，循序渐进的方法，先久咀其汁，感受其气其味，不能吞咽药渣，更不能囫囵吞枣。如果出现舌麻、戟口、戟喉及口咽刺痛等反应，证明药物毒性强烈，需及时处理。比如前面提到过的"野芹"，食后不久即感口腔、咽喉部烧灼刺痛，就从另一个侧面反映了它的毒性强烈。再比如，商陆是商陆科植物商陆或垂序商陆的干燥根，气微，味甘淡，但久嚼麻舌，从而体现了商陆毒性的存在。

　　（四）观察环境

　　一些植物生长寄生在有毒植物身上，长期接受毒气熏染，也会具有一定的毒性。如果在一个阴湿环境中，除了某种植物外，寸草不生，而且这种植物不被其他草食动物采食，也很少受虫蚁的侵害，那么这种植物往往具有较强的毒性。反过来，如果在某个地域草木稀疏，则往往提示有毒矿物的存在。如砒石虽无气味，但产砒之山，草木不生，百兽莫存，可见砒石具有杀伐之性。

此外，古人还会用到火试和水试以了解药物的毒性。如焚烧夹竹桃时，蚊蝇触烟雾则尽死，人闻之也有中毒反应，所以夹竹桃具有高度的毒性。炼制砒霜时，会发出难闻的蒜臭味，故其气辛，其性属阳。其气味能毒死附近昆虫，蛇和野兽嗅到气味都会逃走，周围山上也寸草不生，所以砒霜为大辛毒热之品。再比如，将蓖麻浸入水中，水很容易变得污浊；一些木薯的毒性比较大，将木薯打粉浸入水中，次日水变黑色者为有毒，而水色不变者为无毒。

中国古人对食物和药物的毒性判断积累了丰富的经验。但是，由于大千世界的复杂性和人类对世界认识的局限性，对事物的认识难免不足。而人之性命，贵于千金，所以对于自然界的各种性质不明的物质，当我们需要了解它的药性的时候，必须小心谨慎。神农尝百草，因遇断肠草而牺牲的教训是十分深刻的。

第五节　良毒药性的内容

一、药物良毒性分级

从古至今，历代医家对良毒药性的认识不断发展，从早期认为毒性即指药物的偏性，将毒药作为一切防治疾病之药的总称，到逐步认识毒性指药物的不良反应、毒副作用，将药性做良毒之分，逐步完善了药性良毒的认识和理论阐述。各个历史时期对药性良毒认识不一（良即无毒），故对毒性分级也有差异，分述如下。

（一）古代分级

《神农本草经》把药物分为上中下三品，为有毒、无毒两类，未对毒性程度具体分级，这为药性良毒理论的认识奠定了基础。《素问·五常政大论篇》根据毒性大小，将药物分为大毒、常毒、小毒与无毒四类，云："大毒治病十去其六，常毒治病十去其七，小毒治病十去其八，无毒治病十去其九。谷肉果菜，食养尽之，无使过之，伤其正也。"这是理论上对毒药的最早分级，为后世本草著作对具体药物进行毒性分级提供了依据。如陶弘景《本草经集注》有毒药物分大毒、有毒、小毒。唐代《新修本草》分大毒、有毒、小毒、微毒。宋代《证类本草》分有毒、大毒、小毒、微毒。

明代《本草纲目》分大毒、有毒、小毒、微毒。明代《景岳全书·本草正》分毒、大毒、小毒。清代汪讱庵《本草易读》分大毒、有毒、小毒、微毒和微有小毒，对有毒药物的毒性辨析认识有进一步发展。至此看来古代本草对有毒药物的毒性分级有逐渐细化的趋势，大致将毒性分为 4 ~ 5 个不同等级，以示别于常药，以便医家临证权衡斟酌应用。

（二）近现代分级

近现代毒性分级一般沿用历代医疗实践的经验和本草记载进行分级，《中华人民共和国药典》以及各版《中药学》教材均采用大毒、有毒、小毒的分类方法，多沿用古代分类；也有分为五级，现代《中药大辞典》将中药毒性分为剧毒、大毒、有毒、小毒、微毒五级。也有结合现代医学毒性分级的手段进行分级，主要包括：①根据中毒后临床表现的程度进行分级；②根据已知的定量毒理学研究数据，即半数致死量 LD_{50}（或半数致死浓度 LD_{50}）为依据对药物的急性毒性进行评价和分级；③根据中药有效量与中毒量之间的范围的大小进行分级；④根据药物中毒剂量及中毒时间进行分级；⑤根据中药的产地、炮制及品种真伪优劣等进行分级。总之，毒剧中药在毒力强弱的分级上，可将上述五种分级依据进行综合分析，然后再做具体评价。然而，中药的品种繁多而混乱，且因产地、炮制、制剂、配伍、家种、野生、季节、贮存等因素的影响，给药物的毒性研究带来许多困难，因此还需做大量更深入细致的工作。

二、良毒双重作用

中药良毒药性作为药性理论体系的重要组成部分，既反映了药物的偏性、药力峻缓特性，也反映了药物对机体的有效性和损害性，正因药物具有良毒药性，用之得当可起到扶正祛邪的疗效，若用之不当可产生一定的毒副作用，甚至危及生命。正如《素问·至真要大论篇》所说："有毒无毒，所治为主。"亦如《伤寒论条辨》云："而药道之论良毒亦不在此，盖谓对病为良。苟不对病，虽良亦毒也，然药不自对。"恰当利用有毒药物的治疗作用，避免其毒性反应而成为治病的良药，这反映了如何看待药物良毒双重作用的使用原则和方法，对指导临床安全、有效地使用中药，具有重要的理论意义。

（一）以偏纠偏，以毒化效

在正常情况下，人体阴阳气血调和，五行正常相生相克，但因感六淫，或情志所伤，或内生六邪，损害五脏六腑，导致气血阴阳出现偏盛偏衰，则会发生疾病，《素问·五常政大论篇》中指出"治热以寒……治寒以热"，正是利用药物之偏性来治疗人体之阴阳偏胜偏衰，即以偏纠偏，使机体在最大限度上恢复正常，从而达到治疗疾病的目的。正因药物由此偏性，才能以偏纠偏，如《类经》云："药以治病，因毒为能。"

医家常会采用以偏纠偏，以毒攻毒的治疗方法，如《淮南子》所云："天雄、乌喙，药之凶毒也，良医以活人。"现存最早的方书《五十二病方》中有半夏、毒堇、雄黄、乌喙等多种有毒中药治病的记载。《伤寒杂病论》所载方剂中，用到了二十多味有毒药物，如附子、乌头、半夏、巴豆、甘遂、大戟、芫花等。《本草纲目·虫部》："露蜂房……亦皆取其以毒攻毒，兼杀虫之功焉耳。""凡用斑蝥，取其利小便，引药行气，以毒攻毒是矣。"张从正《儒门事亲》记载："凡药皆有毒也，非止大毒、小毒谓之毒。"《景岳全书》云："药以治病，因毒为能，所谓毒者，因气味之有偏也。盖气味之正者，谷食之属是也，所以养人之正气；气味之偏者，药饵之属也，所以去人之邪气。故曰毒药攻邪也。""人之为病，病在阴阳偏胜耳。欲救其偏，则唯气味之偏者能之，正者不及也。……是凡可辟邪安正者，均可称为毒药。"以上论述阐述以毒化效的观点，现代研究发现有毒药物的毒性与疗效之间存在着复杂的关系，如附子不经炮制、煎煮时间愈短、给药量愈大，则毒性愈大、药理活性愈强。

（二）宜忌转化，祛病安身

药物自身有良毒之性，但于治病而言，通过阴阳、表里、寒热、虚实辨证施治，用之得宜则病可愈，起到治疗作用，即使毒性药物也不会有毒副作用，若用之不当，补益之剂也可能变成毒药。如《白喉辨证》云："症有必用，虽砒霜皆要药；症不可用，虽参茸皆毒药。"再如狼毒"辛平，有大毒"，用之不当，则"恐狼鸣肠断"，用之得当则可治病祛邪。同时，在使用有毒药物治病时程度的把握也很重要，如《本草乘雅半偈》记载："毒药攻病，不得不下毒手，亦不得轻下毒手。"再如《素问·六元正纪大论篇》："黄帝问曰：妇人重身，毒之如何。岐伯曰：有故无殒，亦无殒也。帝曰：愿闻其故何谓也？岐伯曰：大积大聚，其可犯也，衰其大半而止，过则死。"张景岳在《类经·论治类》中针对以上论述进行阐释："重身，孕妇也。毒之，谓峻利药也。故，如下文大积大聚之故，有是故而用是药，所谓有病则病受之，故孕妇可以无殒，而胎气亦无殒也。殒，伤也。"同时用毒性药物攻散，使病去其半即应停服，若攻伐太过，则可能大伤正气，甚至危及生命。因此，在选用毒性药物治病时，有毒药物只要注意宜忌转化、选用恰当，则既不伤害机体脏腑气血，又能达到祛病安身的作用。

（三）制得其法，用得其宜

在使用有毒药物以毒攻毒之时，需充分掌握毒性特点，可"自可随所犯而救解之"，正如《景岳全书·本草正》云："制得其法，用得其宜。"因此，历代医家及本草著作记载解除有毒药物毒副作用的诸多经验，如《肘后备急方·治卒中诸药毒救解方》中记载了"中狼毒毒以蓝汁解之""中踯躅毒以栀子汁解之""中雄黄毒以防己汁解之"等多种解毒方法。《本草经集注》"解毒"中记载："半夏毒，用生姜汁、煮干姜汁并解之"；"乌头、天雄、附子毒，用大豆汁、远志、防风、枣肌、饴糖并解之"；"巴豆毒，用煮黄连汁、大豆汁、生藿汁、菖蒲屑汁、煮寒水石汁并解之"；"藜芦毒，用雄黄屑煮葱白汁、温汤并解之"；"甘遂毒，用大豆汁解之"；"芫花毒，用防风、防己、甘草、桂汁并解之"；"大戟毒，用菖蒲汁解之"；等等。

三、影响良毒药性的因素

临床用药时应当尽量避免药物良毒性引起的毒副作用，除临床应根据辨证用药的要求以外，还与炮制、用量、配伍、用法、贮存以及患者的体质、年龄、证候性质等都有密切关系。因此，使用有毒药物时，应从上述各个环节进行控制，避免中毒现象发生。

（一）炮制

中药炮制可改变药物良毒之性，合理的炮制可达到增效减毒或消除毒性的作用。《神农本草经》云："有毒无毒，阴干暴干……并各有法。"如露蜂房和蛴螬"火熬之良"；一些药物的毒性成分存在于药材的某一部位，去除该毒性部位，即可降低药物的毒性，如蕲蛇去除头部，可减轻其毒性。某些有毒中药经过加辅料炮制或加热炮制，可使其毒性成分含量降低或者毒性成分结构发生改变，达到减毒的目的。如"凡汤并丸散用天雄、附子、乌头、乌喙、侧子皆燥灰中炮，令微坼，削去黑皮"；"凡丸、散用巴豆、杏仁……诸有膏腻药，皆先熬黄黑，别捣令如膏"。辅料与药物共同炮制，可使毒性降低。生半夏辛温有毒，用明矾、生姜等辅料炮制后可降低其毒性；

甘遂生品毒性较强，醋制后峻下逐水之性和毒性均减弱。相反，有的药物炮制不当，毒性反而增加，如雄黄有毒，火煅后则生成剧毒的三氧化二砷，故有"雄黄见火毒如砒"之说。有毒中药的炮制方法在各个历史时期的本草文献上记载不一，方法丰富、一药多法，但均以增效减毒为目的。

（二）用量

自古以来，对药物的用量很有考究，尤其是有毒药物，药物的用量对药性良毒有很大的影响，如《素问·五常政大论篇》云："大毒治病，十去其六；常毒治病，十去其七；小毒治病，十去其八；无毒治病，十去其九；谷、肉、果、菜，食养尽之，无使过之，伤其正也。不尽，行复如法。"《神农本草经》云："若用毒药疗病，先起如黍粟，病去即止，不去倍之，不去十之，取去为度。"参酌药物中含毒多少，或药物的毒性大小，决定起始量的大小，渐渐加量，直到有效为止。《伤寒杂病论》乌头桂枝汤治寒疝腹中痛："初服二合，不知，即服三合，又不知，复加至五合。"乌头赤石脂丸也是这样，"先食服一丸，日三服。不知，稍加服"。多视药物毒性情况，起始量较小，渐渐加量。用药剂量又与人体正气虚实，年龄、病程相关，如"凡服药多少……缘人气有虚实，年有老少，病有新久，药有多毒少毒，更在逐事斟量"。《金匮要略》大乌头煎主治寒疝绕脐痛，乌头大者用到五枚，"强人服七合，弱人服五合"；桔梗白散治肺痈，方中配伍巴豆，"强人饮服半钱匕，羸者减之"。

（三）配伍

通过合理配伍，利用药物间存在"相畏""相杀"的关系，可监制某种毒性，从而达到减毒的目的。《神农本草经》云："若有毒宜制，可用相畏、相杀者，不尔，勿合用也。"所谓"制"，就是监制的意思，通过药物的配伍来制其毒性，"相畏""相杀"，通过药物配伍，一种药物能减轻或消除另一种药物的毒性或副作用。反之，如配伍不当，不仅毒性不减，反而可能产生毒性或增加毒性，在《神农本草经》七情相反相恶基础上形成的"十八反""十九畏"，则是药性相反禁忌的配伍关系，形成致毒增毒、降效减效等结果，后世医家多为尊信。方剂君臣佐使的配伍理论，也是通过配伍增效减毒，互相制约，消除毒性，避免副作用产生。如陶弘景："俗方每用附子，皆须甘草、人参、生姜相配者，正制其毒故也。"《本草正》指出"附子之性急，得甘草而后缓；附子之性毒，得甘草而后解；附子之性走，得甘草而后益心脾；附子之性散，得甘草而调营卫"，阐释了附子配伍甘草以后缓和其峻烈之性的减毒增效作用。

（四）用法

中药一般以口服为主，用法不同会直接影响药物毒性。首先，毒性大小与用量有关，如若超出服用剂量，则会发生中毒，详见以上用量。其次，与煎煮法及剂型有关，如附子久煎可减毒，麻黄煎煮时去上沫可防"令人烦"等副作用，再如《神农本草经》云："药性有宜丸者，宜散者，宜水煮者，宜酒渍者，宜膏煎者，亦有一物兼宜者，亦有不可入汤、酒者，并随药性，不得违越。"《证类本草》所列不宜入汤、酒者，不少是有毒药物，如礜石、卤盐、野葛、狼毒、莽草、巴豆、雷丸、斑蝥等，避免毒性增强。如李时珍《本草纲目·金石部》谓砒石："此物不入汤饮，惟入丹丸。""若得酒及烧酒，则腐烂肠胃，顷刻杀人，虽绿豆、冷水亦难解矣。"认为砒石入汤酒后毒性可能增强，甚或"腐烂肠胃，顷刻杀人"。还与服用时间相关，如饱腹状态，有食物对机体的保护作用，再加之药物浓度被稀释，出现中毒症状可减轻。有些只能外用，不能内服，如升药、毛茛等；有的宜入丸散，不宜入汤剂，如蟾酥、斑蝥等；有的不能制成酒剂，如乌头等。有的复方毒性减弱，单服则毒性较大，如乌头与蜜同用等。

（五）采集与贮藏

同种药材因产地、采集、贮存及入药部位等因素不同而存在质量差异，因而毒性强弱也可能不同。如有报道说，生长在云南的乌头属植物，其有毒成分随海拔升高而增加。另外，桑寄生、槲寄生的寄主很多，寄生于桑树等无毒植物上者使用比较安全；寄生于马桑、巴豆、夹竹桃等有毒植物上者，其药材也含相应毒性成分，误服可能中毒，蜜蜂以雷公藤、曼陀罗等有毒植物的花为蜜源酿成的蜂蜜亦含相应的毒性成分，误食这样的蜜可能中毒。苦楝皮在开花期毒性最低。六陈药（枳壳、陈皮、半夏、麻黄、吴茱萸、狼毒）有毒者，通过贮藏可减其毒性。狼毒气味辛平，有大毒，新品毒性较强，故宜贮存一定时间，待陈久后使其辛烈之性降低后使用，可以降低其毒性。半夏与陈皮其燥烈之性常通过贮藏也可得以部分降低，故而谓"二陈"。

第六节　良毒药性的临床意义

中药良毒药性既反映了药物对机体的有效性，又体现了药物对机体的损害性，临床用之得当，可以调偏扶正取得治疗效果，反之，可产生一定的毒副反应，甚至危及生命。因此，正确认识中药良毒性，采用避毒、用毒、减毒、解毒等原则和方法，对指导临床安全、有效地使用中药具有重要的临床意义。

一、正确认识中药良毒性

正确认识中药良毒药性，是临床安全有效用药的重要保证。既不能因为该药有毒或者大毒，而畏首畏尾，不敢使用或随意减少剂量以求安全，忽视疗效，以致疗效不佳或毫无疗效，导致病情恶化，甚至死亡，也不能因为该药无毒而毫无顾忌，盲目加大剂量以求高效，忽视安全，以致中毒。

首先，应客观总体评估中药良毒性，目前中药品种已达 12 800 余种，而见中毒报道的才 100 余种，不足百分之一，且有毒中药中许多是剧毒药，临床很少应用，因此绝大部分品种是安全的，这是以天然药物为主的中药的一大优势。同时历代本草对中药毒性及毒副作用多数有所记载，加之现代关于中药毒性及毒理学研究也不断对有毒中药的毒性作用有科学证明，为临床用药的安全性提供了更多保障。因此，不能因噎废食，在部分中药出现毒副反应时，不能客观对待，甚至从整体上否定中药。

其次，在临床应用时要充分重视良毒性即偏性的普遍性，因临床利用药物之偏性来治疗人体之阴阳胜衰而起到治疗作用，即"以偏纠偏"。若"偏性"使用太过导致机体偏胜，则可能损害人体正常生理功能，有失常之偏，即不良反应和毒副作用，良药亦成毒药。因此，临床用药时必须合理用药。中病即止，若服药过量、时间过久，易产生毒副作用，如《素问·至真要大论篇》所云用药"久而增气，物化之常也，气增而久，夭之由也"。

此外，在临床应用时要正确掌握药物良毒性，才能在辨证施治时灵活运用，避免使用不当导致毒副作用的发生，如《伤寒论条辨》云："盖谓对病为良，苟不对病，虽良亦毒也，然药不自对，言药而不言对。"对病方是良药，正如《随息居重订霍乱论》指出："中病即是良药。故投之而当，硝黄即是补药；投而不当，参、术皆为毒药。……病无定情，药无定性。顾可舍病而徒以药之纯驳为良毒哉？"《寓意草·先议病后用药》云："可见药性所谓良毒善恶，与病体所谓良毒善恶不同也。而不知者，必欲执药性为去取。"

二、毒性药物的临床应用

历代医家在毒性药物的应用中积累了丰富经验，针对危疾沉疴毒性中药往往起到独特疗效，逐步形成了"以毒攻毒""以偏纠偏""因势利导"等治法思想。如《本草新编》载"附子之妙，正取其有毒也。斩关而入，夺门而进，非藉其刚烈之毒气，何能祛除阴寒之毒哉……以毒治毒，而毒不留，故一祛寒而阳回，是附子正有毒以祛毒，非无毒以治有毒也"。《本草乘雅半偈》记载："毒药攻病，不得不下毒手，亦不得轻下毒手。"徐大椿云："如燥毒之药，能去湿邪，寒毒之药，能去火邪。辨证施治，神而明之。"

尽管如此，历代医家在准确辨证后，应用毒性药物时亦非常重视药物配伍、炮制、服用方法以增效减毒，强调应用剂量和疗程，中病即止。

（一）合理配伍

药物通过配伍，可增强或改变其自身功用，调其偏胜，制其毒性，消除或减缓其对人体的不良反应，如《神农本草经》云："若有毒宜制，可用相畏、相杀者，不尔，勿合用也。"陶弘景云："俗方每用附子，皆须甘草、人参、生姜相配者，正制其毒故也。"四逆汤附子与干姜、甘草同煎后，毒性显著降低，均体现了药物配伍后，可降低毒性药物的毒性。此外，"毒药以攻邪，必伤及脾胃"，古代医家发现毒性药物常伤及脾胃，故临床应用有毒药物，常配伍健脾和中的药物以缓和毒性，减少毒副作用，如十枣汤中，因有药性峻烈之品大戟、芫花、甘遂，故配大量大枣煎汤送服，既可护中又能减毒，使邪去而不伤正。

（二）重视炮制

历代医家在应用毒性药物时，非常重视炮制工艺来降低或消除药物的毒性，在历代本草著作中有大量记载。《神农本草经》记载"有毒无毒，阴干暴干，采造时月，生熟，土地所出，真伪陈新，并各有法"，并记载了毒性药物的炮制方法，如生附子制成淡附子、制附子，巴豆制成巴豆霜内服等。《本草纲目》对芫花的炮制记载有"用时以好醋蒸十数沸，去醋，以水浸一宿，晒干用，则毒减也"等。

（三）严控剂量

无论药性良毒如何，均为以偏纠偏，即便良药也应中病即止，毒药更甚，因此在毒性药物的使用中，非常重视剂量及服药时长。使用毒性药物时，应严格遵守《神农本草经》序录提出的用药原则："若毒药治病，先起如黍粟，病去即止，不去倍之，不去十之，取去为度。"即从小剂量开始，逐步加量，病去即止。此外，还有少数药物，其最佳有效量已超过最低中毒量，并未达到致死量，服药后若未出现轻度的中毒反应则疗效不佳，即《尚书·说命》所谓："若药弗瞑眩，厥疾弗瘳。"使用这样的药物时，患者需在医生的观察下服药，且事先准备好中毒抢救措施，杜绝严重事故发生。

（四）煎服方法

煎服方法如煎煮时间、煎煮容器、使用剂型、给药途径及服用时间和服用方法是否恰当，会影响药物的疗效，毒性药物煎服方法更为重视，不仅关乎疗效还影响毒副作用的增减。《神农本草经》云："药性有宜丸者，宜散者，宜水煮者，宜酒渍者，宜膏煎者，亦有一物兼宜者，亦有不可入汤、酒者，并随药性，不得违越。"《证类本草》记载不可入汤者如黄黑矾石（鸡屎矾）、雌黄、阳起石、石灰、礜石、铅丹、白垩、蒺藜子、苦参、虎掌、藜芦、钩吻、羊踯躅、鬼臼、皂荚、楝实、莽草、锻石等。有些药物，如乌头、附子，经炮制后以入汤剂为宜。有些有毒药物只能外用或含漱，不宜内服，如羊踯躅、莽草等。此外，服用时间也较为重视，一般毒性药物在饱腹后服用，避免损伤脾胃，但十枣汤因泻下逐水，张仲景要求"平旦"空腹服之，后"糜粥自养"。

李顺祥　杨　蓉

参考文献

［1］周礼·仪礼［M］. 崔高维，校点. 沈阳：辽宁教育出版社，1997.

［2］黄帝内经素问［M］／傅景华，陈心智，点校. 北京：中医古籍出版社，1997：21.

［3］赵佶. 圣济总录（上）［M］. 王振国，杨金萍，主校. 上海：上海科学技术出版社，2016：101.

［4］张介宾. 类经［M］. 郭洪耀，吴少祯，校注. 北京：中国中医药出版社，1997：210.

［5］缪希雍. 神农本草经疏［M］. 夏魁周，赵瑗，校注. 北京：中国中医药出版社，1997：1.

［6］李时珍. 本草纲目［M］. 张守康，张向群，王国辰，等. 主校. 北京：中

国中医药出版社，1998：295.

[7] 巢元方. 诸病源候论 [M]. 黄作阵，点校. 沈阳：辽宁科学技术出版社，1997：125.

[8] 吴普. 顾观光，辑. 神农本草经 [M]. 长沙：湖南科学技术出版社，2008：15.

[9] 张仲景. 金匮要略 [M]. 何任，何若苹，整理. 北京：人民卫生出版社，2005：37.

[10] 唐慎微. 证类本草 [M]. 尚志钧，郑金生，尚元藕，等校点. 北京：华夏出版社，1993：89.

[11] 苏颂. 本草图经 [M]. 尚志钧，辑校. 合肥：安徽科学技术出版社，1994：1.

[12] 陈直. 养老奉亲书 [M]. 陈可冀，李春生，订正评注. 上海：上海科学技术出版社，1988.1.

[13] 王衮. 博济方 [M]. 王振国，宋咏梅，点校. 上海：上海科学技术出版社，2003：208.

[14] 景日昣. 嵩崖尊生书 [M]. 刘道清，刘霖，校注. 郑州：河南科学技术出版社，2015：150.

[15] 张介宾. 本草正 [M]. 北京：中国医药科技出版社，2017：50-53.

[16] 陈修园. 神农本草经读 [M]. 肖钦朗，校注. 福州：福建科学技术出版社，2007：93.

[17] 万全. 万氏家藏育婴秘诀 [M]. 武汉：湖北科学技术出版社，1986：22.

[18] 黄宫绣. 本草求真 [M]. 席与民，朱肇和，点校. 北京：人民卫生出版社，1987：249.

[19] 陈嘉谟. 本草蒙筌 [M]. 张印生，韩学杰，赵慧玲，主校. 北京：中医古籍出版社，2009：18.

[20] 冯兆张. 冯氏锦囊秘录 [M]. 田思胜，高萍，戴敬敏，等校注. 北京：中国中医药出版社，1996：550.

[21] 独孤滔. 道藏. 第19册. 丹方鉴源 [M]. 天津：天津古籍出版社，1988：303.

[22] 赵正孝. 解码中药 [M]. 长沙：湖南科学技术出版社，2016：182-189.

[23] 路和生，魏炜佳.五味与四气、归经、毒性关系再探讨 [J].中国医药学报，1990，5（4）：30-32.

[24] 苏薇薇，吴忠，梁仁.计算机模式分类技术：中药质量与中药组方研究的新方法 [J].世界科学技术，1999，1（3）：33-37.

[25] 宋秉智，高耀宗.神经系统毒性中药及其与药性和有效成分的关系 [J].中医药研究，2001，17（4）：52.

[26] 徐大椿.神农本草经百种录 [M].北京：人民卫生出版社，1956.

[27] 徐大椿.徐大椿医书全集（上册）[M].北京：人民卫生出版社，1988：191-192.

[28] 张从正.儒门事亲 [M].刘更生，点校.天津：天津科学技术出版社，1999：57.

[29] 黄维翰.白喉辨证 [M].长沙：湖南科学技术出版社，2014：244

[30] 卢之颐.本草乘雅半偈 [M].刘更生，蔡群，朱姝，等，校注.北京：中国中医药出版社，2016：265.

[31] 李璆，张致远，原辑.释继洪，纂修.岭南卫生方 [M] 郭瑞华，马湃，点校.上海：上海科学技术出版社，2003：79.

[32] 王孟英.随息居重订霍乱论 [M].施仁潮，主校.北京：中国中医药出版社，2008：53.

[33] 喻嘉言.寓意草 [M].上海：上海科学技术出版社，1959：1.

[34] 陈士铎.本草新编 [M].柳长华，徐春波，校注.北京：中国中医药出版社，1996：181.

·第十六章·
综合药性

前面几章，我们就常用的各种药性理论分别做了深入探讨。但每一个药物都是一个整体，而每一种药物的药性也是由多种药性所组成的。为了全面地了解每一种药物或每类药物的药性，于是综合药性就应运而生了。

第一节 综合药性的概念

药物和食物都是两类紧密相联的物质，它们是我们人类赖以生存和防治疾病的两类物质。从总体看来它们是一个整体；分开来看，每一个药物或每一个食物也是一个整体。每一个药物有什么作用，也总是从整体上来观察和认识的。古代医家在这方面，也做了多方面的探索，我们把它称作综合药性。所谓综合药性，就是运用多种药性理论，来观察或探讨一种或一类药物的药性之方法，从而达到多角度、多层次、多维度，全面、深入地考察其药性，以利于药物的准确应用。具体说，应该是应用三种以上的药性理论来综合观察，才能称之为综合药性。正由于它能全面、深入地反映一种药物或一类药物药性全貌的优势，因此受到历代很多医家的重视。所以综合药性，它既是一种复杂的药性理论，也是一种用药理论。

第二节 综合药性的历史沿革

"综合药性"一词，最早出现在高晓山主编的《中药药性论》中，列了八类药性，其中有"综合药性"。而且该书列举了十余种医书中的有关内容，但未给予定义。有关综合药性的论述，在历代医药书籍中，甚为丰富。

在本草发展的历史长河中，从秦汉时期的《黄帝内经》《神农本草经》，到明清时期的《药品化义》《笔花医镜》，出现了多种综合药性。

秦汉时期，《黄帝内经》的《素问·阴阳应象大论篇》中有关药性的论述甚多，如"清阳出上窍，浊阴出下窍；清阳发腠理，浊阴走五脏；清阳实四肢，浊阴归六腑。……味厚者为阴，薄为阴之阳。气厚者为阳，薄为阳之阴。味厚则泄，薄则通。气薄则发泄，厚则发热。……气味，辛甘发散为阳，酸苦涌泄为阴"。后面还有一大段关于五味、五色、五嗅的论述，内容很长，就不再引了。在这些论述中，既谈到了阴阳、气味药性，还谈到了五味、五色、五臭等药性。《素问·阴阳应象大论篇》一文，论述药性内容最为丰富。既是论述药性理论的鼻祖，也是药性理论的纲领。它既说到了气味之厚薄的作用特点，又说到了不同气味的阴阳属性，因此也是典型的综合药性。

后汉的《神农本草经》，总结了汉代以前的药学成就，在该书上卷中，总结了许多药性理论。其中把"三品药性"放在最前面，其后论述其他性味、采集、应用等药性。三品药性，是本草书中最早的综合药性。

唐代虽有朝廷修订了《新修本草》，但在药性理论总结方面，并无多大建树。而其后由陈藏器撰辑的《本草拾遗》，其中所论述的"宣、通、补、泄、轻、重、涩、滑、燥、湿，是药之大体"，后人谓之"十剂"，其中概述了多种药性，受到后世医家的高度重视。这是由有名有姓的医家提出的综合药性理论。

宋代及金元时期，是综合药性发展最快的时代，如赵佶《圣济经》中的"致用协宜章"，刘河间《素问玄机原病式》中的"药性考辨图"，张元素《医学启源·用药备旨》中的"气味厚薄寒热阴阳升降图"，以及王好古《汤液本草》中的东垣"药类法象"和"用药法象"总结了多种综合药性。如王好古谓"凡同气之物必有诸味，同味之物必有诸气，互相气味各有厚薄，性用不等"；"若用其味，必明其气之可否，用其气，必明其味之所宜"。他在"药类法象"中还把张元素的"气味厚薄寒热阴阳升降图"加以概括，把药性的四气、五味与天之阴阳、六气（淫）、四气相配；与地之五行及升降浮沉相结合衍释，其中包含了许多新的认识，对后世影响较大，受到李时珍的高度好评。

明清以来，由于各种药性都已基本完善，因此综合药性逐渐增多。如李时珍《本草纲目》中的"脏腑虚实标本用药式"和编辑的其他多种"用药式"。明末的贾所学在其《药品化义》中创立的"辨药八法"自称为"药母",更是综合药性极佳的作品。晚清时的江涵暾,在其《笔花医镜》中创立的"药队理论",以归经为纲,补、泻、凉、温为纬,列为"部""队",更为多家本草和医籍如《药性摘要》《白喉忌表抉微》《医医偶录》所引用。近代多种"脏腑病证用药"大多仿此形式编辑而成。

第三节 经典综合药性

谈到综合药性,也离不开经典。《黄帝内经》是中医的理论经典,《神农本草经》是中药的经典。在这两部经典中记述了许多药性理论。在综合药性方面,也为我们做出了典范。下面我们从《黄帝内经》《神农本草经》中各选一例加以说明。

一、气味阴阳

气味阴阳是由李时珍从《素问·阴阳应象大论篇》和《素问·至真要大论篇》两篇大论中摘引而成。其文以"阴阳应象大论篇"内容为主,文中已把与药性无关的内容略去,顺序也略有变化。文中以讨论气味为主,但阴阳的内容也不少,故谓之为"气味阴阳"。下面是所引《黄帝内经》全文。

《素问·阴阳应象论篇》曰:

积阳为天,积阴为地。阴静阳躁,阳生阴长,阳杀阴藏。阳化气,阴成形。

阳为气,阴为味。味归形,形归气,气归精,精归化,精食气,形食味,化生精,气生形。味伤形,气伤精,精化为气,气伤于味。

阴味出下窍,阳气出上窍。清阳发腠理,浊阴走五脏;清阳实四肢,浊阴归六腑。味厚者为阴,薄者为阴中之阳;气厚者为阳,薄者为阳中之阴。味厚则泄,薄则通;气薄则发泄,厚则发热。

又曰:形不足者,温之以气;精不足者,补之以味。

《素问·至真要大论篇》曰:

辛甘发散为阳,酸苦涌泄为阴;咸味涌泄为阴,淡味渗泄为阳。六者或收或散,或缓或急,或润或燥,或软或坚,以所利而行之,调其气,使之平也。

以上我们把经文分成五段,其中1、3、4、5四段,分别就阴阳药性与气味药性之间的关系做了论述，这些内容都已在概论和各论有关章节中做过讨论。唯有第2段未曾讨论，但这一段的内容特别重要，主要是论述药物与食物之气、味、形、精在体内的变化和转化过程，是药性中之气化学说经典之论，值得高度重视。

李时珍在这些经文之后，还引述了张元素、李东垣、王好古及寇宗奭大段论述，以阐释阴阳之清浊与气味之厚薄的药性作用。还举多种药物为例，说明药物的功效。如张元素曰："附子气浓，为阳中之阳；大黄味浓，为阴中之阴。茯苓气薄，为阳中之阴，所以利小便，入手太阳，不离阳之体也；麻黄味薄，为阴中之阳，所以发汗，入手太阴，不离阴之体也。"

李东垣的注释更为全面，他说："夫药有温、凉、寒、热之气，辛、甘、淡、酸、苦、咸之味也。升、降、浮、沉之相互，浓（指厚）、薄、阴、阳之不同。一物之内，气味兼有；一药之中，理性具焉。或气一而味殊，或味同而气异。气象天，温热者，天之阳；凉寒者，天之阴。天有阴、阳、风、寒、暑、湿、燥、火，三阴、三阳，上奉之也。味象地，辛、甘、淡者，地之阳；酸、苦、咸者，地之阴；地有阴、阳，金、木、水、火、土，生、长、化、收、藏，下应之也。气味薄者，轻清成象，本乎天者亲上也。气味浓（指厚）者，重浊成形，本乎地者亲下也。"张元素和李东垣的论述，已对《黄帝内经》的原文大旨做了较为详细的阐发。我们就用他的论述来结束"气味阴阳"的讨论。

二、三品药性

三品药性是《神农本草经》中最早总结的药性。在其十二条序录中首列三条，为上药、中药、下药（陶弘景将其称之为三品）。现录其原文录于后：

上药一百二十种为君，主养命以应天，无毒，多服久服不伤人。欲轻身益气不老延年者，本上经。

中药一百二十种为臣，主养性以应人，无毒有毒，斟酌其宜。欲遏病补虚羸者，本中经。

下药一百二十五种为佐使，主治病以应地，多毒，不可久服。欲除寒热邪气，破积聚愈疾者，本下经。

为了便于讨论，我们把这些原文用表格的形式归纳如表6：

表6　三品药性性能表

三品	司职	主应	毒性	服用	功效
上药	为君	主养命以应天	无毒	多服久服不伤人	欲轻身益气、不老延年者
中药	为臣	主养性以应人	无、有	斟酌其宜	欲遏病 补虚羸者
下药	为佐使	主治病以应地	多毒	不可久服	欲除寒热邪气，破积聚愈疾者

三品之说，本于董仲舒的人性论之"性三品"，即以人之性情善恶分为三品。这里借用来说明药性之良毒（即有毒无毒），将药性分为上、中、下三品。下面分别从四个方面分析三品药性的主要内涵。

1.以"主养命以应天，主养性以应人，主治病以应地"。上药顺应天时以养命，中药调养性情以应人，下药祛邪治病以应地。

2.用"为君、为臣、为佐使"将其人性化，将药物分成三品，也是《神农本草经》"君臣佐使"药性的基础。

3.标其性为"无毒，多服久服不伤人；无毒有毒，斟酌其宜；多毒，不可久服"。此为划分三品的主要依据，更是三品药物的使用注意。

4.以"欲轻身益气不老延年者，本上经；欲遏（防）病补虚羸者，本中经；欲除寒热邪气，破积聚愈疾者，本下经"来简述其药性作用和应用准则。

从上可见，《神农本草经》的三品药性是一种多角度、多层次的综合药性。在品位上有上、中、下三品与应天、应人、应地之分；在人性上有君、臣、佐使之品性；在善恶优劣上有"无毒、有毒无毒、多毒"之分。

我们这里略去了各品的数字，是因为这些数字并不可靠，现存的《神农本草经》是由陶弘景所整理修撰。在他的序言中就曾说过："魏、晋以来，吴普、李当之等，更复损益。或五百九十五，或四百三十一，或三百一十九。或三品混糅，冷、热舛错……"他为了与周天之数相符，把药物的数目编成了365种。因此，我们应该把三品看成一个整体。就是药物的药性有正偏之分，其性正者，如谷食之类，可以应天奉养生命；其性偏者，即药物之类，用来祛邪治病，所以应地；而其性平者，即可用来调理人性之情怀，所以应人。

三品药性之探讨，以天、地、人，命、性、病，君、臣、佐使，及毒之有、无，作用概括之简洁等，综合多个方面来讨论药性，融东方哲学、自然科学、社会科学及人文科学于一体。其立意之高，涉面之广，用意之深，是各种药性讨论所不及的，堪称为药性之经典。因而受到历代医家的重视，自南齐陶弘景的《本草经集注》至南宋的《绍兴经史证类备急本草》，虽然分类上多有变化，但每类中仍注明三品之性。李时珍修《本草纲目》，虽然在分类上做了彻底改革，但对《神农本草经》的药物，仍然在各药名下注明了上、中、下三品，而且还在《纲目·序例》中保留了《神农本草经》三品的药物目录。

第四节　后世综合药性举例

在历史的长河中，中药的综合药性，占有半壁江山。据高晓山在《中药药性论》中提及的，就达十三种之多。但其中有些内容重复，临床意义不大者，一概略去。我们这里选择比较有价值且常用的几种，加以介绍。

一、十剂药性

十剂药性理论出自唐代陈藏器的《本草拾遗》，是他在五味药性的基础上总结而成的，原谓："药有宣、通、补、泄、轻、重、涩、滑、燥、湿十种，是药之大体。"宋代赵佶在《圣济经·致用协宜章》讨论宣、通、补、泄、轻、重、涩、滑、燥、湿十种药性时，于每字之后加上一个"剂"字，而后到寇宗奭的《本草衍义》（寇氏把十剂的内容归于陶弘景有误）又在《圣济经》的基础上进行了补充，增加了寒、热二种，但不为后世医家认可。金代成无己于《伤寒明理论·药方论序》中始将"十种"改称为"十剂"。其后金、元诸医家，对于"十剂"药性做了多方面探讨。其中以刘完素和张子和做得比较深入和全面。如刘完素在其《素问病机气宜保命集》中对"十剂"进行了较为全面的阐述。张子和则在《儒门事亲》中以专题的形式对"十剂"的含义做了较为全面的讨论，虽以"十剂"为框架，但在其内容、类别的理解上多有扩展及发挥，对"十剂"的理论进行补充阐发，且还十分重视临床运用。元代程杏轩的《医述》引《心印绀珠经》已经把十剂扩展为十八剂，谓："十八剂，轻剂、解剂、清剂、缓剂、寒剂、调剂、甘剂、火剂、暑剂、淡剂、湿剂、夺剂、补剂、平剂、荣剂、涩剂、温剂、和剂，是为十八也。"明清医家对"十剂"药性也很重视，如徐春甫的《医统大全》中增加了"调、和、解、利、寒、温、暑、火、平、夺、安、缓、淡、清"，其中除"利、安"两种外，其他与《心印绀珠经》内容同。另缪希雍在其《本草经疏·十剂补遗》中又增加了升、降二剂。李时珍在《本草纲目·序例》中，专列了"十剂"一节（李氏把陈藏器总结的"十剂"内容，当成了北齐徐之才的《药对》内容，应该加以纠正），总结了唐、宋、金、元医家对"十剂"的探讨内容，而且他自己也对"十剂"的每剂都做了深入的探讨，并加以阐发，其中不乏李时珍的独到见解。

清代医家对十剂的讨论更多，有增添内容者，如景日昣《嵩厓尊生书》在十剂中又添加了"寒、热、雄、锐、和、缓、平、静"八种，亦谓之十八剂；而沈金鳌的《要药分剂》、包诚的《十剂表》则以十剂分类作为编写体例，把常用药物都归纳在"十剂"之中论述。从金元到明清，对于十剂药性做过探讨的医家，多达二十余家，大大地推动了药物作用的概括和药性总结。其范围之广，从《医统大全》增加的十四种到《嵩厓尊生书》增加的八种，除去重复的已达三十二种（宣、通、补、泄、轻、重、涩、滑、燥、湿、解、清、缓、寒、调、甘、火、暑、淡、夺、补、平、荣、温、和、利、安、雄、锐、静、升、降）之多，我们可以把它们称之药性"元素"。从以上内容看，几乎把所有的药性内容，如四气、五味、升降浮沉、补泻、归经等药性理论都纳入十剂之中讨论了。可见在所有综合药性中，十剂是最受重视的一种。"十剂"的探讨，对于后世药性理论发展是影响最大的一种。由于"十剂"的内容涉及面太广，也存在一些不足之处。在这些纷繁的内容中值得好好的探索，并结合临床加以整理提高。清代以来，许多医家都以功用进行分类来论述药物，以至于现代教材的按功用分类，也与此有密切关系，可见其影响之深远。

二、药性考辨图

金元时期，是药性理论探讨最活跃的时期。而最有成效和贡献最大的，当数刘完素和张元素（含李东垣、王好古）两家。从综合药性来看，最典型的就是刘完素在其《素问玄机原病式》的"药性考辨图"和张元素的《医学启源》中的"气味厚薄寒热阴阳升降图"。其中张元素的"气味厚薄寒热阴阳升降图"以及他和他的弟子李东垣等的用药法象等，都是探讨综合药性的一个代表。但金元时期最早推出综合药性者，还属刘完素的"药性考辨图"，而其内容更具代表性，故有必要在此加以讨论（图2）。

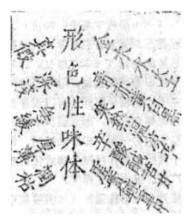

图 2　药性考辨图

（摘自《素问玄机原病式》）

现把图中内容列表如下（表 7）：

表 7　药性考辨表

真假	**形**	金　木　水　火　土
深浅	**色**	青　赤　黄　白　黑
急缓	**性**	寒　热　温　凉　平
厚薄	**味**	辛　酸　咸　苦　甘
润枯	**体**	虚　实　轻　重　中

在此图中首先从整体看，图中以"形""色""性""味""体"为中轴，代表药性的五个层次或五个不同的角度，其中形、色、体代表形质方面的药性；而气、味代表四气、五味的药性；左边用二字从阴阳对立的两个方面来分辨和考察其特性；右边用五字（五行）陈述其药性内容，这样使读者在头脑里形成了一个立体药性图。再就每一层次的药性如何观察，如形分金、木、水、火、土，须辨其真假；色分青、赤、黄、白、黑，应观其深浅；性有寒、热、温、凉、平，又须注意其急缓；味有辛、酸、咸、苦、甘，应辨其厚薄；体有虚、实、轻、重、中，还须审其润枯。这样既观其形质，又审其性效，以得到对药性的全面了解。正如刘完素所说："一物之中，气味兼有，一药之内，理性不无。"说明了一药兼有多种药性的规则，用药时需要结合整体，周密考虑。他还将有形者归为味，下流于便泻之窍；无形者归为气，上出于呼吸之门；指出"轻、枯、虚、薄、缓、浅、假，宜上；厚、重、实、润、深、真、

急，宜下"，若混淆运用，易造成"喘急昏迷""开肠洞泄"。还指出了药之"色"与归经关系："空青法木色青而主肝。丹砂法火色赤而主心，云母法金色白而主肺，磁石法水色黑而主肾，黄石脂法土色黄而主脾，故触类而长之，莫不有自然之理也。"提出医者应"上知天文，下知地理，中知人事"。以此掌握药物药性规律，并懂得变通，不可拘泥一方，方能愈人之疾病。此外，其从"体"认知药物有如"萍不沉水，可以胜酒；独活不摇风，可以治风"等。

刘完素的药性考辨图结合了阴阳五行理论，阐释了药物作用机制，实为中医"援物比类"思维方法的产物。其着眼于药物的外部特征或附属的文化特征，发挥广泛的联想，来解释药物的作用，是一种事后解释的说理方式。他用观察药物属性、形状等来考察药物的药性作用，但未能深入分析药物各种属性，性状与作用的本质联系和非本质联系；运用五行推理、类比等方法所做出的解释，也存在牵强之处，必然会陷入形而上学的大弊。尽管如此，此法根植于临床实践之中，注重临床实际疗效，在特定历史时期对中医药学的发展起到推动作用，影响至今。

三、辨药八法

"辨药八法"出自明代末年贾所学的《药品化义》。《药品化义》是明、清时期探讨药性理论的一本重要著作。全书共一十三卷，卷一为药物的总论部分，把中药的药性概括为八款，谓之为"曰体、曰色、曰气、曰味，此四者，乃天地产物生成之法象，必先辨明以参订。曰形、曰性、曰能、曰力，此四者，藉医人格物推测之义理。而后区别以印生成。按此八法交相详辨，庶不为古今诸书所误以淆惑药理"。贾氏不仅对八法做了纲领性的概括，而且细列了八法的具体内容，他也称之为"药母"。现将八法详述如下：

体：燥润轻重滑腻干；　色：青红黄白黑紫苍；

气：膻臊香腥臭雄和；　味：酸苦甘辛咸淡涩；

形：阴阳木火土金水；　性：寒热温凉清浊平；

能：升降浮沉定走破；　力：宣通补泻渗敛散。

上面列出了八法的具体内容。接着又指出辨药的步骤，"当验其体，观其色，臭其气，嚼其味，是定法也。……惟辨此四者为先。而后推其形，察其性，原其能，定其力。"通过此八法的考辨，则进一步了解到药物的厚薄、清浊、缓急、躁静、平和、酷锐之性。

上述内容基本上把刘完素的"药性考辨图"和张元素的"气味厚薄寒热阴阳升降图"之中的药性内容概括进去了，而且还把后世医家对"十剂"讨论的内容加以了总结。在他们所列的项目名称上有其相同之处，而在其具体内容上则有所区别。不过在总体内容上，贾氏"辨药八法"内容更加全面，考辨更为深入。

在辨药八法中，不仅考辨的步骤有先后，而且考辨的内容也有繁简。在考辨体、色、气、味的四项中，体、色、气三项中讨论的内容比较少，而在察味的项目中讨论得最多。这与古代医家对体、色、气三者讨论相对比较少，而对味的讨论比较多有关。

药之体下分"燥润轻重滑腻干"。药物的体质特点和用药部位具有一定趋向性。《药品化义》论述道：（根）主升；（梢）主降；（头）主补中守；（茎）主通；（叶）属阳，发生；（花）属阴，成实，主补；（子）主降，兼补，能生长；（仁）主补，能生润利。（通）能行气；（薄轻）能升；（厚重）能降；（干燥）能去湿；（湿润）能去燥，主补；（滑腻）能利窍；（油）能润燥；等等。例如：大腹皮以皮入药，皮能达表，有宽胀之效；枳实的体质为中，性猛烈而速下，故有破气消积、化痰除痞的功效；石斛生长在石岩中，颜色如黄金，且气味轻清，故能养肺等。综上可得，药物体质在人体的作用趋向也具有一定规律。

药之色下分"青红黄白黑紫苍"。形色自然，皆有法象，古人辨证选方用药亦是寓意深远。以犀角地黄汤为例，选地黄、黄连、黄芩清胃，配黄色；牡丹皮、赤芍清脾，配赤色。亦有沙参黄芪汤，选沙参、桑皮清大肠，二者为白色；黄芪、甘菊清肺，配黄色。

药之气（臭）下分"膻臊香腥臭雄和"。在《药品化义》中表达了"气"效法人身有先天之精和后天水谷之精，故得出药品亦有性气、体气之分。书中"气"项，膻、臊、香、腥、臭、雄、和即为体气，厚薄、缓急、躁静、猛烈、酷锐乃药物性气。体气是药物自身性能，性气是药物作用于机体后的性能体现。体气和性气相辅相成，共同发挥作用。

药之味下分"酸苦甘辛咸淡涩"。药物的五味药性皆承于《黄帝内经》中的相关理论。如山楂味酸属甲，带甘属己，酸甘相合，甲己化土，以消积化食。药物功效的发挥主要在其味，而每味药物的味多不是单一存在的，每一味又有数能，用药制方的错综变化，全在对此的深刻理解。

药之形下分"阴阳木火土金水"。结合阴阳气味厚薄与五行理论探讨药效，辛甘淡属阳，酸苦咸属阴。药之形有阴、阳、木、火、土、金、水七项，是经观察实践所得，也是意象思维的体现。如书中所载："芡实从纯阴时生长，成实于夏令，受纯阳而凝结，本得阳实之气多，然生于水泽间，有地水比和之义，故味甘平而性和缓，所谓清中浊品，专健脾阴；莲肉生于水泽，长于夏令，凝纯阳而结，得天阳地阴浃洽之气，禀性和平；龙胆草秋季开花，得金气，金能制木，因此专泻肝胆之火。"

药之性下分"寒热温凉清浊平"。药之性延伸了张元素提出的"药类法象"理论，即"风升生，热浮长，湿化成，燥降收，寒沉藏"四时法象。《本草蒙筌》指出："气者，天也。温热者天之阳，寒凉者天之阴。阳则升，阴则降；味者，地也。辛、甘、淡，地之阳；酸、苦、咸，地之阴。阳则浮，阴则沉。"所以识药用药，贵在气味了解运用得当。以人参、龟甲为例，人参产于辽东，由地之阳在北，受地阳气，不畏惧阳气，性大温。龟甲因龟喜静，又常居水泽，头常缩，眼耳口鼻伏于地面，得阴气最重，去底甲纯阴，浊中浊品，入肾脏。

药之能下分"升降浮沉定走破"。药之能主要是指药物的升降浮沉，顺应了天地阴阳之性，如《黄帝内经》谓天食人以五气，地食人以五味。本天亲上，本地亲下，乃升降浮沉之理。升降浮沉理论同四气、五味、归经、有毒无毒，同是现代中药学教材中中药药性理论，法象思维亦是渗透在其中，不容忽视。

药之力下分"宣通补泻渗敛散"。该项融合了古人用药十八法："宣可去壅，通可去滞 ……"如大腹皮，体质轻枯，轻可去实以疏通脾肺之郁；紫苏梗、木通体质中通，通可去滞，主顺气；灯芯，轻可去实，能导心肺热；竹沥体滑，滑以利窍，搜刮经络以解热痰。后有研究者指出，"力"是指药物功效，《药品化义》将功效专项单独出来，标志了中药功效专项的确立。

书中将药物划分为气、血、肝、心、脾、肺、肾、痰、火、燥、风、湿、寒十三门，每药都特别详述八法具体内容。

下举气药藿香为例。

藿香　属纯阳　体干枯(鲜润)　色干苍(鲜青)　气清香　味甘辛(云苦非)

性温　能升能降　力行胃气　性气厚而味薄　入脾肺胃三经

藿香甘温入脾，兼辛入肺，其气芳香，善行胃气，以此调中，治呕吐霍乱，以此快气，除秽恶痞闷。且香能和合五脏，若脾胃不和，用之助胃而进饮食，有醒脾开胃之功。辛能通利九窍，若岚瘴时疫，用之不使外邪侵。有主持正气之力。凡诸气药，独此体轻、性温。大能卫气，专养肺胃。但叶属阳，为发生之物，其性锐而香散，不宜多服。

从上可见，前两行为辨察药性，后五行为阐述功能主治。在诸本草中，这样详细地辨考药性，实为少见。

《药品化义》在阐述药效的时候，将辨药八法与其他药性理论互为补充。使用药物必当知其所生，其用药无论是在阐释中药功效还是医家临证选方过程中至今仍具有其实用性，当然，其中的法象药理理论在中医药发展过程中因其直观性也存在着一定的缺陷，如"能：升降浮沉定走破，力：宣通补泻渗敛散"。把升降浮沉和定走破凑在一起，把淡放到"宣通补泻敛散"中，似乎有些勉强。但其综合药物多方面因素考虑药物作用特点的方式值得后世借鉴。

四、药队理论

在中医八纲辨证中，寒、热、虚、实是最重要的四纲，可以称为辨证中之"四维"。而在药性理论中四气与补泻药性也就显得特别重要。早在明代的李时珍的《本草纲目》中。他在其序例中撰列了多种用药式。如他根据不同脏腑的虚实、标本、寒热病证，以归经理论为纲，以寒热补泻为目，列出补泻、寒热相应的药物，谓之"脏腑虚实标本用药式"。由于用"脏腑虚实标本用药式"内容繁多，而且早有单行本流行，这里就不再加以讨论了。

清代道光年间，浙江归安的江涵暾在其所编的《笔花医镜》中。根据用药如用兵的论点，提出了"药队"的概念。他说："用药如用兵，须量其材力之大小。盖有一利即有一弊，如大补、大攻、大寒、大热之品，误用即能杀人。各部分为猛将、次将，俾阅者不敢轻用；即用，亦必斟酌分量，庶知利害。"在其第二卷"脏腑证治"中，立脏腑为"部"，首叙脏腑病症，再以治该部之药物为"队"。各部又依性能区分为补、泻、凉、温四类；各类再分别排列猛将、次将药物。这样，把药物的四气、补泻、归经、缓急等药性熔于一炉，形成了一个比较全面的综合药性，既了解了它的作用性质、性能，又明确了它的作用部位，还知道了它的作用强弱、急缓、峻和。猛将、次将的概念，主要着眼于药性的强弱，对于全面了解其药性，显然不够全面。道光三十年（1850）文晟《药性摘录》中对药队做了增删、改订，并列举各药的有关性能，使药队理论更趋完善。后来，《白喉忌表抉微》正式区别为正将、猛将、次将。三将之中，以正将为定法，"系大中至正之药，极稳、极效"；猛将驭其重，"非极重之症以及误服禁忌之药渐见败象者，不可轻用，揭而出之，所以使人知慎也"；次将驭其轻，"为白喉初起未明或轻症白喉用之"。自此，"将"的概念有了新的发展，而且提出较明确的解释。

尽管说，论用药如用兵，张景岳、徐大椿已有先例，中医临床用药剂量从来不是一成不变的，但在药性理论中具体表达，药队是首创。值得注意的是，药队理论中，猛、次将的概念不是固定不变的。一种药，在甲队是猛将，在乙队则可能是次将。神曲、益智仁、木香、大枣、黄柏、生地黄，以及《药性摘录》中的远志、龙眼、独活、细辛、通草、紫草、骨碎补等都有此情况。按照原来的说法，随着猛、次将的变化，剂量也相应变化。《笔花医镜》《药性摘录》《白喉忌表抉微》都不是广泛流传的医书。药队理论形成的过程也正是中医日趋衰微的时期，对后来中医药理论没有产生重大影响，且药队的具体分类是否过于死板，是否还有不足都值得商榷。但是，药队理论的形成，显示了一个重要的趋势，即药性理论的综合。药队不同于性、味、归经等药性，不是单一的性能，而是药物作用方向、作用部位、作用性质、作用强度等各种性能的综合。其继承了前代归经理论的发展，进而综合药物作用方位、性能、强弱等概念，形成了后来的综合药性归类。

药队理论是在前人基础上的进一步尝试。单一的药性分析，常具有一定的局限性，不能精确地显示各个药物作用的特征，也不能确切地说明药物治疗作用的规律。综合分析比较药物的各类药性，对于认识、阐明药物的共性和特性，常可提供充分的依据。药队理论分纲、分部、分层次的药性整理，便于全面认识各个药物的药性特征。《本草害利》就是以药队作为分类目录来编写的。

第五节 结束语

综合药性，涉及面广，形式多样，内容丰富，是药性理论中的最大特点，也是药性理论中的最大优势。对于全面认识药性、掌握药性、指导药物的临床应用具有重要意义。阴阳气味、三品药性，是综合药性的源头，立意深远，哲理性强，为后世综合药性的发展奠定了基础。

十剂药性，是建立在功能的基础之上的综合药性，它与临床用药关系密切，受到历代医家的重视，先后参与讨论的达二十余家之多。而且内容也在不断增加，从十种、十二种到十八种至二十四种，最后竟达三十二种之多，几乎涵盖了所有药性。因此，也是最值得探讨研究的综合药性。

金元期间，是药性理论发展最为活跃的时代。以刘完素的"药性考辨图"、张元素的"气味厚薄寒热阴阳升降图"等为代表，都是把多种药性综合一起来讨论的。其中又以刘完素的"药性考辨图"最为典型。他以阴阳、五行为指导，以"形""色""性""味""体"为纲，综合五个方面来考辨各种药物的药性，使之能全面地了解各种药物的药性。

明代是本草学的集成期，以《本草纲目》为代表，它既是本草学之集大成者，也是综合药性的集大成者。有关内容，本章"沿革"中已论及，这里就不重复了。但贾所学《药品化义》中的"辨药八法"，是值得认真研讨的综合药性理论。它虽然是继承刘完素的"药性考辨图"，但其方式更加全面，内容更加丰富。而且他编辑的药物，每药按药性与功能主治来编写。其药性部分就按其八法详考记实，这是所有本草所不及的。

清代，本书只收了江涵暾《笔花医镜》中的"药队理论"，虽说是以"用药如用兵"为据，实为李时珍《本草纲目·脏腑虚实标本用药式》的简编本。书中虽有"部""队"之设，但所编之药，全是猛将、次将，不见一兵一卒。本书突出了补泻、温凉药性，切合临床应用，不失为辨证用药的重要参考书。

李钟文　余　娜

参考文献

［1］王晓红，苗明三，郭艳，等．从药性理论的来源看现代药理研究［J］．河南中医，2007（6）：6-8.

［2］严永清．对中药药性气味理论的探讨［J］．中药通报，1981（4）：39-42.

［3］邱新建，罗杰坤，唐涛，等．《神农本草经》三品分类浅析：胡随瑜教授《神农本草经》讲记（一）［J］．湖南中医药大学报，2015，35（6）：24-26.

［4］钱会南．从七方十剂解读《本草纲目》对《黄帝内经》组方与论治理论的运用发挥［J］．环球中医药，2019，12（7）：1059-1061.

［5］张惠宇，陈光晖.《药品化义》法象用药特点［J］.世界最新医学信息文摘，2018，18（A2）：267，269.

［6］高晓山.从药队理论的形成和发展试论药性理论的特征与运用［J］.辽宁中医杂志，1981（1）：13-14，9.

—— • 第三篇 • ——

专 论

　　法象药性是中医药性理论的重要组成部分。"援物比类"的思维模式早在《尚书》和《易经》已有论述，在《黄帝内经》也有一些论述。而把它引入药性理论，则当属金元医家李东垣，在他弟子的《汤液本草》中记述了"东垣先生药类法象"和"用药法象"等内容。后世医家都是在其论述的基础上发展起来的。法象药性本来安排在各论之中，但由于该章编写体例与其他各章有别，而且概念和内容也超出历代多数医家论述，篇幅甚大，与其他各章重复内容较多。因此特辟为专篇。

——•第十七章•——
法象药性

法象药性，近代以前均称法象药理，它是中国传统药理学思想的重要内容。它是在援物化类的思维模式上产生的，这是一种具有东方特色的思维模式，也是在中医药学理论形成过程中具有主导作用的思维方式。

第一节　法象药性的概念

一、象的含义

在唯物辩证法中，有一对哲学范畴：现象和本质。从字面上来讲，本质是指事物的根本性质，现象是指事物的外在表现。它们是一对矛盾统一体：①现象是个性的、片面的；本质是同类现象的共性。②现象是多变的，易逝的；本质是相对稳定的。③现象表现于外，是表面的，可为人的感官直接感知；本质深藏于内，是深刻的，靠理性思维才能把握。④现象是丰富多样的，本质是单纯的。本质必须通过现象才能表现出来，本质是现象的根据，而现象总是表现着本质，没有不表现本质的现象。一切事物都是现象和本质的辩证统一。

中国古人认为，事物的内在本质必然反映在外在的现象上，所以观察天地的变化，可以总结万事万物的内在规律。《周易·系辞上》云："仰以观于天文，俯以察于地理，是故知幽明之故。"

但是，在中国古代哲学中，"象"是一个更广博的哲学概念。当然它首先是指客观事物外在的现象、形象。《周易·系辞上》云："在天成象，在地成形，变化见矣。"《易传》云："见乃谓之象。"一切可视的、可闻的、可触的、可嗅的、可尝知的、可感知的现象，都是"象"。万物都以"象"的形式表现出来。人们在认知活动中接触到各种各样的"象"，包括人的面象、声象、舌象、脉象，自然界的天象、星象、气象、物象，以及社会生活和精神生活中的景象、世象、心象等，是人们通过感官直接识别和体验的结果。

　　"象"除了指具体的物象外，还可以是从具体事物中抽象出来的"象"，这种"象"在事物发展、运行过程中若隐若现，难以捉摸，但它们是客观存在的："惚兮恍兮，其中有象；恍兮惚兮，其中有物。"尽管这些"象"常常是朦朦胧胧的，但可以被睿智的眼光所捕获，并把它们抽象出来，用以表达事物的性质和变化规律的深奥含义。《周易·系辞上》云："书不尽言，言不尽意……圣人立象以尽意。""圣人有以见天下之赜，而拟诸其形容，象其物宜，是故谓之象。"因此，从社会生活和精神生活抽象而出的意象，以及思维领域的卦象、道象等，也是"象"，是抽象的象。

　　由此看来，"象"的含义中，既有感性成分，又有理性成分，后者主要用来表征事物之间的某种关系。《周易·系辞下》云："古者庖牺氏之王天下也，仰则观象于天，俯则观法于地，观鸟兽之文与地之宜，近取诸身，远取诸物，于是始作八卦，以通神明之德，以类万物之情。"这里，天、地、鸟、兽、人、物均有"象"，是自然存在的"象"，而"八卦"也是"象"，是从天、地、鸟、兽、人、物中抽象出来的"象"，它既不是实物，也不是本质，但通过它也可以揭示事物运行的规律。

二、法象的概念

　　"法象"一词，首先见于《周易·系辞上》："在天成象，在地成形，变化见矣。……仰以观于天文，俯以察于地理，是故知幽明之故。……是故法象莫大乎天地，变通莫大乎四时，县象著明莫大乎日月……是故天生神物，圣人则之。天地变化，圣人效之。天垂象，见吉凶，圣人象之。河出图，洛出书，圣人则之。"

　　由此可见，"法象"是一种思维方式，实际上是一种取象比类的认识方法，这种方法在《黄帝内经》中又称"援物比类"。《素问·示从容论篇》云："夫圣人之治病，循法守度，援物比类，化之冥冥，循上及下……不引比类，是知不明也。"

　　中医学是在中国传统哲学的基础上建立、发展起来的，它继承了中国传统哲学元气论的思想，依据元气理论形成了天人合气、天人相应、天人同理、天人相参的观念，通过天地自然比类认识人体，通过人体的生理病理规律比类进而认识天地。正是取象比类的思维方法，古代医者才仿效自然，把自然规律、社会规律运用到医学。

"观物—取象—比类—体道"，是中国传统的认识论方法。这种认识方法自上古时代用于中医学之后，就逐渐发展成为解决有关人体实际问题的重要手段，在中医药性学的发展过程中起着很重要的推动作用和指导作用。

宋代《圣济经·药理篇》云："观其①演易说卦，推阴阳之蹟②，究物性之宜，大或及于牛马，微或及于果蓏③，潜或及于龟蟹，盖以谓禀气而生，不离阴阳。惟其不离阴阳，故无一不协于理，而时有可用者矣。"从而正式提出法象药性的理论："天之所赋，不离阴阳，形色自然，皆有法象。"并举了大量例子来证实法象药性的合理性，试图建立一个事物的生成观，即世间万物，无论大如牛马，或小如果蓏，潜如龟蟹，都是禀阴阳之气而生的。由于每个事物禀受了不同的天地之气，所以就具有不同的"象"，而由气成象所禀之理是可推导的（即"物物妙理可得而推"），这样，就将事物的"象"与它们的功用有机地联系了起来，从而为开创具有中国特色的法象药性提供了理论基础。

三、中药的"象"

哪些"象"可以用于解释药物的功用呢？《圣济经·药理篇》云："物生而后有象，象而后有滋，滋而后有数，字书之作，包括象数，物物妙理可得而推。况本乎地者味自具，本乎天者气自彰。其谷、其果、其畜、其菜、其药，动植之间，有万不同，而气味自然，率不过五，凡以象数寓焉。"又云："物各有性，性各有材，材各有用。圣人穷天地之妙，通万物之理，其于命药，不特察草石之寒温，顺阴阳之常性而已。以谓物之性有尽也，制而用之，将使之无尽。物之用有穷也，变而通之，将使之无穷。夫惟性无尽，用无穷，故施于品剂，以佐佑斯民，其功用亦不一而足也。""于是有因其性而为用者，有因其用而为使者，有因其所胜而为制者，其类不同，然通之皆有权，用之皆有法也。蝉吸风，用以治风；虻饮血，用以治血；鼠善穿，以消腹满；獭

---

① 此指《圣济经》前文中所提及伏羲、神农、黄帝、孔子的经典著作（三坟六经）。

② 蹟："迹"的异体字。

③ 蓏（luǒ）：草本植物的果实。

善水，以除水胀；乘风莫如鸢，故以止风眩；川泳莫如鱼，故以治水肿；蜂房成于蜂，故以治蜂螫；鼠妇生于湿，故以利水道；所谓因其性而为之用者如此。车能利转，淬辖以通喉；钥能开达，淬钥以启噤；弩牙速产，以机发而不括也；杵糠下噎，以杵筑而下也；所谓其用而为之使者如此。萍不沉于水，可以胜酒；独活不摇于风，可以治风；鸬鹚制鱼，以之下鲠；鹰制狐，以之祛魅；所谓因其所胜而为之制者如此。"

由此可见，法象药性用来推理的根据，既有事物的外在表象（"象"），还有藏于表象之中的内涵（"滋"），以及蕴含其中的数理（"数"），甚至描述该事物的文字（尤其是象形字和会意字）、事物所属的五行象数等。通过推求、演绎其中蕴含的"妙理"，就可以认识事物的真谛，了解药物的作用机制。

钟知霖将法象药性中所涉及的"象"分为两大类。

（一）象形

凡物有诸内必形于外。形象，即是象的具体表现形态。有是形必有是象。形似者，其象可能不同；象似者，其形可能相异。所以，象形对"象"的理解的境界要求很高，非明人不能驾驭，非细察不可得知。就象形理论而言，古人将药物与人体相联系的方法主要有三种。

一是药物的形体与人体相类。药物有皮核枝蔓之形体，其特定的部位能治疗相应的人体之疾，即以皮治皮，如五加皮、桑白皮等能治浮肿；以节治节，如松节、杉木等治关节痛；以核治核，如荔枝核、橘核治疗睾丸肿痛；子能明目，如决明子、青葙子可祛风明目、退翳；藤蔓治疗经脉，如络石藤、鸡血藤能通经活络；等等。

二是药形与脏腑相关联。如核桃仁酷似人脑沟回，故以其补脑。又如沙苑子形似人体的肾，故取之补肾。形与色的关系也很重要，如某药形色相似何脏，便有可治该脏之病。因而红色或圆形之药多宁心安神，如酸枣仁、龙眼肉；白色蒂瓣之药能够入肺宁咳，如贝母、百合；紫色之药益脾，如厚朴、紫草；黄色圆润之药入胃，如枳实、陈皮；茎直青赤之药走肝，如泽兰、瞿麦；双仁圆小之药补肾，如沙苑子、五味子。凡此种种，不胜枚举。

三是脏器疗法。中药中有很多药物是动物的脏器，按以脏补脏的观点，凡某脏某腑亏虚，便可用动物的相应脏器补之。如肝血虚的夜盲雀目，可用羊肝、猪肝补之；痢疾日久而肠虚邪恋者，可用公猪大肠配黄连治疗（脏连丸）；肾虚腰痛，以猪腰炖杜仲，每取速效；阳痿用海狗肾、黄狗肾补益肾阳等。

（二）象义

《本草求真》说："蜈蚣，本属毒物，性善啖蛇，故治蛇毒者无越是物。"再者，鸡其喜食蜈蚣虫类，蜗牛不避蜈蚣所经道路，据此可知，鸡与蜗牛之涎都能解蜈蚣之毒。另外，如蝉善鸣，并且不避风雨，前人根据这一特性并经实践验证，总结出蝉蜕有利咽开音、祛风的功效，用以治疗音哑、伤风之证。又如穿山甲善于打洞，古人因而推想其有"通"的功能，用以治疗诸种闭塞不通，还可用于消肿溃痈，也是取其攻破之性。这些都是通过象义的方法而探讨药物性能的例子。

"……诸如以皮治皮、猪腰补肾等，虽以其形似，但我们更加看重的还是它的神似（义似）。万物之皮皆有保护其体、循环水道卫气等功能的共性，这共性就是所谓的神似。患者之所以浮肿，虽与内脏病变有关，但与皮肤在某方面的功能虚损亦有关，而万物之皮有着共同的功能特性，故药物之皮可以助人之皮以敌外邪，或平衡人之体表的功能以化解所害。同理，猪腰补肾亦非其形似为原因，而是由于猪腰（即猪肾）的功能与人的肾脏的功能相似，以神补神而已。"

第二节　法象药性的发展简史

一、先秦至汉代：奠定中医药性理论基础

中医最早的两部经典著作——《神农本草经》和《黄帝内经》，虽然还未将中医药理论用于解释具体的药物功用，但研究认为，《黄帝内经》治疗疾病的十三首药方充分地体现了法象药性的思想。

例如《素问·病能论篇》用"生铁洛饮"治疗狂病：

"帝曰：有病怒狂者，此病安生？岐伯曰：生于阳也。帝曰：阳何以使人狂？岐伯曰：阳气者，因暴折而难决，故善怒也……帝曰：治之奈何？岐伯曰：夺其食即已。夫食入于阴，长气于阳，故夺其食即已。使之服以生铁洛为饮，夫生铁洛者，下气疾也。"

生铁洛，即生铁落，是煅铁时打下的铁屑。关于生铁落的功用，原文中有"下气疾"三字，提示该方中运用具有重镇作用的金石类药物，以平肝木之逆，体现了《黄帝内经》对药物奏效机制的认识特点。

再如《素问·缪刺论篇》用左角发酒治疗"尸厥"①。原文提到，手足少阴、太阴和足阳明五络，皆会于耳，上络于左额角。若邪气侵犯，五络闭塞不通，导致昏厥不醒。因血脉并未闭塞，所以全身血脉仍在正常搏动。在治疗时，先针刺足太阴脾经的隐白穴（井穴），再刺足少阴肾经的涌泉穴（井穴），再刺足阳明胃经之厉兑穴（井穴），再刺手太阴肺经之少商穴（井穴），再刺手少阴心包经之中冲穴（井穴）、心经之神门穴（俞穴）。病应马上好。如经以上治疗还不苏醒，可剃其左角之发，约一方寸，烧制为末，以美酒一杯同服，如口噤不能饮，则灌之。

众所周知，发为血之余，所以能治血病。而发细如络，故头发善走络脉。而头发经烧制为末，即为血余炭，为止血消瘀之良药。《神农本草经》指出人发"味苦温。主五癃，关格不通，利小便水道，疗小儿痫，大人痓，仍自还神化"。张志聪指出，因为发为血之余，"盖血者神气也，中焦之汁，奉心神化赤而为血，故服之有仍归于神化之妙"。但为什么要取左额角的头发呢？因前文提到"五络皆会于耳中，上络左角"，五络有余之气血，灌注于发根，从而长出左角的头发。所以左额角的头发与左额角的气血灌注有密切的联系，这就是所谓的"同气相求"。如果五条正经已通过针刺疏通，而五络之气血仍不能交会灌注于清窍（耳），这时，继以管吹其两耳以助五络使气复通，再用美酒引药力走行皮表络脉，用左额角头发所制的血余炭直趋左额角消瘀通络，最终络脉得通，气血得续，而人之神明得复。

尽管《黄帝内经》十三首药方寓含的中医药理十分深刻，甚至其中一些方药如果离开中医药性学理论则根本无法理解，但这些理论并没有在原文中得到充分发挥，而是赖后世医家根据中医药性理论，结合个人的理解，才得以揭示《黄帝内经》用药之秘，这是十分令人遗憾的。

二、唐和五代时期：法象药性的探索

陶弘景（456—536）是目前已知的最早讨论运用"法象"探讨具体药物药性的医家。《本草经集注》运用一些平常观察到的物理现象和化学反应用于解释药物的寒热药性，令人耳目一新。如释酒："大寒凝海，惟酒不冰，明其性热独冠群物。"释凝水石："此石末置水中，夏月能为冰者佳。"从而知其性冷。释礜石："生礜

---

① 尸厥，厥证的一种，患者昏厥如死尸状。后文根据原文针刺部位径改为穴位，以方便理解。

石内水中令水不冰，如此则生亦大热。"释石灰："以水沃之，即热蒸而解末矣。"从而知其性热。

唐代陈藏器（687—757）的《本草拾遗》序例归纳了十种药之"大体"：宣、通、补、泄、轻、重、涩、滑、燥、湿。后世称之为"十剂"。其中轻、重、涩、滑、燥、湿既指药物的体性，也与药物的功能密切相关："轻可去实，即麻黄、葛根之属是也；重可去怯，即磁石、铁粉之属是也。涩可去脱，即牡蛎、龙骨之属是也；滑可去著，即冬葵、榆皮之属是也；燥可去湿，即桑白皮、赤小豆之属是也；湿可去枯，即紫石英、白石英之属是也。"

唐代孙思邈也开始思考药物起效机制，如论流水的功用，实际上已经出现了法象药性的影子："江水，流泉远涉，顺势归海，不逆上流，用以治头，必归于下，故治五劳七伤羸弱之病。煎药宜以陈芦、劳水，取其水不强、火不盛也。无江水则以千里东流水代之。"（转引自《本草纲目》"千里水、东流水、甘烂水"条下）

五代时期，韩保升奉命主持编修《蜀本草》（935—960），代表从政府层面正式开始倡导运用"法象"释药："凡天地万物皆有阴阳，大小各有色类，（寻究其理）并有法象。故羽毛之类，皆生于阳而属于阴；鳞介之类，皆生于阴而属于阳。所以空青法木，故色青而主肝；丹砂法火，故色赤而主心；云母法金，故色白而主肺；雌黄法土，故色黄而主脾；慈石法水，故色黑而主肾。余皆以此例推之。"（转引自《本草纲目》）这段话以后被历代中医药学家广为引用，"法象"一词从此成为中医药性学的重要词汇。《古今医统大全·历世圣贤名医姓氏》对韩氏评价甚高："韩保升精医，详察药品，释本草其功。所以深知药性，施药辄神效。"可惜该书原本已经散佚，我们无法窥其全貌，其部分内容是从《证类本草》《本草纲目》等的引文中才得以见到。

三、宋金元时期：法象药性和归经理论的提出

宋金元时期，受宋儒理学"格物穷理"思维的影响，大兴探讨药理之风，药性理论成为本草学家的研究主题之一。宋金元时期医家多以药材性状的形、色、气、味、体、质为核心，结合阴阳五行、五运六气、气味归经、升降浮沉之理，初步建立了"法象药性"的理论模式。

北宋沈括（1031—1095）的晚年著作《梦溪笔谈》开始用性味理论解释药物的

功能，如解金樱子须采半黄之品："金罂子止遗泄，取其温且涩也。世之用金罂者，待其红熟时取汁熬膏用之，大误也。红则味甘，熬膏则全断涩味，都失本性。今当取半黄时采，干，捣末用之。"又如解山茱萸须肉核并用："山茱萸能补骨髓者，取其核温涩，能秘精气，精气不泄，乃所以补骨髓；今人或削取肉用，而弃其核，大非古人之意。"这种以性味理论释药的方法，不仅与中药药性基本理论吻合，也是符合临床实际的。

《梦溪笔谈》虽然是一本综合性的笔记体著作而不是药物学专著，但它开创了运用法象药性详解药物的先例，如解释麋茸和鹿茸的区别：

"按《月令》：'冬至麋角解，夏至鹿角解。'阴阳相反如此。今人用麋、鹿茸作一种，殆疏也。又有刺麋、鹿血以代茸，云'茸亦血耳'，此大误也。窃详古人之意，凡含血之物，肉差易长，其次筋难长，最后骨难长。故人自胚胎至成人，二十年骨髓方坚。唯麋角自生至坚，无两月之久，大者乃重二十余斤，其坚如石。计一昼夜须生数两。凡骨之顿成生长，神速无甚于此。虽草木至易生者，亦无能及之。此骨血之至强者，所以能补骨血，坚阳道，强精髓也。头者诸阳之会，众阳之聚，上钟于角，岂可与凡血为比哉！"

北宋末寇宗奭《本草衍义》（1116）对中药主张"分四性，明四气""辨五味"。在释药方面，试图通过结合药物的特性及形态等来解释其功能。如释"矾石"："水化书纸上，才干，水不能濡，故知其性却水。治涎药多须者，用此意尔。"再如释"半天河水"："用水之义有数种，种各有理。如半天河水，在上，天泽水也。故治心病、鬼疰、狂、邪气、恶毒。腊雪水，大寒水也，故解一切毒，治天行时气、温疫、热痫、丹石发、酒后暴热、黄疸。井华水，清冷澄澈水也，故通九窍，洗目肤翳，及酒后热痢。后世又用东流水者，取其快顺疾速，通关下膈也。倒流水，取其回旋留止，上而不下者也。"寇氏的药性解说虽然还没成体系，但他以《素问》和张仲景医书为基础来探讨药效原理，为金元医家所继承，"东垣、丹溪之徒，多尊信之。本草之学，自此一变"。

《本草衍义》问世后两年，宋徽宗赵佶主修的《圣济经》刊行。《圣济经》是一本中医学的综合著作，其中卷六食颐篇、卷九药理篇、卷十审剂篇主要讨论药性理论，其余各篇也散见相关内容。举凡药性阴阳、五行、象、数、气臭性味、七情、十剂、名义、禁忌等都有讨论。

《圣济经》卷九专设"药理篇"，将以往本草家和非本草家的用药理论熔于一炉，可说是中医最早的、最有权威性的药性专论。该篇将药理归纳为"性味"和"法象"两大部分，正式提出"法象"药性的名称，反映了当时的医药学家观察动、植物之本性，探究物理造化之玄机，总结出"万物皆有法象"的思想，并对药物的药理作用进行推衍。"性味"论上承《黄帝内经》和《神农本草经》四气五味学说，属于药物的内在性质。而"法象"则是药物的外部现象，其中既包括药物基源外部特征如外形、颜色、质地等，也涉及药物基源的习性、作用、自然界物种之间的克制关系等。

应该指出的是，寇宗奭《本草衍义》（1116）与赵佶《圣济经》（1118）几乎是同时出现的著作，二者不可能互相影响。但"法象"药性的理念在两本著作中同时出现，表明法象药性已经深入人心。法象药性运用类比法，试图从药物的气味和基本特征入手，结合临床应用，建立了较为完善的药性理论体系，这种努力无疑是有益的。但是，由于认知的局限，古人的药性理论在总体上带有臆断性，存在大量的不确切之处。

如果说"性味"药性是来源于大量的经验的话，法象药性着眼于药物的外部特征，由象形比类产生各种思维联想，从而探究药物的功用，这样药物的功用被赋予一定的文化内涵，而"法象"药性进入中医药性殿堂，和科学性较强的"性味"药性各占一席之地，从而使中医药性具有很强的人文特征。"法象"药性的介入，扩大了格物穷理的范围。

《圣济经》问世后，由政府推行作为医学生的教科书之一，影响很大，推动了法象药性的进一步发展，并成为十分流行而且起主导作用的释药理论。但"古人究物，取形色法象者众；良医用药，取形色配合者稀"，说明法象药性还停留于理论层面，不能真正有效地指导临床。

金元时期虽然没有出现一部有代表性的大型综合药学著作，但许多医家进一步沿着法象药性的思路进行药理探索。

金代刘完素《素问病机气宜保命集·本草论》（1186）吸收《素问》及王冰注文中的气味阴阳说、《圣济经》中"药理篇"的法象药性学说，以及金代以前的各种药性理论，增加药物例证，建立了以形、色、性、味、体为主干的药理学模式，使中医药性的理论原则与具体药物结合，形成了层次丰富的思辨理论体系，有力地促进了药性理论的发展。

《素问病机气宜保命集·药论》绘制了药性辨析示意图（第 204 页图 2），以药物的形、色、性、味、体五方面相结合来综合阐释药效，中药发挥作用是中药多方面形成因素共同发挥作用的结果。该图把药物的"性味"和"法象"糅合在一起，主干为"形、色、性、味、体"药理五要素，继而进行二分类和五分类处理。二分类即将五要素又一分为二：形分真假、色分深浅、性分急缓、味分厚薄、体分润枯。五分类即将五要素再细分为五：形分金木水火土，色分青赤黄白黑，性分寒热温凉平，味分辛酸咸苦甘，体分虚实轻重中。这实际上是将药理五要素用阴阳、五行又再细分。如此体系，自然比早期简单的四气五味要丰富得多，也比《圣济经·药理篇》要实用得多。因此，刘完素可以说是金元时期药理体系化的领路人，但同时也带来了机械、刻板、程式化的弊端。

金元药理体系构建中较有成效的是"易水学派"领军人物张元素及其弟子李东垣关于归经理论的探索。

张元素代表作有《医学启源》《珍珠囊》等。《珍珠囊》指出天赋四气（寒热温凉），地与六味（酸苦甘辛咸淡）。"味为阴，味厚为纯阴，味薄为阴中之阳；气为阳，气厚为纯阳，气薄为阳之中阴。味厚则泄，味薄则通。气厚则发热，气薄则发泄。"他的药性学贡献有：①建立了药物归经学说和引经体系。决定药物归属何经，主要依据实际疗效，但也可以从其形、色、气、味等推导而来。②药性分阴阳，升降浮沉。药物的升降浮沉与药物的气味厚薄、质地轻重等有密切的关系。③将人身法象和药物法象相联系。根据药物的外形来推导它与人身相应部分的治疗关系，形成了植物药不同部分述类象形理论："凡药根之在土中者，中半已上，气脉之上行也，以生苗者为根；中半已下，气脉之下行也，以入土者为梢。病在中焦与上焦者用根，在下焦者用梢，根升梢降。人之身半已上，天之阳也，用头；中焦用身；身半已下，地之阴也，用梢。乃述类象形者也。"

张元素还从阴阳四时之象来阐发中药药性，提出了"药类法象"，并按"风升生""热浮长""湿化成""燥降收""寒沉藏"之象将药物分成五大类，认为某一类药物得了某一四时天地之气，则具有某一天地之气之功。如"风升生"一类，将具有疗风、疏风、生发、上升药理作用的药物，划分到此类，并以春之象来解释这类药物之理，以"象"的维度和寓意来感悟药物的性质及功能特性。明代李时珍对张元素的《珍珠囊》推崇备至，称张元素："深阐轩岐秘奥，参悟天人幽微，言古方新病不相能，自成家法。

辨药性之气味阴阳厚薄,升降浮沉补泻,六气、十二经及随证用药之法,立为主治秘诀、心法要旨,谓之珍珠囊,大扬医理,《灵》《素》之下,一人而已!"

其后,张元素弟子李杲著《用药法象》,这是已知的法象药性的专著。李杲在药性理论上最重要的是综合药性的提出,指出:"凡同气之物必有诸味,同味之物必有诸气,互相气味各有厚薄,性用不等……若用其味,必明其气之可否,用其气,必明其味之所宜。"他还将刘完素见解加以补充发挥,提出"药类法象"的综合药性构想。"药类法象"认为,药的四气五味与天之阴阳、六淫(风、寒、暑、湿、燥、火)、四气相应,与地之五行、五季(春、夏、长夏、秋、冬)的生、长、化、收、藏相应,又与阴阳、升降浮沉相属,结合气味厚薄、功能,将药物分作风升生、热浮长、湿化成、燥降收、寒沉藏五大类。他如用药各定分两(剂量与君、臣、佐的关系)、用药酒洗曝干(炮制药性)、用药根梢身例(入药部位药性)、用圆散药例(剂型药性),也都包含新的认识。

四、明清近代时期:法象药性的发展

明代李时珍(1518—1593)以毕生精力亲历实践,广收博采,实地考察,对本草学进行了全面的整理总结,历时27年编成了《本草纲目》,该书在药物基原考订、药性学说体系化、临床药效总结和甄别三大方面都达到了前所未有的高度。《本草纲目·序例》对本草史尤其对金元、明初医家发展的"药类法象""归经引经"等药性理论进行了全面整理,扩充了药性理论,而且将《神农本草经》《黄帝内经》以及后世医家发展的药性理论融为一体,使中药学的理论体系更加完整。

李时珍在各药的性味、主治、发明等项目中,多采集前代医家之言,不仅如此,他还依据药物的性味、形色、归经等,结合自己的临床实践,充分运用中医药基础理论来阐释药效机制,评论前人药论的是非,在发展药性理论方面做出了重要贡献。他对药物的论述常常别具一格,深得至理。如《本草纲目》"菟丝子"条下"发明"部分,他引雷敩之语云:"菟丝子禀中和凝正阳之气,一茎从树感枝而成,从中春上阳结实,故偏补人卫气,助人筋脉。"又如在"茜草"条下,根据茜根的性、味、色推断其功用,并据此判断前人对茜根功用理解是否正确,从而以此指导临床应用:"茜根赤色而气温,味微酸而带咸。色赤入营,气温行滞,味酸入肝而咸走血,手足厥阴血分之药也,专于行血活血。俗方用治女子经水不通,以一两煎酒服之,一

日即通，甚效。《名医别录》言其久服益精气轻身，《日华子》言其泄精，殊不相合，恐未可凭。"再如"大盐"条下，李时珍就自注云："《洪范》：水曰润下作咸。《素问》曰：水生咸。此盐之根源也。夫水周流于天地之间，润下之性无所不在，其味作咸，凝结为盐，亦无所不在。在人则血脉应之。盐之气味咸腥，人之血亦咸腥。咸走血，血病无多食咸，多食则脉凝泣而变色，从其类也。煎盐者用皂角收之，故盐之味微辛。辛走肺，咸走肾。喘嗽水肿消渴者，盐为大忌。或引痰吐，或泣血脉，或助水邪故也。然盐为百病之主，百病无不用之。故服补肾药用盐汤者，咸归肾，引药气入本脏也。补心药用炒盐者，心苦虚，以咸补之也。补脾药用炒盐者，虚则补其母，脾乃心之子也。治积聚结核用之者，咸能软坚也。诸痈疽眼目及血病用之者，咸走血也。诸风热病用之者，寒胜热也。大小便病用之者，咸能润下也。骨病齿病用之者，肾主骨，咸入骨也。吐药用之者，咸引水聚也。能收豆腐与此同义。诸蛊及虫伤用之者，取其解毒也。"

明末医家缪希雍（1546—1627）举起尊崇《神农本草经》的大旗，从事药性药效等方面的探索。他的《本草经疏》"开凿经义"，发掘阐释《神农本草经》的义理。他以"经文"为对象，将每一条文逐字逐句阐释其"所以然"，解释药物性味、功效的原理。例如"黄精"的经文内容是："味甘，平，无毒。主补中益气，除风湿，安五藏。久服轻身延年不饥。"缪氏首先疏解其性味："纯得土之冲气，而禀乎季春之令，故味甘气和，性无毒。"然后依次阐释其功效之理："其色正黄，味厚气薄，土位乎中，脾治中焦，故补中。脾土为后天生气之源，故益气。中气强，脾胃实，则风湿之邪不能干，故除风湿。五脏之气皆禀胃气以生，胃气者，即后天之气也。斯气盛则五脏皆实，实则安，故安五脏。脏安则气血精三者益盛。气满则不饥，久服轻身延年，著其为效之极功也。"

由此可见，缪氏解释药物性味主要是从其生成季节与环境入手，解释功效则依据药物的气味厚薄、形色、归经，结合人体的生理功能、病因病机，以及他个人的临床经验。他并不排斥金元时盛行的气味厚薄、归经入脏等理论，但对金元盛行的五运六气论病不屑一顾。虽然他的某些疏解也有随文衍义、牵强附会，甚至强词夺理之处，但毕竟系统地研究了古代药学经典著作中的性味功治，把各药散漫无羁的功效通过串讲联系起来。缪氏是一位临床经验非常丰富的医家，他在阐释药性功治时，特别关注药物实际效用以及药物种类的考订，所以议论药物时出新见，对临床用药颇多裨益。该书一出，立即引起了明末医家的关注，推动了临床药学研究向纵深发展。

在理论总结方面，明末《药品化义》是一本重要的法象药性学专著。该书由明代贾所学（字九如）所撰，清初医家李延昰补订。卷首为李延昰所补订的四篇药论。卷一"药母订例"为药物的总论部分，贾氏从历代先贤的"确论"中，提炼出"药母"这一概念，作为"辨药指南"。所谓"药母"，就是"药理"之所以发生的"根据"，即所有的药品发生作用的机制，都发源于"药母"。该卷的主要内容是"辨药八法"，即对于每一种药品，必须按先后次序从八个方面（即体、色、气、味、形、性、能、力）进行分析，称为分"八款"。其中药体、药色、药气、药味四者，是"天地产物生成之法象，必先辨明以备参订"。而药形、药性、药能、药力四者，"医人格物推测之义理，而后区别以印生成。"以上八法，要"交相详辨"，才不会被古今诸书所误，以淆惑药理。《药品化义》"辨药八法"的主要内容包括：

体：燥润轻重滑腻干；色：青红黄白黑紫苍；

气：膻臊香腥臭雄和；味：酸苦甘辛咸淡涩；

形：阴阳木火土金水；性：寒热温凉清浊平；

能：升降浮沉定走破；力：宣通补泻渗敛散。

《药品化义》指出：凡是药物，必须"验其体、观其色、臭其气、嚼其味"，这是定法。但如果有不能臭其气、嚼其味的，就一定要煎汁尝之。凡辨药必以辨以上四项为先。而后再"推其形、察其性、原其能、定其力"，则各种药物的"厚薄清浊、缓急躁静、平和酷锐之性及走经主治之义无余蕴矣"。

明代法象药性学说已经十分盛行。明亡入清之后，大批士人遁迹医林，他们打起尊经复古的旗帜，将儒学功底用于阐释医药理论。清初医家张志聪（号隐庵，1619—1674）认为知药性十分重要："知其性而用之，则用之有本，神变无方；袭其用而用之，则用之无本，窒碍难通。"于是撰《本草崇原》，针对《神农本草经》药物，逐项阐明药性，解释药物的功效主治。该书从药物的命名、生成习性、形色、性味、五行属性等入手，结合《黄帝内经》中有关论说、张仲景等医家的用药经验，阐释《神农本草经》药物功效主治，也对药物基原进行了较多的考订。由于该书较多地引用《黄帝内经》《伤寒论》《金匮要略》等经典医书之论，后人评价此书的特点是"以经解经"。该书对后世本草影响较大，乾隆时陈修园著《神农本草经读》"半师其说"。

徐大椿（字灵胎，1693—1772）是清代著名的医学思想家。其《神农本草经百种录》（1736）论药仅百种，每药言语不多，也不旁征博引，但大多数言论都切于实用，能突出药物最主要的效用。徐大椿认为："凡药之用，或取其气，或取其味，或取其色，或取其形，或取其质，或取其性情，或取其所生之时，或取其所生之地。各以其所偏胜，而即资之疗疾，故能补偏救弊，调和脏腑。深求其理，可自得之。"

　　清代唐容川（1846—1897）是中西医汇通早期代表人物之一，他所著《本草问答》属药性专著。唐容川对中药药性的研究，综合药物的生境、形色气味来进行讨论。他认为，物各有性，而其所以成此性者，"原其所由生而成此性也，秉阳之气而生者，其性阳。秉阴之气而生者，其性阴。或秉阴中之阳，或秉阳中之阴。总视其生成以为区别，盖必原一物之终始与乎形色气味之差，分而后能定其性矣。又如人参，或谓其补气属阳，或谓其生津属阴。只因单论气味，而不究人参所由生之理，故不能定其性也。余曾问过关东人并友人姚次梧，游辽东归，言之甚详，与《纲目》所载无异。《本草纲目》载人参歌曰：'三丫五叶，背阳向阴，若来求我，椴树相寻。'我所闻者，亦云人参生于辽东树林阴湿之地，又有人种者，亦须在阴林内植之。夫生于阴湿，秉水阴润泽之气也。故味苦甘而有汁液，发之为三丫五叶，阳数也。此苗从阴湿中发出，是由阴生阳。故于甘苦阴味之中，饶有一番生阳之气，此气可尝而得之也。人身之元气，由肾水之中以上达于肺，生于阴而出于阳。与人参由阴生阳，同一理也，所以人参大能化气，气化而上，出于口鼻，即是津液。人参生津之理如此，非徒以其味而已。然即以气味论，甘苦中含有生发之气，亦只成为由阴出阳之气味耳。"

　　尤为可贵的是，唐容川作为早期中西汇通的代表人物，他对法象药性的研究，同样吸取了当时西方物理化学方面的新成果，融合中西学说，别开生面。例如他探讨磁石、琥珀的功用，就既从法象药性方面，又从当时物理科学方面来进行分析，认为两种方面都能阐释它们的功效，但比较起来，还是中国的"同气相求""以质为用"理论更加简明易懂。尽管唐容川的一些观点还颇有差讹之处，但他的这种勇于探索的精神是值得称道的，也为中医如何利用新的科学研究成果来认识传统中医药树立了榜样。

　　明清时期，大量医家成为法象药性学的追随者，法象理论得以广泛运用。清末周岩著《本草思辨录》（1905）一书，谓"古圣垂示气化，实由洞明形质"，其论述了常用的130种药物，都一一从法象的基本理论思之辨之，从药物质地之轻重、纹理之疏密、形状之殊异、色泽之特点，继而气之清浊、味之厚薄，以及五运六气之禀赋、阴阳五行之制化等方面，将药物奏效之理推之论之。如释"水萍"的功用：

"水萍浮于水面，而味辛气寒，能发皮肤中湿热之邪汗，故《神农本草经》主暴热身痒。《伤寒论》云：不得小汗出，身必痒。其身痒为有风寒之邪，宜以麻桂取微汗。此则湿热不汗出而痒，故水萍主之。水萍亦汗药也，而与麻桂有霄壤之殊。丹溪谓发汗胜于麻黄，不加分别。后遂有视水萍为峻剂而不敢用者矣。《神农本草经》以下水气，止消渴，两许水萍。盖以其状外帖水面，内含血络，水不能濡，则水气自下。《神农本草经》未尝言风，而后世以风药推之。要知其所治为风热之风，非风寒之风。如《古今录验》以水萍与牛蒡子、薄荷治风热瘾疹，则药病相当矣。"

清末仲昂庭在《本草崇原》的基础上，纂集《本草崇原集说》（1909），该书以张志聪的《本草崇原》为纲，而将学术风格近似的阐释《神农本草经》的一类著作中的论说附载于其后。这些著作包括姚球的《本草经解要》、徐大椿《神农本草经百种录》、陈修园《本草经读》、张志聪《侣山堂类辨》以及高世栻《医学真传》等书中的药论，所以该书实为一本阐释中药药性的专著。

《本草崇原集说》共阐释中药三百三十多种。所释药物品种根据当时临床用药品种情况，较《神农本草经》有增有减，每味中药先据《神农本草经》等总叙其气味毒性及主治功用，继而对药物来源及形态等进行考证，而后列《本草崇原》等对该药的阐释。其立论多朴实无华，而道理深刻，易于理解。如对菟丝子的阐释：

菟丝子　气味辛甘平，无毒。主续绝伤，补不足，益气力，肥健人。《名医别录》云：久服明目、轻身延年。

（菟丝子，《尔雅》名玉女，《诗》名女萝。始出朝鲜川泽田野，盖禀水阴之气，从东方而生，今处处有之。夏生苗，如丝遍地，不能自起，得他草梗则缠绕而上，其根即绝于地，寄生空中，无叶有花，香气袭人，结实如秕豆而细，色黄。法当温水淘去沙泥，酒浸一宿，曝干捣用。又法，酒浸四五日，蒸曝四五次，研作饼，焙干用。）

《崇原》：凡草木子实，得水湿清凉之气后能发芽。菟丝子得沸汤火热之气而有丝芽吐出，盖禀性纯阴，得热气而发也。味辛甘，得手足太阴天地之气化，寄生空中，丝茎缭绕，故主续绝伤。续绝伤，故能补不足。补不足，故能益气力。益气力，故能肥健人。兔乃明月之精，故久服明目。阴精所奉其人寿，故轻身延年。

《经读》：菟丝，肺药也，然其用在肾而不在肺。子中脂膏最足，绝类人精，金生水也。主续绝伤者，子中脂膏，如丝不断，善于补续也。补不足者，取其最足之脂膏，以填补其不足之精血也。精血足，则气力自长，肥健自增矣。久服肾水足则目明，肾气壮则身轻。华元化云：肾者，性命之根也。肾得补则延年。［批］既云肺药，又云其用在肾，以其从脏腑解到主治，不得不作转笔。若从运气入手，则以下迎刃而解，不转自明。第《经读》曲折善达，能于《神农本草经》命意所在，绝不抛荒，子中脂膏云云，尤觉圆到。

综观中国两千多年的中药发展史，不仅有药物种类的增加，更有对药效知识的积累，对药物起效机制的研究也与时俱进。进入近代以来，随着西洋医药学的传入，中国的本草学术又开始面临科学化、现代化的新主题。

张锡纯开近代中西药联用治疗疾病之先河，其思想主要体现在其著作《医学衷中参西录》（1909—1931）中，他对中药及中医药性有潜心的研究，以临证过程中所用一些中药的作用机制，常参考西说进行解释。如地黄为滋阴养血的重要药物，他认为："西人谓其中含铁质，人之血中，又实有铁锈。地黄之善退热者，不但以其能凉血滋阴，实有以铁补铁之妙，使血液充足，而蒸热自退也。"对于鸡子黄一药，张氏以西人谓此物中含副肾髓质之分泌素（副肾碱）来解释其强肾益精作用，并用之于肾虚不孕不育等症，而获效验。对淮山药的补益作用，张氏认为，"西人谓食物中蛋白质最能益人，山药之汁晶莹透彻，黏而且滑，纯是蛋白之质，故人服之大有补益"。

值得一提的是，《医学衷中参西录》的药物篇中，载述了当时常用的43种西药，逐一介绍了它们的性味和功用，试图使西药中药化，将西药纳入中医体系之中，这实际上也是对西药再认识的一种探索和尝试。

随着中医学校的建立，涌现了一批适应教学和临床运用需要的中药学讲义。这些中药讲义，也不乏运用法象药性阐释中药。《本草正义》是张寿颐（张山雷）在兰溪中医学校任教时所编之教材。书中每味药名之下，首列《神农本草经》《别录》原文，下列诸项有："正义"，是阐述原文之义；"广义"，是《神农本草经》《别录》以后各家论药之功用；"发明"是张氏自己对该药的见解；还有"正讹"一项，是纠正诸家论药不切之说。本书虽非中医药性专著，但常运用中医药性理论阐释药物的功效。如释玄参：

【发明】玄参禀至阴之性，专主热病。味苦则泄降下行，故能治脏腑热结等证。色黑入血，味又腥而微咸，故直走血分而通血瘀，亦能外行于经隧而消散热结之痈肿。又色黑入肾，味苦归心，故上之则疗胸膈心肺之热邪，下之则清膀胱肝肾之热结，能制君相浮溢之火，疗风热之咽痛，泄肝阳之目赤，止自汗盗汗，治吐血衄血。寒而不峻，润而不腻，性情与知柏、生地近似而较为和缓，流弊差轻。

五、法象药性的系统总结

辛亥革命以后，打着"科学"旗号的西方文化和西方医药学在我国迅速传播，对我国社会及医药事业的发展产生了重大影响。由于西医药学在对抗某些感染性疾病、传染性疾病和外伤性疾病方面向国人展示了卓越的临床疗效，加之剧烈的社会变革中出现了一股全盘否定传统文化的思潮，中医药学的"科学性"受到严重质疑，中医学的临床阵地迅速沦陷。

为了证实中医药的科学性，运用现代科学方法即实验药理学的方法研究中药开始出现。20 世纪 20 年代，陈克恢从麻黄中提取出麻黄碱，发现有拟交感神经作用。20 世纪 70 年代，周金黄教授提出"向中西医结合的药理学前进"的口号，呼吁创立中西医结合药理学，指出要从中医中药理论出发，研究和阐明中药药理作用。

到 20 世纪 80 年代，我国在单味中药的药理研究方面已积累了大量的经验，国家开始组织编写《中药药理学》教科书，1985 年王筠默主编《中药药理学》，标志中药药理学科正式形成。随着现代科技的发展，国内学者已经从化学、生物学、信息学等角度阐明了许多中药的主要有效成分和作用机制，应用现代科学研究的方法对中药四气、五味、归经、升降沉浮、有毒无毒等理论概念进行了合理的阐释，形成了"中药药理学"学科。相反，对于传统中医药性学的研究力量十分薄弱，且由于"中药药理学"的建立，部分专家甚至将传统的中医药理的研究径改称为"中药药性学"。

1992 年，高晓山主编的《中药药性学》出版。该书指出，"药理"作为专用名词在中医药典籍中出现超过千年。但由于中药药理已经成为专科名称，使用广泛，为免混淆，才不得不将"药理"称为"药性"。该书简要回顾了中药基础理论的研究史，系统总结了中药基础理论，并对中药基础理论的现代研究和发展方向做了综述。可惜的是，该著作对中药的药理作用规律并未深入而系统地研究和总结，所以只能视之为中药基本理论整理研究方面的专著。自此之后，国内对传统中医药理和中药基本理论方面的研究多冠名"药性"研究。

可喜的是，目前终于有中医药性理论的系统研究的著作相继问世。2013 年，钟知霖的《对本草药性的深度解读：发现中药》出版。作者通过对中草药的观察与应用，系统总结了中药的药性与功效，更借助古代中医经典理论以及现代科学知识，对中草药性味功用的一些普遍规律进行了论证，虽然其中一些观点有值得商榷之处，但也蕴含了许多真知灼见。

2016 年，赵正孝的《解码中药——传统中医药理学概论》由湖南科学技术出版社出版。作者认为，法象药性的内容十分宽泛，实际上中国传统药性学思想的核心就是法象药性。该书探讨了中医药性理论的临床实践基础和理论渊源，以及中国特色的取类比象的思维模式对中医药性理论的重大影响，梳理了从先秦至近代中医药性学发展的历史脉络，总结了中医药性的基本理论，系统归纳了中医药性学的基本规律，以及如何运用这些规律对药物进行分析。该书探讨了中医药性理论的科学本质，分析了传统中医药性理论的历史功绩和局限，展望了中医药性学的临床应用和中药研发应用的广阔前景，为传统中医药性学科的建立打下了坚实的理论基础。

2021 年，赵正孝、周晓玲等著的《食物与药性：谷果畜菜的中医解读》由人民卫生出版社出版，该书从"药食同源"的角度，以传统中医药性理论为依据，运用阴阳五行学说，根据食物的滋味、气味、颜色，以及食物的来源、部位、形质等，对常见的近 200 种食物的药性和功用进行解读。该著作是对传统中医药性理论的进一步深化和具体运用，它以近乎"穷举法"的方法，为传统中医药性理论的科学性、正确性和实用性提供了大量的佐证资料。

第三节　法象药性的基本理念

"法象"一词首出于北宋末皇帝徽宗赵佶《圣济经》，书中卷九专设"药理篇"，将药理归纳为"性味"和"法象"两大部分，正式提出"法象"药理的名称，提出"万物皆有法象"的思想，药物的"象"有诸多表现，举凡物体的形态、颜色、气味、质地、生长环境、习性等都为象。根据药物的"象"，运用援物比类的方法，用以解释药物的作用机制，就是法象药性。在此理论指导下来应用药物，就是称为法象用药。所以法象药性的内容十分宽泛，实际上中国传统药理学思想的核心就是法象药性，而在此理论指导下应用药物，都是法象用药。

一、天人相应，万物同源

"天人合一"是中医基本理论的核心思想之一。《黄帝内经》云："人以天地之气生，四时之法成。"人类是大自然的一个组成部分，自然界存在着人类赖以生存的条件，自然界的运动变化直接或间接地影响着人体，引起相应的反应，"天暑衣厚则腠理开，故汗出"。"天寒则腠理闭，气湿不行，水下留于膀胱，则为溺与气"。《素问·八正神明论篇》更形象地比喻说："天温日明，则人血淖液而卫气浮，故血易泄，气易行，天寒日阴，则人血凝泣而卫气沉。月始生，气始行，月郭满，则气血实，肌肉坚；月郭空，则肌肉减，经络虚，卫气去，形独居。"

（一）万物同源理论

《类经附翼·医易义》云："天地之道，以阴阳二气而造化万物，人生之理，以阴阳二气长养百骸。"由于万事万物和人类一样，都由天地造化而成，所以人与万物是同源的。由于人类是大自然的一部分，人类的任何活动，必然受大自然的影响，也必须遵循大自然的规则。清代高世栻在《医学真传》云："天地有五运六气，人身亦有五运六气，而百卉草木，亦莫非五运六气。"

由于人体与药物都禀受天地之气而生，所以人与药物必定具有某些方面的共性，当药物作用于人体时，对人体也应产生某些具有共性的影响："以药物之运气，合人身之运气而用之，斯为有本。"比如，人的体表有皮肤，树木也有外皮，虫蛇类也有外皮，所以当人体的皮肤受到病邪侵袭，出现皮肤瘙痒，或者流滋溃烂的时候，我们可以用树木的皮（如白鲜皮、海桐皮）来治疗，也可以用虫蛇蜕下的皮（蝉蜕、蛇蜕等）来治疗，这就是"以皮达皮"。同样，人体的主体之外有四肢，树木的主干之外有枝条，而当人的肢体气血阻滞，上肢肌肉关节疼痛不舒的时候，我们可以用桂枝、桑枝来治疗，这就是"以枝达肢"。

（二）同气相求理论

虽然植物与人类在形态结构上相去甚远，但是人和植物都是禀受了天地之"气"而生，都是有生命的个体，所以万物具有与人类相似的生理和病理过程。当人体的某个脏器出现疾病的时候，可以利用某些植物或动物相对应的器官所蕴含的特异的"气"去补充人体内某些部分缺失的"气"，或纠正人体内某些部位得病的"气"，从而发挥治疗作用，这就是"同理相应""同气相求"理论。

比如，当人体由于外伤或内伤导致瘀血阻滞的时候，我们可能用乳香、没药、血竭等治疗，因为三者都是树木受伤后流出的汁液所结，与人体受伤后伤口处形成血痂的机制相似；当人体关节因气血不运而出现疼痛的时候，我们可以用松节来治疗，这就是"以节治节"。实际上，所有这些药物治疗的理论基础就是"同气相求"理论。

相对来说，动物（尤其是鸟类和哺乳类）与人类在形态结构上的相似点更多，所以当人体某器官出现损害的时候，可以利用动物的相应器官进行治疗，这就是"以脏补脏"理论。如小儿尿床，为膀胱气化不足，所以可用猪膀胱炖服；成人胃痛，可用猪肚煮服；贫血患者可多吃猪血等。"以脏补脏"理论，实际上是"同气相求"理论的延伸。

同气相求理论还被用于对药性功用的辨识方面。如同样是雨水，立春雨水和冬至雨水作用大不相同。虞抟《医学正传》说，立春雨水，其性禀春升发之气，故可以煮中气不足、清气不升之药。古方妇人无子，是日夫妇各饮一杯，还房有孕，亦取其资始发育万物之义也。李时珍认为此水宜煎发散及补中益气药，而立冬后十日至小雪这段时期所下的雨水谓之液雨水，因此时百虫饮此皆伏蛰，所以有辅助杀百虫的作用，宜煎杀虫消积之药。再如，叶天士曾指出："凡虫蚁皆攻，无血者走气，有血者走血，飞者升，地行者降。"（《临证指南医案》）就是根据不同的虫蚁类药物所具有的不同的特性来判断它们的功用。

再如，天地万物，轻清者属阳而上浮，重浊者属阴而下沉。五脏中，肺位置在上，呼吸天地之气，为上焦；肾位置居下，排泄污浊之物，为下焦。所以，菊花、薄荷为轻清之物，上浮而治肺；龟板、熟地黄为重浊之物，下趋而治肾。清代吴瑭《温病条辨》云："治上焦如羽（非轻不举）；治中焦如衡（非平不安）；治下焦如权（非重不沉）。"《温病条辨》在银翘散方还说："肺药取轻清，过煮则味厚而入中焦矣。……盖肺位最高，药过重则过病所，少用又有病重药轻之患，故从普济消毒饮时时轻扬法。"

（三）体用一源理论

体用一源理论的基础实质上还是天人相应与"同气相求"学说。由于人与万物都是禀天地之气而生，它们共同遵循阴阳五行的运动规律，共同遵循天地运行的自然法则，从而具有相似的"体用"规律。本草学家根据"体用一源无间"之论，由药之体而探究药之用。如李时珍云："人身法象天地，则治上当用头，治中当用身，治下当用尾，通治则全用，乃一定之理也。"《本草疏证》云："凡药须究其体用，桂枝能利关节，温经通脉，此其体也。"

运用"体用一源"理论探究药物的功用，主要从三方面着手：①根据药物的形体探究其功用。如周岩《本草思辨录》论犀角之体用：其体"长而锐，空而通气"，所以其用"能极上极下，亦能极内极外"。石膏之体为"丝丝丛列，无一缕横陈"，所以其用"主解横溢之热邪"。《本草思辨录》论竹茹之体："竹青而中空，与胆为清净之府，无出无入相似。"所以"竹茹为少阳腑热之药"。此外，以枝、藤通利肢体关节，以中空之梗宽胸利气，以尖利之皂刺破痈溃脓等，都可窥见体用范畴对本草理论的渗透。②从药物质地探究功用。如石寿棠《用药大要论》云："病有燥湿，药有燥润，凡体质柔软，有汁有油者皆润，体质干脆，无汁无油者皆燥。""燥药得天气多，故能治湿；润药得地气多，故能治燥。"③从药物的比重探究功用。如"以轻去实"，用麻黄发表实；"以重镇怯"，用磁石镇心怯等。

二、阴阳五行学说

（一）阴阳学说

中医学认为，"生之本，本于阴阳"。任何事物都是禀受天地阴阳之气而生成的，但它们禀受的阴阳之气的多少各不相同。宋代《圣济经·药理篇》云："天之所赋，不离阴阳，形色自然，皆有法象。"并举例云："毛羽之类，生于阳而属于阴；鳞甲之类，生于阴而属于阳。"

如果将自然界的物质分阴阳，则动物因能自主活动，性属阳；植物不能自主活动，性偏阴；矿物深藏土中，则为阴。如将动物又继续分阴阳，则活动迅疾，能飞善跑者，如虎豹雀鸽等，为阳中之阳；活动缓慢，蠕动爬行者，如蚌蛤螺龟等，为阳中之阴。

在法象药性中，阴阳理论还用来概括药物的气臭、滋味、药性、功用等的属性（表8）。

1. 五臭分阴阳 《圣济经·药理篇》云"焦为至阳之臭""腥则阴臭""膻则阴臭""朽、腐，至阴之臭"。古人认为，焦、香属阳，具有焦、香之气的药物有向外、向上作用趋向，尤其是香之雄烈者，故《神农本草经百种录》云"凡芳香之物皆能治头目肌表之疾""凡药香者皆能疏散风邪"。而腥、膻、朽、腐属阴，具有腥膻朽腐之气的药物的作用趋向主要为向里、向下，如海狗肾、阿胶、鳖甲、鹿胎等。

《素问·阴阳应象大论篇》云："气厚者为阳（中之阳），薄者为阳中之阴。""气薄则发泄，厚则发热。"气属阳，阳性浮而升。气薄者为阳中之阴，性能发泄，如麻黄、薄荷、紫苏叶等都是气薄之物，有发表散邪的作用；而气厚者为阳中之阳，如胡椒、花椒、茴香、干姜等都是气臭大辛之物，则性温热，后世把这种现象称为"大辛则热"。前人还认为，药物气臭浓厚，则性气躁急，多猛烈酷锐；气臭清薄（淡薄）的，则性气缓静，多和缓宽柔。唐容川《本草问答》云："气本于天，气浓者入气分，入气分者走清窍，有如大蒜，气之浓者也，故入气分走清窍，上为目瞀而下为溺臭。"

2. 五味分阴阳　《素问·至真要大论篇》云："辛甘发散为阳，酸苦涌泄为阴；咸味涌泄为阴，淡味渗泄为阳。"也就是说，如果将五味根据其作用的性质进行区分，则辛甘淡属阳，酸苦咸属阴。

在实际应用方面，由于药物的气、味常密不可分，所以常结合在一起进行分析。例如贾所学《药品化义》说肉桂"气味俱厚，厚能下沉，专主下焦"；桂枝"气味俱薄，专行上部肩臂"；灯芯"气味俱轻，轻者上浮，专入心肺"；蔓荆子"取其气薄主升"；丹参"气味轻清，故能走窍"。徐大椿《神农本草经百种录》说干姜"气厚之药主散""辛散之品，尤取其性气之清烈也"；麻黄"轻扬上达，无气无味，乃气味之最清者"。

3. 四气分阴阳　主要指寒、热、温、凉四种药性，又称"四气"。其中，寒、凉属阴，温、热属阳，即具温热之性的药物属阳，具寒凉之性的药物属阴。

4. 五用分阴阳　李时珍将药物"升降浮沉中"称为"五用"，实际上是药物作用的趋向。升是上升，降是下降，浮为浮散，沉为重镇。一般具有升阳发表、祛风散寒、涌吐、开窍等功效的药物，多上行向外，其性升浮，升浮者属阳；而具有泻下、清热、利尿、重镇安神、潜阳熄风、消导积滞、降逆、收敛及止咳平喘等功效的药物，多下行向内，其性皆沉降，沉降者属阴。药物的升降浮沉与气味、质地等密切相关。王好古云："味薄者升……味厚者沉。""气厚味薄者浮而升，味厚气薄者沉而降。"李时珍云："酸咸无升，辛甘无降，寒无浮，热无沉。"《本草备要》亦云："凡药轻虚者浮而升，重实者沉而降，味薄者升而生……味厚者沉而藏，味平者化而成。"

表 8　阴阳法象表

阴阳属性		四气	五味	五用	脏腑	五脏阴阳	气味
阴	阴中之阴	寒	苦	沉	脏	肾脾*	味厚
	阴中之阳	凉	酸咸	降		肝	味薄
阳	阳中之阴	温	淡	升	腑	肺	气薄
	阳中之阳	热	辛甘	浮		心	气厚

注：脾为阴中之至阴。

（二）五行学说

《黄帝内经》将五行学说引入中医药学领域，将五方、五色、五脏、五窍、五味、五畜、五谷、五果、五数、五体、五臭等联系起来，提示了药食的不同产地、颜色、滋味、气臭对人体不同脏腑具有不同的影响，是法象药性的重要部分。下以五味、五臭、五色理论为主进行介绍。

药物的"气"与"味"是与药物功用最有密切关系的两个方面，是中医的最重要的用药依据。如果某种药物经煎煮后，原有的滋味和气臭大部分丧失，就成为一堆药渣，也就基本丧失了药效。《本草纲目》引李杲之言曰："凡药之所用，皆以气味为主。补泻在味，随时换气，主病为君。"

此外，五行的生克制化理论可用来分析某一药物药用。如天麻，其气臊（有鸡屎样气味），其苗无风自摇，有风不动，是秉风气而生；又天麻断面有金属样光泽，是秉金气而生；金本克木，金木之性在一物身上体现，则此物性独特。又如，蛤蚧生石中，得金水之气，故滋肺金，功专利水，其能定喘者，则以水行则气化，无痰饮以阻之故喘自定。

五行的生克制化理论还可用来分析药物之间的相互关系。如《本草问答》中指出："蛇形长是秉木气，行则曲折是秉水气……总观于天，蛇只是水木二气所生也。蜈蚣生于南方干燥土中，而味大辛，是秉燥金之气所生。蛇畏蜈蚣者，金能制木也。蜈蚣畏蟾蜍者，以蟾蜍秉水月之精，生于湿地，是秉湿土之气所生，湿能胜燥，故蜈蚣畏蟾蜍也。蟾蜍畏蛇，则又是风能胜湿，木能克土之义。趁此以求，则凡相畏、相使、相反之理，皆可类推。"

此外，法象药性中还有一种象数理论。唐容川《本草问答》云："天地间物，不外气数二者，而实则数生于气。气多者数多，气少者数少。得气之先，则其数居前；得气之后，则其数居后。故水生于天一，火生于地二。得气之阳则数奇，得气之阴则数偶。故《河图》五行之数，互为生成，即其数，便可测其气也。……若天地生成而有此数者，如三棱、三七、八角茴、五加皮等，又因秉气之阴阳以成其数之奇偶。辨药者，即可本其数之奇偶以定药之阴阳，非其数能治病，实因其数而知其药所主治也。"但总体而言，象数理论应用较少。

1.五味理论　由于"入口则知味，入腹则知性"，古人很自然地将药物的滋味与功用联系起来，总结了不同滋味的药物在药性和功用方面的规律，进而用药物的滋味来解释和推论药物的作用。《黄帝内经》总结的五味理论，就提出：①五味所入。将五味与五行相结合，根据同气相求的理论，五味代表了药物的作用趋向。《素问·至真要大论篇》明确指出五味"先入"五脏："夫五味入胃，各归其所喜，酸先入肝，苦先入心，甘先入脾，辛先入肺，咸先入肾。入而增气，物化之常也。"②五味的作用规律，即"辛散、酸收、甘缓、苦坚、咸软"。后世在此基础上进一步发挥，总结为：酸先入肝，生津化物收涩；苦先入心，泻火降气止血；甘先入脾，益气和中缓急；辛味走气，能散能行能通；咸味走血，入肾能下能软；涩走阴分，功专收涩；淡入膀胱，能渗能利（《解码中药——传统中医药理学概论》）。

2. 五臭理论　《黄帝内经》将各种气味归类为臊、焦、香、腥、腐五类气味。尽管历代本草对气味的记载还有朽、膻、臭等，因朽与腐相类似，膻与臊相类似，臭则多是除香以外的臊焦腥腐气味的总称，所以后世仍都沿袭《黄帝内经》之意统称"五臭"。

五臭分别与五行相对应。唐宗海《中西汇通医经精义》指出：肝之臭为臊，"食草木各禽兽，皆有臊臭，秉木之气故也"；心之臭为焦，因心主火，"凡物火灼，其气皆焦"；脾之臭为香，因"甘味所发，其气为香。木香之类，所以入脾"；肺之臭为腥，因"鱼为水族，兼秉金气，故其臭皆腥。"肾之臭为腐，因肾主水，"凡物入水，无不腐化，故水之臭腐"。

五臭理论在法象药性中最重要的内容是"五臭所入"。

根据五行理论，五臭与五脏相应，汪昂《本草备要》云："凡色青、味酸、气臊……皆入足厥阴肝；……气香，皆入足太阴脾；……气腐，皆入足少阴肾；……气腥，皆入手太阴肺。凡药各有形性气质……自然之理，可以意得。"

实际上，五臭都是五脏所喜之香气，而不是令人厌恶的臭气。正常的食物香气（如臊香、焦香、腥香、腐香）有益健康，而过度的或令人厌恶的食物气味则有害健康。例如，肉之香（臊香）入肝补肝，肉之臭（臊臭）则入肝伤肝；焦之香（如炒米饭）入心补心，焦之臭（如炒焦成炭）则入心伤心；鱼之香（腥香）入肺补肺，鱼之臭（腥臭）则入肺伤肺；腐之香（如豆豉）入肾补肾，而腐之臭则入肾伤肾。

五臭理论在法象药性中应用广泛，例如：

（1）臊气入肝：如天麻、蚕沙、人中白、五灵脂都具有浓烈的臊气，所以都入肝经。其中天麻有金属光泽，故主降而能平肝息风；蚕沙为蚕之粪便，气味皆浊故能化浊；人中白具尿臊气入肝，味微咸出于膀胱而入膀胱，色灰白而入肺，为阴窍所出故性凉，故能泻肝、肺、膀胱有余之火；五灵脂是鼯鼠科动物复齿鼯鼠等的粪便，该动物昼伏夜出性属阴，粪便出于阴窍亦属阴，但富油润而形圆质坚故能通，所以有通达阴分之作用。

（2）焦气入心：自然界气焦的药物不多。栀子气焦色红，故入心，因其味苦性降，故主除心火。因焦气入心，后世在炮制药物时常将药物炒焦至其味苦而能发挥清心降火之用，如陈棕炭、侧柏炭等。这些药物炒焦之后，味变苦涩，苦则能泻火，涩能收敛，从而具有止血之作用，后世称为"血见黑则止"。

（3）香气入脾：香能悦脾，具有香气的药物与脾之性相合，较少发生拒药，从而较好地发挥作用。具有香气的药物种类很多，除了入脾外，由于它们各具特点，也各具特殊的治疗作用，如沉香色黑入肾，质重而沉故能降，所以专纳真气；檀香灰黄色或黄褐色入胃，故行气温中，开胃止痛；冰片色白故入肺，源于树脂故入心，味清凉故通诸窍，散郁火。

因为香气入脾，常将谷芽、麦芽、鸡内金"炒令香"以增强健脾消积疗效，将白术、山药炒香以更好地发挥健运脾胃的功效，麸炒泽泻使香发挥渗湿和脾、降浊升清的作用。

（4）腥气入肺：鱼类是具腥气的代表，鱼肉为血肉有情之品而味甘，所以能补益肺气。其他如鸡、鱼、鸭、蛇、鱼腥草、马勃亦具腥气，所以也能入肺。如鱼腥草气腥性寒，故清肺热；马勃有泥腥气状如狗肺故入肺，生于"园中久腐处"（《神农本草经》），故能化腐朽为神奇，用治疮痈肿毒及肺系脓腐之证。

（5）腐气入肾：凡有腐气之物及腐熟之物皆入肾，如龟板、鳖甲等。腐熟之物，其色也多变黑，故入肾。如地黄经腐熟成熟地黄，则变清热凉血而能滋肾益阴。

3. 五色理论　根据五色入五脏的理论，可以大致判断某种药物能治疗哪些脏腑及组织病变。如《素问·五脏生成篇》云："色味当五脏：白当肺辛，赤当心苦，青当肝酸，黄当脾甘，黑当肾咸。故白当皮，赤当脉，青当筋，黄当肉，黑当骨。"此外，徐大椿还云："色赤者多入血分，色白者多入气分。"

（1）青入肝（筋）：青（蓝、绿）色的药物多入肝或肝经。如青皮色青气香，香能行气，所以能疏肝破气，治肝郁气滞胸胁胀痛。青黛色青性寒，所以入肝经血分，能清热泻火，凉血解毒。秦皮色微青（浸出液色青）味苦质燥，故入肝胆而清热燥湿，清肝明目。青礞石色青而质重，所以能平肝镇惊，坠痰下气。

（2）赤入心（脉）入血：红（赤）色的药物多入心或心经。丹参色红味微苦，故入心而能活血调经，祛瘀止痛，凉血消痈，清心除烦，养血安神。赤芍色略粉红而味微苦，入心而具有清热凉血、散瘀止痛的功能。生地黄色微赤而入心，质润而黏，味微甜微苦，故入心能凉血止血，清热生津。红花色鲜红，入心经血分，能活血通络，治血滞经闭腹痛。

（3）黄入脾（肉）：黄色的药物多入脾胃经。色黄味甘则入脾补益中气，色黄味苦则清热泻火。如黄芪色黄味甘而具特异清香，故能入脾而补脾气，用于治疗气虚乏力，中气下陷，久泻脱肛。甘草色黄味大甘，故入脾而益气缓急止痛。橘皮色黄而芳香，能入脾能理气健脾，治脾胃气滞之胸腹胀满，消化不良以及痰湿喘满病证。大黄色黄气清香，味苦而微涩，能入脾胃而泻热通便。黄芩色黄味苦而清脾肺之火，黄连色黄味苦而清心胃之火。

（4）白入肺（皮）入气：白色的药物多入肺或肺经。如山药色白而味甘液浓，故入肺能益肺气而定痰嗽。百合为百合的地下鳞茎，色白而鲜品含黏液质，故能入肺而润肺止咳。金银花色白气清香，味淡微苦故入肺宣散风热，还善清解血毒。石膏色白而无臭味淡质重，故能入肺清泻肺热，治邪热郁肺之喘促咳嗽，气急鼻煽。

（5）黑入肾（骨）：黑色的药物多入肾或肾经。玄参色黑味甘微苦而质润，故能滋肾养阴而清热泻火。熟地黄色黑质润味甘，故能入肾滋肾育阴、生精补髓。磁石色黑质重，故能入肾，有纳气平喘、安神镇惊之功。黑芝麻色黑味甘质润有油，故有补肝肾、润五脏之功。

如果某种药物兼具多种颜色，常表明药物的作用涉及多个脏腑。如黄芪表面黄白色，周边黄色或浅棕色，中心深黄色，整体而言以色黄为主，所以主要入脾，因其味甘性温，故主要入脾益气健脾。因表皮兼具白色，略兼豆腥气，故可以入肺，补益肺气，而达益卫固表之用。因白色主见于黄芪表面，故此时若用芪皮则更佳。

三、部位理论

在法象药性中，药材不同部位对身体不同部位产生作用的选择性，是由于"其类相从"的结果。《侣山堂类辨·药物形名论》指出，植物的药用部位及药物的外观特征与药物的药性药效之间存在必然的联系："皮以治皮，节以治骨，核以治丸，子能明目，藤蔓者治筋骨，血肉者补血肉，各从其类也……凡物感阴阳之气而生，各有清浊升降之质性者也。"汪昂亦云："药之为枝者达四肢，为皮者达皮肤，为心为干者内行脏腑。……中空者发表，内实者攻里……止上下内外，各以其类从也。"中医用药时，常会考虑到病位的不同，而选择不同的药物进行治疗。

（一）根和根茎

张元素《珍珠囊》将根一分为二，"凡药根之在土中者，中半已上，气脉之上行也，以生苗者为根；中半已下，气脉之下行也，以入土者为梢。病在中焦与上焦者用根，在下焦者用梢，根升梢降。人之身半已上，天之阳也，用头；中焦用身；身半已下，地之阴也，用梢。乃述类象形者也。"在此理论指导下，曾出现将人参、当归、甘草等药物分芦、根、须三部分而用的情况，但实用价值有限，很少付诸临床实践。《温病条辨》还有"根主藏""凡根皆降"的说法。可见，自古以来对于根的升降和功用有不同的见解。

《解码中药——传统中医药理学概论》指出，如果以阴阳属性而言，根处土中属阴，主要功能是向茎叶输送水分和无机盐，所以为阴中之阳，其性主升。当然，根和根茎的具体功用应当结合其气、味、形等综合判断。比如说，如果某药用植物的根味甘，则能升能补基本可以确定；如果某药用植物的根味苦而涩，因味苦者降，则可能反而性下行。例如黄芪主根深长，坚实绵韧，外面浅棕黄色，里面色黄白，味微甜而气清香。根主升，甘能补，色黄气香入脾，色白入肺，故黄芪能补益脾肺之气。再如，升麻为根状茎，处土中而性属阴，根状茎为阴中之阳。气微体轻而有裂隙，故能上升而引气上行，虽味微苦而能降，但与诸多上升之性相合，最终其合力为上升，而其味苦仅能体现其寒凉之性，所以升麻的主要作用是升举透发及清热解毒，常用于风热头痛，齿痛，口疮，咽喉肿痛，麻疹不透，阳毒发斑，脱肛，子宫脱垂等症。

（二）茎

《药品化义》指出，"茎主通"。按照中医阴阳交感理论，根吸收的阴气（地气）必须上升，枝叶吸收的阳气（天气）必须下降，如此，阴阳二气交感，才能推动植物正常的生长发育。而茎是阴气上升和阳气下降的通道。因为阳气行于外，阴气主行于内，即阴气循茎的中心上升，而阳气循茎的外部下降。所以茎的外部主降，茎的内部主升。在草本植物和较矮小的灌木，阴阳之气的通道常密不可分，故其能升能降，故性能通能和。但在木本植物，尤其是乔木，则树皮是阳气下行的通道，其气主降；而树心是阴气上行的通道，其气主升。

药用植物的茎，当然也要与其他因素（如气、味、色、质等）配合起来才能分析其功用。例如，紫苏梗为草质茎，故能升能降而主通，主和。气味皆辛所以性温且入肺。梗呈方柱形而气香，故入脾。色表面带紫故入血，木部黄白色亦入脾肺，髓部白色而疏松，主能理气宽中，常用于胸膈痞闷，胃脘疼痛，嗳气呕吐等证。

（三）皮

对于植物而言，茎有树皮，根有根皮，果实有果皮，地下茎有表皮；对于动物而言，体表有皮，体内黏膜也有表皮，有些动物还有蜕下的皮。常用的皮类药物有：白鲜皮、地骨皮、肉桂、杜仲、牡丹皮、苦楝皮、厚朴、香加皮、五加皮、秦皮、桑白皮、黄柏、樗白皮、椿皮、茯苓皮、合欢皮等。常用的果皮类药物有：大腹皮、瓜蒌皮、连翘壳、陈皮、青皮、枳壳、砂仁壳、罂粟壳等。常用的动物皮类药有：蟾皮、蛇蜕、蝉蜕、刺猬皮等。

皮类药物有一个共同的功用，古人称为"以皮治皮"，即植物或动物的皮可用来治疗人体皮肤的疾病，如白鲜皮可用来治疗风痹湿疮、疥癣瘙痒及黄疸等病证，在皮肤病中应用甚广；海桐皮可用来治疗腰膝疼痛及湿疮疥癣等病证。中医有一个治疗皮水的名方五皮饮，就是由陈皮、大腹皮、生姜皮、桑白皮、茯苓皮组成（一方有五加皮，无桑白皮）。《成方便读》云："皆用皮者，因病在皮，以皮行皮之意。"当然，每一具体的药物还需要结合其他特点来具体分析。

植物枝干的皮在枝干的外面，得天之阳气较多，所以除非味很苦，这些皮类药物多呈温性，如杜仲、厚朴、肉桂等；当然，如果是根皮，得天之阳气的机会很少，所以多呈凉性，如地骨皮、桑白皮、牡丹皮。而且皮类在外，则引阳气下行，所以皮类药物之性皆降。

另外，一些皮类药物入药时已刮去最外面的粗皮，如果主要取"第二层皮"入药，性仍主降，但主要作用不再走皮。如杜仲入药前已刮除粗皮，且经堆置"发汗"后，药用的主要部位实际上是杜仲的韧皮部，加之杜仲折断时断面有银白色胶丝细密相连，胶丝略有伸缩性，所以主要走躯干筋膜。再如竹茹是将竹除去外皮，取稍带绿色的中间层（韧皮纤维为主）入药，所以性仍主降，其质轻虚故能入肺，鲜者色带青故能入肝胆，若久置则色黄白而入脾肺，既能降肺气化痰清热，又能中走肝胆而除烦止呕。

（四）心（髓）

在中药中，凡称"心"者，在不同药用基源中，所指的对象各有不同。在动物则通常指动物的心脏，在植物则可能是果实的心（如连翘心，实为种子）、种子的心（如莲心，实为胚芽）、未展开的嫩叶（如竹叶心，实为竹叶的幼叶）、根的心材（如玄参心，实为玄参根的心材）、枝条的心木（如桂心，为桂枝去皮的心木）。

还有一些药物，虽然药名中不称"心"，但在中医药性讨论该药物的特征时，也将其理解为"心材"，如茯神木，实际上是茯苓菌核中间的松根；苏木，为苏木的干燥心材；灯心草为灯心草的茎髓；白通草为通脱木的茎髓。

在中医药性理论中，有"以心治（达）心"之说，即用含有"心"的药物去治疗"心"的疾病。《温病条辨》之清宫汤为用"心"之典范。清宫汤有清心宫邪热的作用，方由元参心、莲子心、竹叶卷心、连翘心、犀角尖、连心麦冬组成。其方论曰："此咸寒甘苦法，清膻中之方也。谓之清宫者，以膻中为心之宫城也。俱用心者，凡心有生生不已之意，心能入心，即以清秽浊之品，便补心中生生不已之生气，救性命于微芒也。火能令人昏，水能令人清，神昏谵语，水不足而火有余，又有秽浊也。且离以坎为体，元参味苦属水，补离中之虚；犀角灵异味咸，辟秽解毒，所谓灵犀一点通，善通心气，色黑补水，亦能补离中之虚，故以二物为君。莲心甘苦咸，倒生，根由心走肾，能使心火下通于肾，又回环上升，能使肾水上潮于心，故以为使；连翘像心，能退心热；竹叶心锐而中空，能通窍清火，故以之为佐。麦冬之所以用心者，本经称其主心腹结气，伤中伤饱，胃脉络绝。试问去心焉能散结气，补伤中，通伤饱，续胃脉络绝哉？盖麦冬禀少阴癸水之气，一本横生，根颗连络，有十二枚者，有十四五枚者，所以然之故，手足三阳三阴之络，共有十二，加任之尾翳，督之长强，共十四，又加脾之大络，共十五，此物性合人身自然之妙也。惟圣人能体物象，察物情，用麦冬以通续络脉……其妙处全在一心之用……此方独取其心，以散心中秽浊之结气，故以之为臣。"

（五）枝条

在中医药性理论中，有"枝条达四肢"之说。在植物的器官中，从形态上看，枝条从茎干四周斜伸而出，多横行，所以主四散。中医法象药性认为，如果将人与树木相比较，树木之茎相当于人体的躯干，那么枝条就好像人的四肢（尤其是上肢），所以取枝入药者，可作用于四肢（主要是上肢）。《本草疏证》言："凡药须究其体用，桂枝能利关节，温经通脉，此其体也。"故治疗肢体关节疾病者多有此类药物。"取于枝者，以枝行肢，如桑枝能通利关节，治风湿痹痛，四肢拘挛。桂枝横行手臂，温通经络，治上肢关节疼痹。"常用的取自枝条的药物有苏枝、桂枝、桃枝、槐枝、桑枝等。

（六）藤蔓

藤类植物在自然界中十分常见。植物的藤蔓多绕木攀缘，或屈曲而生，其形状扭曲交缠，极像人体的筋络，所以能入人体的筋络，善走经络，祛风湿，解筋挛。前人有"蔓藤舒筋脉"之说。《本草便读》云："凡藤蔓之属，皆可通经入络，盖藤者缠绕蔓延，犹如网络，纵横交错，无所不至，其形如络脉。"《本草汇言》亦认为藤类药以其"藤蔓之属，皆可通经入络"，故"蔓藤舒筋脉，枝条达四肢"。

以藤入药者，可通利关节。如忍冬藤、络石藤、钩藤、鸡血藤、小活血、桑寄生、红藤、海风藤、木通、海金沙等。"取自藤络者，以络通络，有通达经脉之功，如海风藤、鸡血藤、夜交藤、忍冬藤之类。"

（七）叶

单纯以叶入药者在中药中并不多，常用的叶类中药有大青叶、枇杷叶、紫苏叶、番泻叶、人参叶、侧柏叶、芦荟、艾叶、石韦、桑叶、银杏叶、荷叶、棕榈、罗布麻叶、九里香、竹叶、菊叶、豨莶叶、桃叶等。中医药性理论认为，叶生长在干枝之上，位置较高，且质地较轻，所以性能上浮，主走上焦心肺及皮肤肌表；又叶在四旁，性能宣散，以散周身皮肉之邪。

枝条与叶都有散的作用，但二者有明显的不同，相比之下，枝粗而叶细，枝长而叶短，枝重而叶轻，所以枝的散主散四肢经脉之邪，叶之散是散头面皮表之邪。形象地说，枝的力量能疏通体内的"大江大河"，叶的力量只能疏通"小沟小渠"。

当然，由于每种药物的气味、形态不同，功用也各有区别。如薄荷叶质轻味辛，能走表发散风邪，又色青能疏肝解郁；而紫苏叶质轻味辛，也能走表发散风邪，但色紫则能活血散瘀；竹叶质轻味淡微苦，故走上焦入心经，如《药品化义》所云："竹叶……叶锐有散，味淡利窍，使心经热气分解。主治暑热消渴，胸中热痰，伤寒虚烦，咳逆喘促，皆用为良剂也。又取色青入胆，气清入肺，是以清气分之热，非竹叶不能。"

（八）花

在一个植株之中，花质轻而居于茎梢之上，入水而浮，故性上浮，故能治上焦或头目之病；花多清香四溢，故能清利头目；花形从中绽放，故主散。合而言之，花之主要作用是芳香解表散邪。《本草问答》云："凡花多散头目之邪，头目居上，而花居茎梢之上，气更轻扬，故多归头目而散其邪也。甘菊花气香味平，散头目之风邪；金银花散阳明头目之风热；辛夷花散脑鼻内之风寒；密蒙花散眼内之风邪；

总见花在梢上，故上行头目。"

在同一植株之中，花与叶有相似之处，二者均居茎梢之上而质轻，故能上浮而散邪。《本草问答》在论及花、叶的作用时云："花在梢上，故上行头目。若夫叶在四旁，则主四散，故能去周身内之风寒。"

由于花质轻而上浮，气辛香而能散邪，又色白者则入气而引气上行，色红者则入血引血上行，所以历来认为一些色泽艳丽的花具有美容的效果。如《普济本事方》载：治疗面黑粉滓，用李花、梨花、樱桃花、白葵花、白莲花、红莲花、旋覆花、秦椒各六两，桃花、木瓜花、丁香、沉香、青木香、钟乳粉各三两，珍珠、玉屑各二两，蜀水花一两，大豆末七合，为细末瓶收。每日盥馏，用洗手面，百日光洁如玉也。

（九）果实和种子

果实和种子是植物的繁殖器官。在常用中药中，相当一部分以植物种子、果仁及果实部分入药，是中药的重要组成部分。

1. 子实主养　果实和种子主养主要有四个方面的原因：一是种子寓含新生命的原始个体，含有植物的全部遗传信息（生殖之精），植物赖种子以繁殖，人类赖肾精以繁衍，所以种子具有补肾的作用。二是许多果实或种子形状似脾或肾，故能入脾肾。三是许多果实有肥厚甘美的果肉，或种子味甘而营养丰富，所以主养。四是许多种仁含较多油脂，质油润而能养阴。符合以上条件越多，则补养之力越强。

很多植物的果实和种子味道甘美。《本草纲目》曰："甘能补益，补益气血，滋生津液。"味兼酸或质润者还能养血补虚，润燥生津，如决明子、女贞子、覆盆子；或能补肾益精，养肝明目，如菟丝子、酸枣仁、胡桃仁、补骨脂、莲子、益智仁。

如果子实类药物没有甘味，只有酸味，则既能生津止渴，又能收敛固涩，如乌梅、五味子等。如子实类药物味酸而涩，主要起涩肠固精、敛肺止汗、缩尿止遗等作用，如金樱子等。

值得注意的是，子实主养，主要是针对甘（或兼酸）味药物来说的。极少部分种仁类药具毒性及峻下之性，如马钱子、鸦胆子、牵牛子、马兜铃等，所以临床应注意用药安全。

2. 子实主降　子实主降主要有四个方面的原因：一是种子入肾，肾处下焦。二是子实处高位，质重而下垂。三是子实含较多油脂，质油润能滑泄。四是许多种仁气辛味苦，辛能散而苦能泄。符合以上条件越多，则沉降之性越强。

前人说："观乎子实之类，长于植株之上而下垂，质重而性降，故常作用于下焦，功在实里。如覆盆子、枸杞子、五味子、沙苑子、韭子等则实下焦。""种子主降，如椒目、苡仁、火麻仁、郁李仁、牛蒡子、牵牛子、千金子、车前子、柏子仁、酸枣仁。"《本草便读》云："凡仁皆降，故功专降气，气降则痰消嗽止。"果实和种子主降，主要分降肺气、降肝气、降胃气三个方面。一般而言，质轻者主降肺气（如白芥子、紫苏子），质重者降肝气为主（如荔枝核、槟榔、川楝子），质不轻不重者降胃气为主（如砂仁、白豆蔻、草豆蔻、吴茱萸）。

在种仁类药材中，还有一些味淡者。因味淡者多能渗，又种子趋于肾，即能走膀胱，所以淡味的种子有利湿通淋之功，如车前子、冬葵子、地肤子等。

3. 子实多润　子实多润主要有四个方面的原因：一是许多果实的果肉濡润多汁。二是许多种子的仁含较多油脂而质油润。如果子实质润与气辛同具，气辛能散，有敷布津液的作用，增加润燥的功能，此即前人所谓的"辛能润"，准确地说应是"辛能助润"。质润与气平同具者，如菟丝子，能益肾精，止消渴。《医林纂要》云："凡用子用仁，皆有润意。"《本草纲目》引张从正言："大便燥结，宜麻仁、郁李仁之类。"其中润肠缓下者如郁李仁、杏仁、桃仁；补虚润肠者如火麻仁、柏子仁、胡桃仁、黑芝麻仁等。

4. 果实分部而用　对于较大型的果实，中医传统上将它们分果壳、果肉、果络、果核、果濡（汁）等五部分，《素问·五常政大论篇》将果实中的核（含仁）归属于肝、络归属于心、果肉归属于脾、果实的壳归属于肺，果实中的津液归属于肾。

部分果实有果壳，在果实的最外面，对里面含汁液丰富的果肉起到保护作用（卫外），犹如皮肤对人体的保护作用，皮肤属肺，故果壳入肺。植物的果实形圆，果皮包裹在果肉的外面，容易剥离。其形状与腹胀气多如鼓相似，所以果皮走腹，主降气，用于治疗腹胀气臌等证，如枳实、枳壳、陈皮、青皮、槟榔皮（青力锐，熟力钝）。

在一个果实之中，果肉多甘酸而主补养，果核则味多苦质重而主降主攻主破。果肉是人类进食果实的主要部分，所谓"五果为助"，主要是指果肉的部分，所以前人又说"果肉主养"。果核因质重而沉，具有繁殖功能，所以主趋下焦而入肝肾。果核主降气，如荔枝核、橘核、山楂核。中医药性理论中还有"核以治丸"的说法，是指多种植物的果核有治疗睾丸疾病的作用。

此外，少数果实如柑橘等的果瓣外常有果络。果络处于果瓣之外，果皮之内，连络于果壳与果瓤之间，有连络表里内外的作用，类似人体的络脉，故有疏通经络气血的作用。

果实含有的液体称果汁，主要含在果肉中，现代工艺常取果肉榨汁制成罐头或饮料服用，有滋养阴液、生津止渴的功效，因肾主一身之阴，主水液，所以说"其实濡"。如李时珍《本草纲目》中载："凡杏熟时，榨浓汁，涂盘中晒干，以手摩刮收之。可和水调炒食，亦五果为助之义也。""梅实采半黄者，以烟熏之为乌梅；青者盐腌曝干为白梅。亦可蜜煎、糖藏，以充果钉。熟者笮汁晒收为梅酱。"

（十）节

对于不同的植物体，节有多种含义，也各有不同的功用。

1. 茎节　一些植物的根茎或茎中空，但节部坚实而致密，如果节容易分离，可以节入药，如藕节。藕节为莲的肥大根茎的节部。藕粗而节小，有收束之象。藕色白而节色赤，色赤可入血，又味微甘涩，故能收敛止血。藕有孔而粗，节有孔而细，故收敛之中兼能活血祛瘀，止血而无留瘀之弊。

一些药物虽有节，但分离常有不便，如木贼草、淡竹、麻黄等，所以不专以节部入药，但节的存在会对药物的功用产生影响。如麻黄"空细如毛"，能"开发毛窍"，又有节，节实而不空，反能止汗。所以麻黄去节，则发散力大增。《伤寒论》用麻黄都去其节，增强麻黄发汗之力。现代因畏惧麻黄峻汗，则多连节用。

2. 木节　一些木本植物的茎受伤后，木质在修复过程中形成质地致密坚硬的木节。木节是茎修复创伤过程中形成的产物，所以有活血化瘀、消肿止痛，治疗肌肉骨节损伤的作用，前人有"节以治节"之说。常用的有松节、杉木节、樟木节等。

3. 根茎、藤上的结节　植物从茎、枝、藤上长出新枝叶的基部常突起于茎、枝、藤的表面，也被称为节，这种节不单独入药，但作为药物的一部分，对药物的功用产生一定的影响。如忍冬藤、肿节风、牛膝、土茯苓、羌活、川芎、姜黄等，它们因有节而较坚韧硬实，所以有通利关节、消肿止痛等功效。

（十一）种芽

种子在适宜的温度、湿度等条件下，胚芽吸收子叶或胚乳的营养，突破种皮后发育成新的个体。所以胚芽是种子中生殖之精蕴藏之处，含"先天之精"。但胚芽极细，难以采集而用于药。临床常用的胚芽实际上是种子萌发后的嫩芽。常用的种芽类药物有麦芽、谷芽、大豆黄卷、赤小豆芽等。

种芽是植物发育成新个体的幼体，具有生发之性。因种子萌发时，种芽突破种皮的束缚而出，从形象上而言，嫩芽具有透达、发泄之力，寓破旧生新之气。而胚芽突破种皮之后，种子中体积最大的部分（也是含有营养物质的主要部分）——子叶（或胚乳）逐渐被消耗，种子逐渐干瘪，所以胚芽的生长过程本身就是消耗种子的过程，胚芽具有消磨种子中成分的作用。总的来说，种子在发芽过程中，营养物质被迅速消耗，原有的甘味被淡味或苦味替代，原来的甘补之性也就由破泄之性替代，所以胚芽虽然具有一定的补养之力，但主要功效是能破能泄。一般来说，当种子还没有被消耗的时候，则补养之力尚存，而一旦种子中的营养消耗殆尽，只剩下干瘪的种壳的时候，种芽则几无补养之力。换言之，种芽越短，补力越大；种芽越长，补力越小，而破泄之功越强。所以麦芽有消麦面之积的作用，谷芽有消谷化滞的作用，大豆黄卷有消胃中结聚之作用。

（十二）树脂

天然树脂是指植物的正常代谢产物或分泌物，常和挥发油并存于植物的分泌细胞、树脂道或导管中，尤其是多年生木本植物心材部位的导管中。树脂通常为无定型固体，表面微有光泽，质硬而脆，少数为半固体，有特殊的香气或臭气。常用的树脂类药物有沉香、乳香、没药、琥珀、桃胶、血竭、干漆、孩儿茶、冰片、安息香、阿魏、松香、枫香脂等。少数动物分泌的树脂状物也常归属于树脂类，如虫胶、蜂胶等。

树脂一般是由产树脂的树木受到创伤后，从伤口处流出的树脂凝聚而成，这与人体外伤后血液流出形成血凝块的机制非常相似，树脂在这里也起到了愈合创伤的作用，所以树脂常具有止血的作用。人体血液凝固之后，接着即发生纤溶的过程，树脂使树木创伤愈合后也会发生类似的情况，从而有利于正常组织的形成。许多树脂有特殊的香气或臭气，气辛则能走窜，所以树脂同时具有活血祛瘀生肌等作用。如乳香、血竭等。

（十三）棘刺

在自然界中，凡尖锐之物有攻破之用，所以棘刺有攻破之功。

长在茎干之上的棘刺常坚硬而锐利，攻破之力最强。如皂角刺、鸟不宿、白棘、枸橘刺、虎刺等。

长在果实之上的棘刺相对较小，这些果实一般都较小而轻，可以被风吹至远方，质轻而能上扬。如白蒺藜、苍耳子虽多芒刺，但攻破力较弱，既能轻扬疏风、解表通窍，还可宣通血脉，流利骨节，祛风除湿，散寒止痛。

一些棘刺长在植物的叶上，这些刺虽然尖锐，但多偏柔软，攻破之力也较缓。如大蓟和小蓟的叶均有锯齿和棘刺，又称刺蓟，虽有攻破之力，有消瘀血之功，但作用较弱较缓，因二者皆味苦性凉，有破血散瘀、解毒消痈之功，故用治热毒疮痈。无论内服外敷，均有一定功效。

（十四）蒂

蒂，是指花、叶或瓜、果与枝茎连接的部分。如花蒂是指花或瓜果跟枝茎相连的部分，而瓜果蒂一般是指瓜或果跟枝茎相连接的部分。

植物的茎枝多斜行向上升散，而瓜果多下垂，二者以蒂相连，所以蒂为升降之枢，其作用可升可降，可使脾胃逆乱的气机恢复正常。又瓜果皆质重下垂，赖蒂以提之而不落，所以蒂虽小而质韧，作用以升提为主。但不同的瓜果蒂又当结合其气、味等具体分析，或升为主，或降为主。瓜果蒂入药的有甜瓜蒂、柿蒂、茄蒂等。甜瓜蒂主升，为涌吐之药，柿蒂主降，为止呃逆要药。

（十五）液汁

植物都具有汁液，只不过有的植物汁液多而稠厚，有的植物汁液少而清稀。植物的汁液，与人体相对应，则相当于人体的阴液，同气相求，所以植物的汁液均入阴液。

凡植物的汁液，味甘者则甘寒补液，常用于热病阴亏之证，如梨汁、西瓜汁、藕汁、甘蔗汁（蔗浆）等。它们都是经过压榨或绞汁而出来的，因为味甘而能补，液以入液，而植物属阴，故能甘寒补液，常用于热病后期，热不盛而阴液已虚，正虚不复者。

凡植物的汁液，味苦者则苦寒泻火而能补液，常用于热病血热津亏之证。如生地黄所取之汁色赤而味苦，色赤能入血，味苦能泻火，液以入液，又植物属阴，所以生地黄汁苦寒能泻血分之热，而兼有补液的作用，常用于热病中期，热势盛而津已亏者。

凡植物的汁液，气辛者能散，故能散血化瘀。如韭汁气辛而能散，色青可入肝，汁可入阴液，故入肝而散血（血亦阴也）。如《本草纲目》云："韭叶热，根温，功用相同，生则辛而散血，熟则甘而补中。"

凡植物的汁液，质黏稠而气辛者，其辛则能散，黏稠似痰而能化痰，故有润燥豁痰之效。如竹沥取自竹茎，竹茎中空，竹沥行于茎中，其中有上行之汁液，有下行之汁液，皆入于竹沥之中，有三焦中水气之象，故竹沥有行三焦水气之用，且味微甘而能补，质黏稠而能入痰，故有豁痰润燥之效，主要用于治中风痰迷，肺热痰壅，惊风，癫痫，壮热烦渴，子烦，破伤风。

四、血肉有情，以脏补脏

（一）以脏补脏

各种禽兽都有五脏六腑，当人体的脏腑出现虚损性疾病的时候，可用健康禽、兽的相应脏腑来补养人体的脏腑，以达到修复人体脏器功能的损伤，恢复人体脏器功能的作用。《千金方》就有用羊靥（羊的甲状腺）和鹿靥治甲状腺病的记载，说明早在唐代，法象药性已经落实到了临床应用。

猪肚、狗肚、牛胃都是消化食物的主要器官，当人的胃出现损伤的时候，用猪肚、狗肚、牛胃煮食，或再加入其他中药做成药膳，常能收到意想不到的疗效。鸡内金是家鸡的砂囊内壁，相当于人的胃，系消化器官，用于研磨食物，所以根据中医"以脏补脏"理论，鸡内金本身即具有促进消化功能的作用。

以脏补脏，不仅用于补脏器本身之虚，还可根据中医理论用来治疗与该脏器相关的疾病。《唐本草》记载了用羊肝治夜盲症和改善视力的经验。羊肝为动物之肝，故可入肝而补肝，肝病患者多吃肝脏有助于促进肝脏的康复；又因肝开窍于目，羊肝还能补肝血而明目。当然，肝主藏血，贫血患者也可多进食羊肝。同样，心病患者多食猪心可促进心脏疾病的康复；另外，心藏神，心悸失眠多与心相关，所以也可多食猪心。再如，慢性肾炎患者可以多食猪肾以补肾，膀胱虚寒、气化不利、夜尿频繁者也可以多食猪肾以补肾助膀胱气化，性欲低下者也可以多吃猪肾以补益肾精。

以脏补脏所说的"脏"实际上涉及所有的器官和组织。如凡动物之血，可补人体之血；动物之肉，可补人体之肉。故血虚者，宜多食猪血、鸡血；肌肉瘦削者，宜多食牛肉、马肉；皮肤皱靴者，宜多进肥甘厚腻。又如雄性动物的阴茎及睾丸是雄性动物的主要繁殖器官，所以理论上而言，动物的雄性器官（如牛鞭、羊鞭、狗鞭等）均有增强人体繁殖功能的作用。海狗肾为雄性海狗干燥的"外肾"（即阴茎及睾丸），根据中医"以脏补脏"理论，本主治阴茎及睾丸之病。同样，雌性动物的输卵管和卵巢则是雌性动物的主要繁殖器官，可有补养人体输卵管和卵巢的作用，如哈士蟆油，它实际上是东北林蛙雌性输卵管的干制品。《中华人民共和国药典》

《中药大词典》《中草药手册》《中国药志》等记载到哈士蟆油润肺养阴、化精添髓、补脑益智、延缓衰老，用于身体衰弱、产后气虚、肺痨咳嗽、内分泌失调等。

鹿筋为鹿科动物梅花鹿或马鹿四肢的筋，这里的筋指肌腱和韧带，具有连属关节，联络形体，主司运动等功能。鹿善于奔跑跳跃，由于筋骨强健，入药有益肾壮筋的作用。因其较难获得，临床可用猪蹄筋、牛蹄筋代替。

（二）血肉所生，系于脏腑

动物除了肉类外，还有一些附属器官和代谢产物，如毛发、水牛角、犀角、蚕沙、五灵脂、蜂蜜、露蜂房、五倍子、桑螵蛸、蛇蜕、蝉蜕等。由于它们的产生与动物的生理活动密切相关，所以可由它们的产生过程推导它们的功用。

1.附属器官类　一些附属器官虽不是血肉有情之品，但它们的产生、生长均与脏腑气血的充盛与否密切相关，这些附属器官的功效与其相关脏腑有关。举例如下。

人发：发为血之余，又发细如络，故人发主走血络。因人发"埋之土中，千年不朽"，煎服成分难出，临床多用血余炭。因炭化后其味苦涩，所以能入血络而止血。因"煎之至枯，复有液出"，所以可以治疗血虚白发之病，李时珍《本草纲目》云："煅治服饵，令发不白，此正神化之应验也。"

水牛角：牛角出于头而色黑，为督脉所出，故入肾。质重而能降，气腥而角质，故能入肺，有肃降肺肾、平肝熄风之功。

蛇蜕为游蛇科动物蜕下的干燥表皮膜，因其出于皮肤而能治疗人体皮肤的疾病。蚕蜕、蝉蜕也是如此。

2.代谢废物类　动物的代谢废物入药，需要考虑代谢废物在体内的生成途径。它们入药后，会在体内循其原有的生成过程，古人称之为"寻故道"，从而有疏通相应脏腑气机，复其原职的功效。

例如，牛黄是牛的胆囊结石，是牛在胆汁排泄不畅的情况下，由胆汁凝结而成。李时珍云："牛之黄，牛之病也。故有黄之牛，多病而易死。诸兽皆有黄，人之病黄者亦然。因其病在心及肝胆之间，凝结成黄，故还能治心及肝胆之病。正如人之淋石，复能治淋也。"

再如人尿。李时珍指出：小便的由来，是"饮之入胃，随脾之气上归于肺，下通水道而入膀胱，乃其旧路也。故能治肺病，引火下行。凡人精气，清者为血，浊者为气；浊之精者为津液，精之浊者为小便，小便与血同类也。故其味咸而走血，治诸血病也。"

3.营巢卵孵类 一些动物制作的巢、卵、虫瘿等可药用，如燕窝、蜂房、桑螵蛸、蚕茧、五倍子、鸡蛋等。它们的作用与其来源及特征有密切关系。

例如燕窝为雨燕科动物用唾液与绒羽等混合凝结所筑成的巢窝，由于其主要成分是遇风凝结的唾液，唾液出于肾，而燕窝形似人耳，所以燕窝入肾；唾液见风而变色白，所以燕窝入肺；唾液为阴液，故燕窝补阴。唾液可助消化，故燕窝还可健运脾胃，尤宜于胃阴不足者。

露蜂房是胡蜂的巢。胡蜂螫人有毒，李时珍指出"露蜂房，阳明药也。外科、齿科及他病用之者，亦皆取其以毒攻毒，兼杀虫之功耳"。露蜂房由蜂王收集的木浆制成。其质源于树木之浆，性应凉，但受胡蜂热毒之气所染，性转平，又得日晒风吹，雨淋霜露，故性更平而寒热之偏性不强。因其有蒂而形圆质软，与乳房形似，故善治乳疾；因其小房多而通，故善治蜂窝织炎等热毒之疾。因其质轻且蜂性善走窜，故能祛风止痛、止痒而奏效，用于风湿痹痛，牙痛，风疹瘙痒等。但因其能孕养幼代的作用，所以可用于阳痿。

五、因形而用、因性而用、因成而用

（一）因形而用

法象药性认为，药物的形态若与人体的某一脏腑或器官相似，按同气相求之理，则该药即可作用于相应脏腑或器官。

人参由于根部肥大，形若纺锤，常有分叉，全貌颇似人的头、手、足和四肢，其味甘而气清香，故于人之身无处不补，大补元气，复脉固脱，补脾益肺，生津止渴，安神益智。

胡桃肉呈类球形或多破碎成不规则块状，外表皱缩多沟槽，形似脑髓，胡桃仁的皮上有细纹，又极似人的脑神经，而味甘质润富油性，故可补益脑髓；胡桃掰开后剖面像肾形，故又可补肾固精，治疗肾虚耳鸣等症；似肺分叶质地柔润，且肉壳之间空而有隙，故可滋肺润肠。

刀豆的种子像肾之形，又质重味甘，所以入肾益肾补元气，又能纳气归元，可用于肾气不纳，胃气不降之呃逆之证。

其他如肉苁蓉形似阴茎，味甘微苦，质坚实而柔润，故补肾阳而强阳道，益精血而止遗泄。全瓜蒌为葫芦科植物栝楼或双边栝楼的干燥成熟果实，外形及结构似乳房，所以能疗乳疾。露蜂房味辛性寒而形似乳房故可治疗乳痈。中药据形态来推导药物的功用者，比比皆是。

（二）因性而用

有一些动物或植物具有与众不同的特点或习性，古人通过类比，认为它们具有不同于其他动物或植物的功用。

例如，韭子为百合科植物韭的种子。韭菜"剪而复生，久而不乏"，再生能力强，而韭子为种子且色黑能入肾，又气辛味甘能温阳，所以能补益肝肾，壮阳补精，能使人之精耗而复生，久而不乏。

荆芥之气，为老鼠所惧，《神农本草经》将荆芥称为"鼠蓂"。《本草经考注》云："以此草茎插鼠穴，则鼠不敢入。盖鼠蓂者，令鼠儿瞑眩之义。"且荆芥气辛能散能通，质轻能上浮，芳香能辟秽，所以用它治疗鼠瘘（民间俗称"老鼠疮"，大致相当于颈部淋巴结结核，形成窦道后其形与老鼠洞极似，故称）。

菟丝子和桑寄生都是寄生性植物，靠吸取别的植物的营养而生长，与胎儿靠吸取母体的营养而生长非常相似。张锡纯所制的治疗滑胎的寿胎丸即用此二味药物，他说："胎在母腹，若果善吸其母之气化，自无下坠之虞。且男女生育，皆赖肾脏作强。菟丝大能补肾，肾旺自能荫胎也。寄生能养血、强筋骨，大能使胎气强壮，故《神农本草经》载其能安胎。"

此外，因鳖之头能伸能缩。当鳖受惊时，其头迅速缩回甲壳之内，所以可用鳖头治疗脱肛及阴脱之病。竹笋遇春升发之时长势迅速，最具升发之气，所以可用于小儿麻疹、水痘初起，有促进透发的作用。鹿角长于督脉之上，由茸变角，生长迅速，所以擅长补督脉而温肾阳、补精髓而强筋骨。凡此种种，不能尽举。

（三）因成而用

有些中药，在其形成或人工制备过程中，原有物质发生了物理的或化学的变化，从而使成品具有与原物质不同的功效。兹举例如下。

杵头糠：古时用杵或碓舂捣稻谷，使外壳剥脱，在反复舂捣过程中，杵头上会黏附少许细糠（米秕），其主要成分是稻的种皮、胚乳等。古人认为，谷壳质坚硬，在五行属金，其性主肃降；而杵头糠毕竟源于米谷，能下气而兼能养胃，又杵头糠含油润之物（即糠油），故能润滑。更重要的是，杵头糠由千捶万筑而成，所以其力能筑下而可下噎，是治疗食管及胃肠道肿瘤的重要药物。陶弘景认为"治噎用此，亦是春捣义尔。天下事理，多相影响如此"。

百草霜：为杂草经燃烧后附于锅底、灶额及烟炉、烟筒中所存的烟墨。其质轻细，故谓之霜。为黑色粉末，或结成小颗粒状，手捻即为细粉。质轻，入水则飘浮分散。无油腻感。无臭，味涩。因百草霜烟气结成，历经火炼而不溶不化，色黑而味涩，血见黑则止，得涩而固，故专止失血，如吐衄便血，产漏诸血均可治疗。

灶心土：为烧火土灶内底部中心的焦黄土块。土本属脾胃，灶心土长年得火热之气，故其性温热。色黄或兼赤，故主入脾胃，兼入心。又具烟熏气而味淡涩，有吸湿性，故能温经止血，又能温脾涩肠止泻。

六、质异功殊

药物的质地会影响药物的性能功用。前人对此论述不多，较为系统的是北宋徐之才的"十剂"说。徐氏的十剂中，轻、重、涩、滑、燥、湿则涉及药物的质地与功用。他说："轻可去实，麻黄、葛根之属。重可去怯，磁石、铁粉之属。滑可去著，冬葵子、榆白皮之属。涩可去脱，牡蛎、龙骨之属。燥可去湿，桑白皮、赤小豆之属。湿可去枯，白石英、紫石英之属。"

（一）轻重别浮沉

质地轻虚的药物，前人称之为"轻剂"。在中药材中，大多数花类叶类药质地轻而能上浮，如麻黄、葛根、升麻、荆芥、浮萍、苍耳子、薄荷、蝉蜕、蔓荆子、夏枯球等。

《黄帝内经》有"轻而扬之"之说，徐之才云："轻可去实。"质地轻虚的药物，如气辛则能轻扬散邪，味甘则能补益上焦，味苦则能清利头目，味淡则能清心除烦。总而言之，轻剂不离乎其"轻扬"的作用。

相反，质地沉重的药物，前人称之为"重剂"。在中药材中，矿物质和介类等质地均较沉重，如慈（磁）石、铁粉、朱砂、水银、沉香、黄丹、寒水石、赭石、槟榔、龙骨、牡蛎、珍珠母、生铁落等，均有重镇下潜的作用。

徐之才云："重可去怯。"其实，重剂的作用是以其重坠之力，或平肝潜阳，或重镇安神，或降逆止吐，或压浮火而坠痰涎，不单是治疗怯证。凡诸风掉眩及惊痫痰喘之病，吐逆不止及反胃之病，都是浮火痰涎为害，均宜重剂以坠之。

介于质轻与质重之间者，则多归于中焦，如檀香木、厚朴、枳壳等。李时珍《本草纲目》"沙参"条下比较人参与沙参的区别时说："人参甘苦温，其体重实，专补脾胃元气，因而益肺与肾，故内伤元气者宜之。沙参甘淡而寒，其体轻虚，专补肺气，因而益脾与肾，故金能受火克者宜之。一补阳而生阴，一补阴而制阳，不可不辨之也。"比较而言，将植物药分质轻、质中、质重三大类，人参体略偏于重，而沙参略偏于轻，所以人参能补元气，而沙参仅能补肺气。

（二）润枯别血气

质地柔润的药物，前人称"润剂"，是指将药物置于普通环境下，极易吸湿变软的"膏润"药物，如麻仁、阿胶、当归、地黄、麦门冬、栝楼根、苁蓉、枸杞子、天冬、玄参、黄精、桑椹、龙眼肉、知母之类。

徐之才"十剂"中将"润剂"称为"湿剂"，并指出"湿可去枯"。刘完素说：津耗为枯；五脏痿弱，荣卫涸流，必湿剂以润之。李时珍将"湿剂"改为"润剂"，并指出"枯者，燥也……风热佛甚，则血液枯涸而为燥病。上燥则渴，下燥则结，筋燥则强，皮燥则揭，肉燥则裂，骨燥则枯，肺燥则痿，肾燥则消。如养血的当归、地黄之属，生津的麦门冬、栝楼根之属，益精的苁蓉、枸杞之属，凡此膏润之属，皆润剂也"。

相反，质地枯燥的药物，前人称"燥剂"，是指在一般贮存环境下质地干燥或干枯，含水量少，无油润特征的药材，如白术、泽泻、猪苓、益母草、栀子、黄连等。

徐之才云："燥可去湿。"质地干燥的药物大多有燥湿之性。《本草从新》又云："枯燥者入气分，润泽者入血分。"

所谓"枯燥者入气分"，是指质地枯燥的药物具有燥湿之性，而不能入血分滋养阴血，所以主要入气分。如具有辛味，则辛燥而祛风胜湿；如具有苦味，则苦寒而泄湿；如具有淡味，则淡渗而利湿。如黄连、黄柏、栀子均味苦而燥，苦寒能清热，质燥能燥湿，所以三者均入气分而能清气分之热，为清热燥湿药。干姜、附子均味大辛而燥，大辛则性热，质燥能燥湿，所以二者均能温阳化湿而治疗寒湿之证。燥剂多具有燥湿之功，当然也就有伤阴之嫌。

所谓"润泽者入血分"，是指质地柔润的药物，如玄参、地黄、当归、龙眼肉等，因其质柔入血分，而有滋阴养血之功效。当然，从另一角度而言，润剂也就有滋腻之弊。

"半润者气血皆入"：一些药物质地处于半柔润半干枯之间，则可气血皆入。

如巴戟天味甘而能补，有筋半枯而入气，肉厚半润而入血，形似筋而入筋，故能强筋，益精血而补肾气，温而不燥，补而不腻。牛膝、续断也是半润半枯的药物，既入气分又入血分。

（三）滑涩别利收

质地润滑或渍水后出现滑腻痰涎样物的药物，徐之才称之为"滑剂"，如冬葵子、榆白皮，并云："滑可去著。"实际上应称为滑药。所谓"著"，是指有形之邪留著于体内。李时珍认为，有形之邪留著于经络脏腑之间，如便尿浊带、痰涎、胞胎、痈肿之类，皆宜滑药以引去其留著之物。

滑剂之中质地润滑者，多为含油脂较多，则能润肠通便，如桃仁、柏子仁、麻仁之类。

需要理解的是，当药物浸入水中，质地滑腻若有涩者，应区分药物的气味道来分析：①气或味辛者，或味淡者，味苦者，因辛则能散能行，淡则能渗，苦则能泄，故表现为具有滑利之功，如半夏、皂荚、大黄、巴豆、蓖麻、葶苈、车前子。②味甘者，因甘能补，则能补养阴液，如山药、玉竹等。

相反，口感涩或味酸性涩的药物，徐之才称之为"涩剂"，实际上应称为涩药。味涩的药物有牡蛎、龙骨、枯矾、海螵蛸、五倍子等。

徐之才云："涩可去脱"，当人体出现包括气脱、血脱、精脱等证的时候，须用涩药来治疗。刘完素指出："滑则气脱，如开肠洞泄、便溺遗矢之类，必涩剂以收敛之。"张从正亦云："寝汗不禁，涩以麻黄根、防风；滑泄不已，涩以豆蔻、枯矾、木贼、罂粟壳；喘嗽上奔，涩以乌梅、诃子。凡酸味同乎涩者，收敛之义也。"其中，麻黄根体实味涩而走表，防风气辛味微涩而走表，均有止汗之功；枯矾色白入肺与大肠，味涩而能收，故可治疗滑泄；木贼色青而入肝，味涩而能收，故滑泄脱肛及下血等证皆可治之。

（四）空实分升降

凡中空者则能通气，因气属阳而质轻，故中空者性以上升为多。如葱管气辛而味微甘，辛则能散，其味微甘，辛甘合化为阳，故其性微温。而葱管中空直上，故能升能通，能发散风寒，通鼻窍，通阳。木贼草气微，但味微甘而质轻，茎直上，故能升。《本草纲目》云：木贼"与麻黄同形同性，故亦能发汗解肌，升散火郁风湿，治眼目诸血疾也。"

一些植物的茎中有许多肉眼可见的小孔，因茎的功能能上能下，所以中空的茎或有细孔的茎应结合其气、味来分析。如木通气微，味淡而微辛，味淡能渗，微辛能通，可上可下，但木通以降泄为主。紫苏梗中部有髓而空虚，中空能通气，气味皆辛，能上能下，所以"能使邪滞上下宣通，凡顺气诸品惟此纯良"。（《药品化义》）故用来作用于胸部，"主管中行气"。藿香梗也因中空而宽胸理气，如《中医方剂学》谓："叶取其走表而散，梗取其走胸而宽胸。"

相反，在中药材中，凡质地致密而坚实者，则因重质而下坠，能导气下行。这与"轻重别浮沉"中的重剂有类似之处。如地黄，质地致密而实，质重则能沉入肾。如果地黄质虚空，则不能下沉。所以《本草纲目》载通过质地辨别地黄的质量："生者以水浸验之。浮者名天黄，半浮半沉者名人黄，沉者名地黄。入药以沉者为佳，半沉者次之，浮者不堪。"所以，临床上如果要补肾益精，须用大个而质地密实的大熟地；如果欲清心营之热，宜用细生地。

因绵空主气升，重实主气降，所以前人常以药物质地的"空实"来判断药材的质量与药效。如唐容川《本草问答》论黄芪："汉中、甘肃所产黄芪，根体多实，气不盛而孔道少；山西所产，体略虚松，犹不及北口外所产者，其体极松，以内中行水气之孔道更大，故知其气为更盛。盖黄芪根长数尺，深入土中，吸引土下黄泉之水，以上生其苗叶。气即水也，引水即是引气，根中虚松窍大者，所引水气极多，故气盛而补气。人身气生于肾，由气海上循油膜而达口鼻，与黄芪之气，由松窍而上苗叶者无异。芪之松窍，象人身油膜中亦有通水之松窍。油膜者，三焦也，故谓黄芪为三焦油膜中药。其能拓里达表，皆取黄芪从油膜中而上行外通之义也……黄芪中通象三焦，引水泉之气以上生苗叶，是秉水中之阳而生者也，故有水火之间色，而为三焦之良药，其气类有如是者。"

第四节　法象药性的得失

一、法象药性的积极意义

（一）总结中医药性规律

历代医家通过大量的临床实践，以象思维的独特方式，对气臭、滋味、来源、部位、结构、质地等相同或相近的中药的药性进行了归纳总结，总结了诸如"辛甘合化为阳""酸收、苦泻、甘补、辛散、咸软""诸花皆升""诸子皆降""以脏补脏"等规律，从而进行大范围的衍化。

法象药性的创立过程并不容易，因为对两类事物属性、关系相似性的认识需要创立者具备坚实的专业知识和丰富的社会科学知识，其中包括天文、物理等其他学科的综合知识，而一旦建立之后，便有可能对目前医学上的难题，尤其是那些运用常规治疗效果不佳的疾病取得突破性的治疗和研究进展。

（二）确立中药新药药性

对于新来源的药物，根据其形、色、气、味、习性、生长环境等自然特性，运用象思维的方法，初步类推其应具有的性味、归经，再加以临床运用，做到有目的、有方向的验证和修正。如果确实有效，则以此为依据，结合从感官认识到的自然特性，应用阴阳五行理论来阐述药物与机体相互作用，再以此理论作指导，去反复认识药物、用药治病，经过反复检验、印证，最后才总结、提高形成"概括性"的原理。正如徐大椿所言："药之受气于天地，各有专能，故所治各不同。于形质气味细察而详分之，必有一定之理也。"运用这种格物求理的方法，能在中医药性理论指导下，快速地赋予新来源药物的药性内涵，同时大大增加中药品种。

（三）指导寻找新药资源

古人面对繁杂复杂的种种疾病，通过"口尝身受"去认知药物，显然难以满足临床需求。在此境况下，古人以取象比类的思维方法解释药效、归纳药性、发掘药物，它开阔了医家的视野，促使医家大胆实践，并客观地探求到一些合乎科学规律的药物知识，对发现新药和老药新用具有重大的意义。中医传统的脏器疗法可谓其典范：孙思邈以"羊靥""鹿靥"治人"瘿气"[①]，从形式到本质，均与现代从动物甲状腺中提取甲状腺素治疗甲状腺疾病如出一辙。又如中医学认为虫类走蹿，故王清任补阳还五汤以地龙治风中经络的半身不遂，至当代，从地龙中提取蚓激酶治疗血栓病，从科学的角度验证了中医认识的可信性。在当时的科学条件下，这也是难能可贵的，可以说它曾为中药的发展建立过历史功勋。

---

① 靥（yè）：《本草纲目》"豕"条下提及猪"靥"时指出"俗名咽舌是矣"，是动物喉系下的一块肉团。瘿气，中医指多因郁怒忧思过度，气郁痰凝血瘀结于颈部所致之疾，相当于甲状腺肿大之类疾病。

（四）统一中医中药理论

象思维对中国古代生命科学，尤其是中医学产生了深刻的影响，无论是临床实践还是理论探讨，中医学均离不开象思维，正是在这种统一思维方式的指导下，实现了中医医理和中药药理的完美契合。

近百年来，现代中药药理学用分析还原的方法寻找与药性相对应的化学成分和药理效应，从"科学"的角度证实了中药的有效性，但越来越显示出其局限性，而在象思维深刻影响下的法象药性具有现代中药药理研究所不具备的优势，主要表现在：

（1）每一个生命个体具有特殊性，生命现象本身具有的复杂性，使得哪怕是研究一种生物的成分及其体内的化学变化都成为一个难以穷尽的工作，所以现代中药药理研究的成分分析方法存在先天不足。而法象药性更多的是对药物进行整体研究，它可以从根本上把握药物的总体性质，所以法象药性的分析方法相比较于现代药理分析方法，简单而实用。

（2）现代药理分析方法撇开药物的总体特征，追求分析药物中的各种成分，进而通过各种试验手段了解每一种成分的药效和毒性，常常是"只见树木，不见森林"，无法从整体上把握药物作为一个整体的作用。而法象药性将中药作为一个整体来研究，是对药物的各方面作用的综合认识。

（3）现代药理分析方法常将药物分解成数十甚至上百种成分进行分析，看似十分深入，但如果与其他类似的药物横向比较各种成分的功用，最后常常发现许多药物看似成分完全不同，总体功效却最终无法区别，出现"成分有区别而功效无区别"的矛盾现象，根本无法指导中医药的临床应用。而中国传统药性因为是从整体上认识药物，很容易认识到每种药物与其他药物之间的异同，使每一种药物与其他药物截然分开，进而指导临床用药。

（4）中医传统药性理论不仅承认万物由于各自禀受先天之天地阴阳之气不同而各有其象，更承认后天天地阴阳之气对药物之象之影响，这就表明中医药性在突出药物的遗传因素对药物功效起着决定性的作用的同时，也承认自然环境、气候、光照、采收季节等对药物的影响，这对药物的质量控制等具有重大的指导意义。

（5）中医传统药理的"象思维"中的"象"，不仅是具体的"象"，也可以是抽象的"象"，由此中医药性的分析方法是多维的，实际上涉及现代科学中物理学、化学、形态学、生态学、生物分类学等多学科的知识综合运用，中医药性的思维方法看似简单，但具有深刻的唯物辩证法的哲学背景。

二、远离唯心主义陷阱

法象药性是基于类比思维的一种探究药物机制的方法。类比是一种主观的、不充分的似真推理，其结论是否正确必须通过实践的检验。通过取象比类的思维方式来分析中药的功用，可能出现两种结果：一方面，突发的奇想可能幸运地发现新药，促进药物学的发展；另一方面，一些奸猾之徒可能利用取象比类的思维蛊惑人心，招摇撞骗，使类比法成为伪科学的帮凶。

由于象思维本身的缺陷，加上时代的局限，象思维很容易衍变成胡思乱想，甚至陷入唯心主义的泥沼。如李时珍《本草纲目》载："鸡虽属木，分而配之，则丹雄鸡得离火阳明之象，白雄鸡得庚金太白之象，故辟邪恶者宜之；乌雄鸡属木，乌雌鸡属水，故胎产宜之；黄雌鸡属土，故脾胃宜之；而乌骨者，又得水木之精气，故虚热者宜之，各从其类也。吴球云：三年犗鸡，常食治虚损，养血补气。"同时又指出用白鸡祈禳的荒诞之处："按陶弘景《真诰》云：学道山中，宜养白鸡白犬，可以辟邪。今术家祈禳皆用白鸡，其原本此。是乃异端一说耳，鸡亦何神何妖哉？"

法象药性所法之"象"，既可能是表现事物本身规律的"真象"，也可能是与事物本身规律不相符合的"假象"。如果视"假象"为"真象"，就很容易牵强附会地去理解药物和运用药物。另外，古代由于科学技术的限制、交通运输的不方便、信息渠道的不通畅，人们的视野受到一定的局限，无法全面地掌握药物的方方面面，所以难免以偏概全，出现错误。例如，肉苁蓉是有名的补肾壮阳药。从形态上而言，肉苁蓉形如阴茎，故可壮阳。但在药物及食物当中，形如阴茎的有很多，独有肉苁蓉壮阳作用突出，是什么原因呢？《神农本草经读》云："肉苁蓉是马精落地所生，取治精虚者，同气相求之义也。"很可能真的有人见过马精遗落的地方曾经长出过肉苁蓉，但这种解释明显是站不住脚的，因而招致质疑。《本草新编》云："或疑肉苁蓉未必是马精所生：此物出之边塞沙土中，岁岁如草之生，安得如许之马精耶？曰肉苁蓉是马精所生，非马精所生，吾何由定？但此说实出于神农之《本草》，非后人之私臆也。肉苁蓉不得马精之气，而生于苦寒边塞之外，又何能兴阳而补水火哉？"限于当时条件下，人们不能全面认识肉苁蓉这一种药物，《本草新编》只能搬出经典《神农本草经》来压服人们了。

需要强调的是,法象药性所法之"象",包括了药物的各种自然特征,如形、色、味、体、质、所生之地、所成之时等,并将它们作为产生药效的本源,认定这些外观特征与内在药性药效之间存在可推知的对应关系。客观来说,法象药性理论在中药发展的历史长河中一度丰富和发展了药学理论,有些内容至今仍作为解释药物性能的理论依据以及临床用药规律的归纳。但是也必须看到,这一药性模式的建立带有很多的人为因素,看似周密、通俗易行的药性分析模式其实颇为机械,导致了药物功效认识的浅显平庸化,简化了药效,其结果必然影响到深入考求药物功效的机制,也阻碍了中药功效研究在临床实践和实验中的创新。而且,任何事物既有其普遍性和规律性,又有其特殊性和不规律性,如果将任何理论作为认识药物的不变准绳,就会犯下刻舟求剑的错误。

《苏轼集》记载了一个故事:一人因为乘船遇风受惊而得病。医生就从多年船只上浸着手汗的舵把处刮下一些碎末,再加上朱砂、茯神之类的药物,给病人喝下,病竟然好了。欧阳修说,药书上也有用麻黄根节和旧竹扇为细末内服止汗的记载,医生这样以意用药,初看起来好像儿戏,但有时确实有效,还真不好质疑。苏轼反驳说:这么说来,把笔墨烧成灰让学生喝,就可以医治蒙昧懒惰了?喝下伯夷盟誓的水,就可以医治贪婪了?吃比干的残羹剩饭,就可以医治奸佞了?舔樊哙的盾,就可以医治怯懦了?闻西施的玉石耳环,就可以医治损坏容貌的恶疾了?

这里将中医通过取象比类来领悟药物功用的情况,称为"以意解药",其实质就是法象药性的思维模式。很明显,这种思维模式存在相当大的随意发挥的风险。

但是,法象药性并不是凭空臆想出来的。中华民族的祖先在积累了一定的用药经验后,人们通过感官考察、认识药物的药象,试用治病,总结和分析临床表象,初步了解药物的临床特性,综合药物的自然特性、临床特性和临床效果,形成初步用药理论。再以此理论指导,反复认识药物,用药治病,通过不断地探索和总结,逐步形成中医药性理论雏形。法象药性从宏观角度来认识中药作用机制,符合东方文化的思维特质。它将药物的性能与人体、自然界放在同一整体里思考,有着较完整的理论体系,是从较高的综合层面上理解中药,与西医的微观药理有着本质的区别。法象药性通过对错综复杂的事物现象的大量考察以获取对事物本质的认识,这本身符合唯物辩证法的思想,其研究方法和研究思维具有不可辩驳的科学性和正确性。

赵正孝

参考文献 ————————●

［1］赵正孝．解码中药：传统中医药理学概论［M］．长沙：湖南科学技术出版社，2016.

［2］赵正孝，周晓玲，税典奎．食物与药性：谷果畜菜的中医解读［M］．北京：人民卫生出版社，2021.

［3］钟知霖．对本草药性的深度解读：发现中药［M］．北京：人民军医出版社，2013.

［4］高晓山．中药药性论［M］．北京：人民卫生出版社，1992.

一 结 语 一

《中医药性学——中医药性理论整理》一书，经过多年的酝酿和反复商讨，在老师们的辛勤努力之下，终于与读者见面了。此书之名，也经历了一番周折。首先谓之曰"中医药性理论"。但现在中药学已升为一级学科，因此改称为"中药药性学"，又因为本书主要内容侧重于运用中医药理论阐释药物的性味、归经和功用，因此定名为"中医药性学——中医药性理论整理"。

对于中药的药性理论，在历版《中药学》教材的总论中有"中药性能"一章，对其主要内容进行了比较简洁的总结和介绍，但还未形成一个完整和合理的体系。20世纪 90 年代，高晓山研究员曾组织国内学者编写了《中药药性论》一书。但其书内容甚广，几乎概述了中药的基本理论，而在药性理论总结整理方面尚不够全面，而且没有形成一个合理的理论体系。

我们对中药药性理论进行了比较全面的整理。首先在概论部分，对药性理论的一些带普遍性的问题进行了概述。如药性理论的基本概念，介绍了本书的讨论范畴；沿革突出简述了药性理论几个历史时期的发展特点；还特别介绍了药性理论的四大特点，并着重总结了中药药性的理论体系；对药性理论的整理方法进行了总结，突出了药性理论在中医理论的地位。

本书的各论部分,除了系统继承了高晓山主编的《中药药性论》和高学敏主编的《中医药高级丛书·中药学》及雷载权主编《中华临床中药学》所总结的四气、五味、升降浮沉、归经、有毒无毒（或毒性）、补泻、润燥等药性理论外，还增加了元气药性、阴阳药性、综合药性、法象药性。

在这次药性理论整理中，我们对多个方面做了一些探索，也得到一些收获。有以下几点值得关注：

1. 在《老子》"道生一，一生二，二生三，三生万物"和《素问·阴阳应象大论篇》中有关"阴阳、气味"的论述引导下，结合药性理论实际内容，构建了"药性理论的体系"，体现了药性理论的多层次、多角度和复杂性。

2. 通过药物"偏性"的深入探索，尤其通过道家经典的学习。如老子的"道"、庄子的"气"以及张载的《正蒙·太和篇》有关论述，由"万物皆生于气，气为万物之源"，得出"气是药物之根源"的结论，而且把气的理论引入药性的讨论，从而找到药性的根源，并总结了"元气药性"的药性理论。

3. 根据《素问·阴阳应象大论篇》的"阴阳者，天地之道也，万物之纲纪，变化之父母，生杀之本始，神明之府也。治病必求于本"的论述，结合其后面的"阴阳、气味、厚薄"等论述，总结了"阴阳药性"。而在药性理论中，各种药性理论中又都有不同阴阳的划分，如四气药性、五味药性、升降浮沉等药性中，都又可以分成阴阳两类，所以又把"阴阳"称之为"药性理论纲领"。

4. 中药药性理论探索的一大特点，不论是对一个药物或是对一类药物，都是采用综合观察的方法，由此创立了综合药性。如早在《素问·阴阳应象大论篇》和《神农本草经·序例》中就有简要的论述。自唐代陈藏器提出"十剂"以后，金元以至明清医家，都相继总结了多种综合药性。高晓山《中药药性论》中列举了十余种综合药性，但在其第十一章中，则只简单地叙述了两项内容。我们此次整理中，选择了比较常用的综合药性，作为代表进行了比较全面的整理。这不仅在药性理论内容上更加丰富和全面，而且为药性理论的应用打开了思路。

5. 形象思维在中国文化、古代哲学、中医药文化的形成和发展中都起到了非常重要的作用。我们的先人在探索自然的活动中，充分运用了具有中国特色的"取类比象"的方法，也就是形象思维模式。我们中医把它称之为"法象"。历代医家在探讨药性时，也多采用法象的方法。我们在教学中对于药性的讲述，往往也借助于法象，得以形象生动地阐释中药的性味归经和功用。法象一词，源于《周易》。以法象释药，则始于《黄帝内经》，倡于北宋，受到金元医家的重视，至明清则成为阐释药理的主流思想。总之这方面内容历代医家论述甚为丰富，但在现代药性讨论中很少提及。当然其中掺杂了一些唯心的、形而上学的内容，且近代以来缺乏系统的整理。在此次药性整理中，我们在"法象药性"中，尽量去粗取精、去伪存真，对法象药理论做了全面总结和系统整理，使传统药性理论更加全面。

6. 中医的气化学说在中医的理、法、方、药中都有非常重要的意义，在药性理论中亦为重要。过去在药性理论讨论中没有得到应有的重视。在这次药性理论整理中，我们在元气药性、阴阳药性和升降浮沉药性的整理和总结中，多次引用了中医的气化学说，这有助于进一步理解元气药性、阴阳药性等相关内容，尤其对于升降浮沉药性认识和理解更为深刻。

以上六点，是我们在编写中比较突出的收获。最后概括几句：元气是根源，阴阳是纲领。四气、补泻为药性之四柱。五味为多种药性之基质，升降浮沉重在调理脏腑之气机。归经走部位，良毒别粹戾（优劣）。润燥补四气之不足，法象为形象思维之精华。综合药性彰显了药性的整体观念。

由于药性理论是一个复杂的理论体系，涉及中医基础与临床应用的方方面面。鉴于我们的文献资料和掌握知识水平所限，对药性理论的总结整理还存在一些不足之处。如元气药性、阴阳药性方面，属于首次总结，还存在一些不够完善的地方，有待今后进一步总结整理；关于"升降浮沉"药性，能否改成"升降出入"更为合适；在综合药性的"十剂"讨论中，各位医家所提到的三十多种药性，也有一些值得探讨。还有我们引用的有些文献资料，如少量经史古籍部分来自网络，未能注明出处。存在缺点和错误也在所难免，切望广大读者多多批评指正。

李钟文　李顺祥